U0114130

当代中医专科专病诊疗大系

康复科疾病诊疗全书

主 审　林天东　庞国明

主 编　关雪峰　李晓雷
　　　　冷恩荣　刘仁毅　牛栓柱

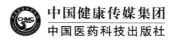

中国健康传媒集团

中国医药科技出版社

内 容 提 要

本书共分为基础篇、临床篇和附录三大部分，基础篇主要介绍了康复科疾病的相关理论知识，临床篇详细介绍了常见康复科疾病的中西医结合认识、诊治、预防调护、研究进展等内容，附录包括临床常用检查参考值、开设康复科专病专科应注意的问题。全书内容丰富，言简意赅，重点突出，具有极高的学术价值和实用价值，适合中医临床工作者学习阅读参考。

图书在版编目（CIP）数据

康复科疾病诊疗全书 / 关雪峰等主编 . —北京：中国医药科技出版社，2024.1
（当代中医专科专病诊疗大系）
ISBN 978-7-5214-4199-4

Ⅰ . ①康… Ⅱ . ①关… Ⅲ . ①中医学—康复医学 Ⅳ . ① R247.9

中国国家版本馆 CIP 数据核字（2023）第 200766 号

美术编辑　陈君杞
版式设计　也　在

出版　**中国健康传媒集团** | 中国医药科技出版社
地址　北京市海淀区文慧园北路甲 22 号
邮编　100082
电话　发行：010-62227427　邮购：010-62236938
网址　www.cmstp.com
规格　787×1092mm $^1/_{16}$
印张　16 $^1/_2$
字数　306 千字
版次　2024 年 1 月第 1 版
印次　2024 年 1 月第 1 次印刷
印刷　北京盛通印刷股份有限公司
经销　全国各地新华书店
书号　ISBN 978-7-5214-4199-4
定价　**138.00 元**

获取新书信息、投稿、为图书纠错，请扫码联系我们。

《当代中医专科专病诊疗大系》
编 委 会

朱恪材	朱章志	朱智德	乔树芳	任 文	刘 明
刘 洋	刘 辉	刘三权	刘仁毅	刘世恩	刘向哲
刘杏枝	刘佃温	刘建青	刘建航	刘树权	刘树林
刘洪宇	刘静生	刘静宇	闫金才	闫清海	闫惠霞
许凯霞	孙文正	孙文冰	孙永强	孙自学	孙英凯
纪春玲	严 振	苏广兴	李 军	李 扬	李 玲
李 洋	李 真	李 萍	李 超	李 婷	李 静
李 蔚	李 慧	李 鑫	李小荣	李少阶	李少源
李永平	李延萍	李华章	李全忠	李红哲	李红梅
李志强	李启荣	李昕蓉	李建平	李俊辰	李恒飞
李晓雷	李浩玮	李燕梅	杨 荣	杨 柳	杨 楠
杨克勤	连永红	肖 伟	吴 坚	吴人照	吴志德
吴启相	吴维炎	何庆勇	何春红	冷恩荣	沈 璐
宋剑涛	张 芳	张 侗	张 挺	张 健	张文富
张亚军	张国胜	张建伟	张春珍	张胜强	张闻东
张艳超	张振贤	张振鹏	张峻岭	张理涛	张琼瑶
张攀科	陆素琴	陈 白	陈 秋	陈太全	陈文一
陈世波	陈忠良	陈勇峰	邵丽黎	武 楠	范志刚
林 峰	林佳明	杭丹丹	卓 睿	卓进盛	易铁钢
罗 建	罗试计	和艳红	岳 林	周天寒	周冬梅
周海森	郑仁东	郑启仲	郑晓东	赵 琰	赵文霞
赵俊峰	赵海燕	胡天赤	胡汉楚	胡穗发	柳忠全
姜树民	姚 斐	秦蔚然	贾虎林	夏淑洁	党中勤
党毓起	徐 奎	徐 涛	徐林梧	徐雪芳	徐寅平
徐寒松	高 楠	高志卿	高言歌	高海兴	高铸烨
郭乃刚	郭子华	郭书文	郭世岳	郭光昕	郭欣璐
郭泉滢	唐红珍	谈太鹏	陶弘武	黄 菲	黄启勇
梅荣军	曹 奕	崔 云	崔 菲	梁 田	梁 超
寇绍杰	隆红艳	董昌武	韩文朝	韩建书	韩建涛
韩素萍	程 源	程艳彬	程常富	焦智民	储浩然

曾凡勇　曾庆云　温艳艳　谢卫平　谢宏赞　谢忠礼

靳胜利　雷　烨　雷　琳　鲍玉晓　蔡文绍　蔡圣朝

臧　鹏　翟玉民　翟纪功　滕明义　魏东华

编　　　委（按姓氏笔画排序）

丁　蕾　丁立钧　于　秀　弓意涵　马　贞　马玉宏

马秀萍　马青侠　马茂芝　马绍恒　马晓冉　王　开

王　冰　王　宇　王　芳　王　丽　王　辰　王　明

王　凯　王　波　王　珏　王　科　王　哲　王　莹

王　桐　王　夏　王　娟　王　萍　王　康　王　琳

王　晶　王　强　王　稳　王　鑫　王上增　王卫国

王天磊　王玉芳　王立春　王兰柱　王圣治　王亚莉

王成荣　王伟莉　王红梅　王秀兰　王国定　王国桥

王国辉　王忠志　王育良　王泽峰　王建菊　王秋华

王彦伟　王洪海　王艳梅　王素利　王莉敏　王晓彤

王银姗　王清龙　王鸿燕　王琳樊　王瑞琪　王鹏飞

王慧玲　韦　溪　韦中阳　韦华春　毛书歌　孔丽丽

双振伟　甘陈菲　艾春满　石国令　石雪枫　卢　昭

卢利娟　卢桂玲　叶　钊　叶　林　田丽颖　田静峰

史文强　史跃杰　史新明　冉　靖　丘　平　付　瑜

付永祥　付保恩　付智刚　代立媛　代会容　代珍珍

代莉娜　白建乐　务孔彦　冯　俊　冯　跃　冯　超

冯丽娜　宁小琴　宁雪峰　司徒小新　皮莉芳　刑益涛

邢卫斌　邢承中　邢彦伟　毕宏生　吕　雁　吕水林

吕光霞　朱　保　朱文胜　朱盼龙　朱俊琛　任青松

华　刚　伊丽娜　刘　羽　刘　佳　刘　敏　刘　嵘

刘　颖　刘　熠　刘卫华　刘子尧　刘红灵　刘红亮

刘志平　刘志勇　刘志群　刘杏枝　刘作印　刘顶成

刘宗敏　刘春光　刘素云　刘晓彦　刘海立　刘海杰

刘继权　刘鹤岭　齐　珂　齐小玲　齐志南　闫　丽

闫慧青　关运祥　关慧玲　米宜静　江利敏　江铭倩

3

汤建光	汤艳丽	许亦	许蒙	许文迪	许静云
农小宝	农永栋	阮志华	孙扶	孙畅	孙成铭
孙会秀	孙治安	孙艳淑	孙继建	孙绪敏	孙善斌
杜鹃	杜云波	杜欣冉	杜梦冉	杜跃亮	杜璐瑶
李伟	李柱	李勇	李铁	李萌	李梦
李霄	李馨	李丁蕾	李又耕	李义松	李云霞
李太政	李方旭	李玉晓	李正斌	李帅垒	李亚楠
李传印	李军武	李志恒	李志毅	李杨林	李丽花
李国霞	李钭华	李佳修	李佩芳	李金辉	李学军
李春禄	李茜羽	李晓辉	李晓静	李家云	李梦阁
李彩玲	李维云	李雯雯	李鹏超	李鹏辉	李满意
李增变	杨丹	杨兰	杨洋	杨文学	杨旭光
杨旭凯	杨如鹏	杨红晓	杨沙丽	杨国防	杨明俊
杨荣源	杨科朋	杨俊红	杨济森	杨海燕	杨蕊冰
肖育志	肖耀军	吴伟	吴平荣	吴进府	吴佐联
员富圆	邱彤	何苗	何光明	何慧敏	佘晓静
辛瑶瑶	汪青	汪梅	汪明强	沈洁	宋震宇
张丹	张平	张阳	张苍	张芳	张征
张挺	张科	张琼	张锐	张大铮	张小朵
张小林	张义龙	张少明	张仁俊	张欠欠	张世林
张亚乐	张先茂	张向东	张军帅	张观刚	张克清
张林超	张国妮	张咏梅	张建立	张建福	张俊杰
张晓云	张雪梅	张富兵	张腾云	张新玲	张燕平
陆萍	陈娟	陈密	陈子扬	陈丹丹	陈文莉
陈央娣	陈立民	陈永娜	陈成华	陈芹梅	陈宏灿
陈金红	陈海云	陈朝晖	陈强松	陈群英	邵玲玲
武改	苗灵娟	范宇	林森	林子程	林佩芸
林学英	林学凯	尚东方	呼兴华	罗永华	罗贤亮
罗继红	罗瑞娟	周双	周全	周丽	周剑
周涛	周菲	周延良	周红霞	周克飞	周丽霞

周解放	岳彩生	庞　鑫	庞国胜	庞勇杰	郑　娟
郑　程	郑文静	郑雅方	单培鑫	孟　彦	赵　阳
赵　磊	赵子云	赵自娇	赵庆华	赵金岭	赵学军
赵晨露	胡　斌	胡永昭	胡欢欢	胡英华	胡家容
胡雪丽	胡筱娟	南凤尾	南秋爽	南晓红	侯浩强
侯静云	俞红五	闻海军	娄　静	娄英歌	宫慧萍
费爱华	姚卫锋	姚沛雨	姚爱春	秦　虹	秦立伟
秦孟甲	袁　玲	袁　峰	袁帅旗	聂振华	栗　申
贾林梦	贾爱华	夏明明	顾婉莹	钱　莹	徐艳芬
徐继国	徐鲁洲	徐道志	徐耀京	凌文津	高　云
高美军	高险峰	高嘉良	高韶晖	郭士岳	郭存霞
郭伟杰	郭红霞	郭佳裕	郭晓霞	唐桂军	桑艳红
接传红	黄　姗	黄　洋	黄亚丽	黄丽群	黄河银
黄学勇	黄俊铭	黄雪青	曹正喜	曹亚芳	曹秋平
龚长志	龚永明	崔伟峰	崔凯恒	崔建华	崔春晶
崔莉芳	康进忠	阎　亮	梁　伟	梁　勇	梁大全
梁亚林	梁增坤	彭　华	彭丽霞	彭贵军	葛立业
葛晓东	董　洁	董　赟	董世旭	董俊霞	董德保
蒋　靖	蒋小红	韩圣宾	韩红卫	韩丽华	韩柳春
覃　婕	景晓婧	嵇　朋	程　妍	程爱俊	程常福
曾永蕾	谢圣芳	靳东亮	路永坤	詹　杰	鲍陶陶
解红霞	窦连仁	蔡国锋	蔡慧卿	裴　晗	裴琛璐
廖永安	廖琼颖	樊立鹏	滕　涛	潘文斌	薛川松
魏　佳	魏　巍	魏昌林	瞿朝旭		

编撰办公室主任　高　泉　王凯锋

编撰办公室副主任　王亚煌　庞　鑫　张　侗　黄　洋

编撰办公室成员　高言歌　李方旭　李丽花　许　亦　李　馨
　　　　　　　　　李亚楠

5

《康复科疾病诊疗全书》
编 委 会

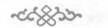

主　审　林天东　庞国明

主　编　关雪峰　李晓雷　牛栓柱　冷恩荣　刘仁毅

副主编　张世林　何慧敏　史榕荇　严　振　李　刚　双振伟

　　　　刘　洋　辛瑶瑶　于　秀　程亚伟　王圣治　王晓彤

　　　　郑　程　吴维炎　胡　斌　李金辉　王　康　葛立业

　　　　刘志平　孙　畅　柳忠全

编　委　（按姓氏笔画排序）

　　　　马　珂　王　珏　王　娅　王　莹　王　娟　王　琳

　　　　王凯锋　王秋妍　王瑞霞　王瑞琪　孔丽丽　刘宗敏

　　　　许　亦　孙　扶　李　兴　李　睿　李　慧　李　馨

　　　　李义松　李方旭　李正斌　李亚楠　李军武　李丽花

　　　　李佳修　李茜羽　张　芳　张　侗　张　玲　张鹤飞

　　　　陈丹丹　邵荣荣　邵琳涵　庞　鑫　庞勇杰　孟　奇

　　　　赵小勇　赵文龙　胡雪丽　贾林梦　徐灿灿　高言歌

　　　　郭秀文　黄　洋　康书慧　谢卫平　蔡　露　裴皓月

坚持中医思维　彰显特色优势
提高临床疗效　服务人民健康

王　序

中医药学是中华民族的伟大创造，是中国古代科学的瑰宝，也是打开中华文明宝库的钥匙，为中华民族的繁衍生息作出了巨大贡献。党和政府历来高度重视中医药工作，特别是党的十八大以来，以习近平同志为核心的党中央把中医药工作摆在了更加突出的位置，中医药改革发展取得了显著成绩。2019 年 10 月 20 日发布的《中共中央 国务院关于促进中医药传承创新发展的意见》指出，传承创新发展中医药是新时代中国特色社会主义事业的重要内容，是中华民族伟大复兴的大事，对于坚持中西医并重，打造中医药和西医药相互补充协调发展的中国特色卫生健康发展模式，发挥中医药原创优势、推动我国生命科学实现创新突破，弘扬中华优秀传统文化、增强民族自信和文化自信，促进文明互鉴和民心相通、推动构建人类命运共同体具有重要意义。

传承创新发展中医药，必须发挥中医药在维护和促进人民健康中的重要作用，彰显中医药在疾病治疗中的独特优势。中医专科专病建设是坚持中医原创思维，突出中医药特色优势，提高临床疗效的重要途径和组成部分。长期以来，国家中医药管理局高度重视和大力推动中医专科专病的建设，从制定中长期发展规划到重大项目、资金安排，都将中医专科专病建设作为重要任务和重点工作进行安排部署，并不断完善和健全管理制度与诊疗规范。经过中医药界广大专家学者和中医医务工作者长期不懈的努力，全国中医专科专病建设取得了显著的成就。

实践表明：专科专病建设是突出中医药特色优势，遵循中医药自身发展规律和前进方向的重要途径；是打造中医医院核心竞争力，实现育名医、建名科、塑名院之"三名"战略的必由之路；是提升临床疗效和诊疗水平的重要手段；是培养优秀中医临床人才，打造学科专科优秀团队的重要平台；是推动学术传承创新、提升科研能力水平、促进科技成果转化的重要途径；是各级中医医院、中西医结合医院提升社会效益和经济效益的有效举措。

事实证明：中医专科专病建设的学术发展、传承创新、经验总结和推广应用，对建设综合服务功能强、中医特色突出、专科优势明显的现代中医医院和中医专科医院，建设国家中医临床研究基地，创建国家和区域中医（专科）诊疗中心及中西医结合旗舰医院，提升基层中医药特色诊疗水平和综合服务能力等方面都发挥着不可替代的基础保障和重要支撑作用。

《中共中央 国务院关于促进中医药传承创新发展的意见》对彰显中医药在疾病治疗中的优势，加强中医优势专科专病建设作出了规划和部署，强调要做优做强骨伤、肛肠、儿科、皮科、妇科、针灸、推拿以及心脑血管病、肾病、周围血管病、糖尿病等专科专病，要求及时总结形成诊疗方案，巩固扩大优势，带动特色发展，并明确提出用 3 年左右时间，筛选 50 个中医治疗优势病种和 100 项适宜技术等任务要求。2022 年 3 月国务院办公厅发布的《"十四五"中医药发展规划》也强调指出，要开展国家优势专科建设，以满足重大疑难疾病防治临床需求为导向，做优做强骨伤、肛肠、儿科、皮肤科、妇科、针灸、推拿及脾胃病、心脑血管病、肾病、肿瘤、周围血管病、糖尿病等中医优势专科专病。要制定完善并推广实施一批中医优势病种诊疗方案和临床路径，逐步提高重大疑难疾病诊疗能力和疗效水平。可以说《当代中医专科专病诊疗大系》（以下简称《大系》）的出版，是在促进中医药传承创新发展的新形势下应运而生，恰逢其时，也是贯彻落实党中央国务院决策部署的具体举措和生动实践。

《大系》是由享受国务院政府特殊津贴专家、全国第六批老中医药学术继承指导老师、全国名中医，第十三届和十四届全国人大代表庞国明教授发起，并组织全国中医药高等院校和相关的中医医疗、教学科研机构 1000 余名临床各科专家学者共同编著。全体编著者紧紧围绕国家中医药事业发展大局，根据国家和区域中医专科医疗中心建设、国家重点中医专科建设，以及省、市、县中医重点与特色专科建设的实际需要，坚持充分"彰显中医药在疾病治疗中的优势"，坚持"突出中医思维，彰显特色主线，立足临床实用，助提专科内涵，打造品牌专科集群"的编撰宗旨。《大系》共30个分册，由包括国医大师和院士在内的多位专家学者分别担任自己最擅长的专科专病诊疗全书的主审，为各分册指迷导津、把关定向。由包括全国名中医、岐黄学者在内的100多位各专科领域的学科专科带头人分别担任各分册主编。经过千余名专家学者异域同耕，历尽艰辛，寒暑不辍，五载春秋，终于成就了《大系》。《大系》的隆重出版不仅是中医特色专科专病建设的一大成果，也是中医药传承精华，守正创新进程中的一件大事，承前启后，继往开来，难能可贵，值得庆贺！

在2020年"全国两会"闭幕后，庞国明同志将《大系》的编写大纲、体例及《糖尿病诊疗全书》等书稿一并送我，并邀我写序。我不是这方面的专家，也未能尽览《大系》的全稿，但作为多年来推动中医专科专病建设的参与者和见证人，仅从大纲、体例、样稿及部分分册书稿内涵质量看，《大系》坚持了持续强化中医思维和中医专科专病特色优势的宗旨，突出了坚持提高临床疗效和诊疗水平及注重实践、实际、实用的原则。尽管我深知中医专科专病建设仍然不尽完善，做优做强专科专病依然任重道远。但我相信，《大系》的出版必将为推动我国的中医专科专病建设和进一步彰显中医药在疾病治疗中的独特优势，为充分发挥中医药在维护和促进人民健康中的重要作用，产生重大而深远的影响。

故乐以此为序。

国家中医药管理局原局长
第六届中华中医药学会会长　王明旭

2023 年 3 月 18 日

陈 序

由我国优秀的中医学家、全国名中医庞国明教授等一批富有临床经验的中医药界专家们共同协力合作，以传承精华、守正创新为宗旨，以助力国家中医专科医学中心、专科医疗中心、专科区域诊疗中心、优势专科、重点专科、特色专科建设为目标，编撰并将出版的这套《当代中医专科专病诊疗大系》丛书（以下简称《大系》），是在 2000 年、2016 年由中国医药科技出版社出版《大系》第一版、第二版的基础上，以服务于当今中医专科专病建设、突出中医特色、强化中医思维、彰显中医专科优势为出发点和落脚点，对原书进行了修编补充、拾遗补阙、完善提升而成的，丛书名由第一版、第二版的《中国中西医专科专病临床大系》更名为《当代中医专科专病诊疗大系》。其内容涵盖了内科、外科、妇科、儿科、急诊、皮肤以及骨科、康复、针灸等 30 个学科门类，实属不易！

该丛书的特点，主要体现在学科门类较为齐全，紧密结合专科专病建设临床实际需求，融古贯今，承髓纳新，突出中医特色，既尊重传统，又与时俱进，吸收新进展、新理论和新经验，是一套理论联系实际、贴合临床需要，可供中医、中西医结合临床、教学、科研参考应用的一套很好的工具书，很是可贵，值得推荐。

今国明教授诚邀我在为《大系》第一版、第二版所写序言基础上，为新一版《大系》作序，我认为编著者诸君在中华中医药学会常务理事兼慢病分会主任委员、中国中医药研究促进会专科专病建设工作委员会会长庞国明教授的带领下，精诚团结、友好合作，艰苦努力多年，立足中医专科专病建设，服务于临床诊疗，很接地气，完成如此庞大巨著，实为不可多得，难能可贵，爱乐为之序。

中国科学院院士
国医大师 陈可冀

2023 年 9 月 1 日

王 序

传承创新发展中医药，是新时代中国特色社会主义事业的重要内容，《中共中央 国务院关于促进中医药传承创新发展的意见》明确指出"彰显中医药在疾病治疗中的优势，加强中医优势专科建设"。因此，对中医专科专病临床研究进行系统整理、加以提高，以窥全貌，就显得十分重要。

2000年，以庞国明主任医师、林天东国医大师等共同担任总主编，组织全国1000余位临床专家编撰的《中国中西医专科专病临床大系》发行海内外，影响深远。二十年过去，国明主任医师再次牵头启动《大系》修编工程，以"传承精华，守正创新"为宗旨，以助力建设国家、省、市、县重点专科与特色专科为目标，丰富更新了大量内容和取得的成就，反映了中医专科研究与发展的进程，具有较强的时代性、实用性，并将书名易为《当代中医专科专病诊疗大系》，凡三十个分册，每册篇章结构，栏目设计令人耳目一新。

学无新，则无以远。这套书立意明确，就其为专科专病建设而言，无疑对全国中医、中西医结合之临床、教学、科研工作，具有重要的参考意义。编书难，编大型专著尤难，编著者们在繁忙的医疗、教学、科研工作之余，倾心打造的这部巨著必将功益杏林，更希望这部经过辛勤汗水浇灌的杏林之树（书）"融会新知绿荫蓬，今年总胜去年红"。中医之学路迢迢，莫负春光常追梦，当惜佳时再登高。

中国工程院院士

国医大师

北京中医药大学终身教授 王琦

2023年7月20日于北京

打造中医品牌专科　带动医院跨越发展

——代前言

"工欲善其事，必先利其器。"同样，肩负着人民生命健康和健康中国建设重任的中医、中西医结合工作者，也必当首先要有善其事之利器，即过硬的诊疗技术和解除亿万民众病痛的真本领。《当代中医专科专病诊疗大系》丛书（以下简称《大系》），就是奉献给广大中医、中西医结合专科专病建设和临床诊疗工作者"利器"的载体。期望通过她的指迷导津、方向引领，把专科建设和临床诊疗效果推向一个更加崭新的阶段；期望通过向她的问道，把自己工作的专科专病科室，打造成享誉当地乃至国内外的品牌专科，实施品牌专科带动战略、促助医院跨越式发展，助力中医药事业振兴发展。

专科专病科室是相对于传统模式下的大内科、大外科等科室名称而言的。应当指出的是，专科专病科室亦不是当代人的发明，早在《周礼·天官冢宰》就有"凡邦之有疾病者……则使医分而治之"。"分而治之"就是让精于专科专病研究的医生去分别诊疗。因此，设有"食医""疾医""疡医"等专科医生，只不过是没把"专科专病"诊疗分得那么细和进行广泛宣传罢了。从历代医家著述和学术贡献看，亦可以说张仲景、华佗、叶天士等都是专科专病的诊疗大家。因仲景擅伤寒、叶天士擅温病、华佗擅"开颅术"等，后世与近代的医学家们更是以擅治某病而誉满华夏，如焦树德擅痹病、任继学擅脑病等。因此，诸多名医先贤大家们多是专科专病诊疗的行家里手。

那么，进入 21 世纪以来，为什么说加强中医专科专病建设的呼声一浪高过一浪呢？究其原由大致有四：

首先是振兴中医事业发展、突出中医特色优势的需要。20世纪80年代以后的中医界提出振兴中医的口号，国家也制定了相应的政策，中医事业得到了快速发展。但需要做的事还有很多很多。通过专科专病建设，可以培育、造就一大批高水平的中医、中西医结合专业人才，突出中医特色，总结实用科学的临床经验，推动中医、中西医结合专科专病的深入研究，助力中医药事业振兴发展！

第二是促进中西医协同、开拓医疗新领域的需要。中医、西医、中西医结合是健康中国建设中的三支主要力量，尽管中西医结合在某些领域和某些课题的研究方面取得了一些重大成就和进展，但仍存在着较浅层次"人为"结合的现象，而深层次的基础医学、临床医学等有机结合方面还有大量工作要做。同时，由于现在一些医院因人、财、物等条件的限制，也很难全面开展中西医结合的研究和临床实践。而通过开展专科专病建设，从某些病的基础、临床、药物等系统研究着手，或许将成为开展中西医协同、中西医结合的突破口，逐步建立起基于实践、符合实际的中西医协同、中西医结合的诊疗新体系，以开拓中医、中西医结合临床、教学、科研工作的新领域，实现真正意义上的中西医协同、中西医结合。

第三是服务于健康中国建设和人民大众对中医优质医疗日益增长新要求的需要。随着经济社会的发展和现代科学技术的进步，传统的医疗模式已满足不了人民群众医疗保健的需要，广大民众更加渴望绿色的、自然的、科学的、高效的和经济便捷的传统中医药。因此，开展中医专科专病诊疗，可以引导病人的就医趋向，便于病人得到及时、精准、有效的诊治；专科专病科室的开设，易于积累临床经验、聚焦研究方向、多出研究成果，必将大大促进中医医疗、医药、器械研发的进程，加快满足人民群众对中医药日益增长的医疗保健需求的步伐。

第四是提高两个效益的需要。目前有不少中医、中西医结合医院，尤其是市、县（区）级中医院，在当代医疗市场的激烈竞争中显得"神疲乏力"、缺少建设与发展中的"精气神"，竞争不强的原因虽然是多方面的，但没有专科特色、没有品牌专科活力是其重要的原因之一。"办好一个专科，救活一家医院，带动跨越发展"，已被许许多多中医、中西医医院的实践所证实。可以说，没有品牌专科的医院，是不可能成为快速发展的医院，更不可能成为有特色医院的。加强专科专病建设的实践表明：通过办好专科专病科室，能够快速彰显医院的专业优势与特色优势；能够快速提高医院的知名度，形成品牌影响力；能够快速带动医院经济效益和社会效益的提升；能够快速带动和促进医院的跨越式发展。

有鉴于上述四点，《大系》丛书，应运而生、神采问世，冀以成为全国中医、中西医结合专科专病建设工作者的良师益友。

《大系》篇幅宏大，内容精博，内涵深邃，覆盖面广，共30个分册。每分册分基础篇、临床篇和附录三大部分。基础篇主要对该专科专病国内外研究现状、诊疗进展以及提高临床疗效的思路方法等进行了全面阐述；临床篇是每分册的核心，以病为纲，分列条目，每个病下设病因病机、临床诊断、鉴别诊断、临床治疗、预后转归、预防调护、专方选要、研究进展等栏目，辨证论治、理法方药一线贯穿，使中医专科专病的诊疗系统化、规范化、特色化；附录介绍临床常用检查参考值和专科建设的注意事项（数字资源），对读者临床诊疗具有重要参考价值。

《大系》新全详精，实用性强。参考国内外书籍、杂志等达十万余册，涉及方药数万种，名医论点有出处，方药选择有依据，多有临床验证和研究报告，详略有序，条理清晰，充分反映了当代中医、中西医结合专科专病的临床实践和研究成果概况，其中不乏知名专家的精辟论述、新创方药和作者的独到见解。为了保持其原貌，《大系》各分册中所收集的古方、验方等凡涉及国家规定的稀有禁用中药没有做删改，特请读者在实际使用时注意调换药物，改换替代药品，执行国家有关法规。

本《大系》业已告竣，她是国内1000余位专家、学者、编者辛苦劳动的成果和智慧的结晶。她的出版，必将对弘扬祖国中医药学，开展中医、中西医结合专科专病建设，深入开展中医、中西医结合之医疗、教学、科研起到积极的推动作用，并为中医药事业的传承精华、守正创新和人类的医疗卫生保健事业做出积极贡献。

鉴于该《大系》编著带有较强的系统性、艰巨性、广泛性以及编者的认知差别，书中难免存在一些问题，真诚希望读者朋友不吝赐教，以便修订再版。

庞国明

2023 年 7 月 20 日于北京

编写说明

  康复医学是针对功能障碍的一门学科，历经多年发展现已为人所熟知，其病种涵盖广泛，临床较为常见的疾病，如脑卒中、骨折后的肢体功能障碍、疼痛类疾病等都属于康复科的诊治范畴。随着当代科技水平的不断提高，一些先进的技术和医疗设备不断地应用于康复临床，原有的一些疑难问题得到了很好的解决，在康复诊断、治疗方面的研究取得了显著的成果，积累了丰富的经验。但由于自然和社会环境的不断变化以及人口老龄化趋势日益严重，疾病谱也日趋多样化、复杂化，各种新问题不断涌现，对疾病的原有认识及治疗手段已不能很好地解决日益增多的临床问题，因康复不良而造成的危害亦普遍引起了人们的重视，患者欲祛除病痛、提高生活质量的期望日益强烈，因此痛苦少、副作用小的防病保健成为了更深层次的治疗目的，而这些都是中医所具备的优势，现今中西医结合已成为康复科的治疗趋势，中、西医学的互补，在康复科诊疗的各个环节均取得了显著的成果。

  目前，随着学科的发展，急需一部系统介绍康复科诊疗的专著。本书从中西医结合角度出发，突出专科专病诊治特色，立足于临床编写，分为基础篇、临床篇及附录。基础篇总论，详尽阐述了康复科诊断学古今中外的研究现状及前景，包括西医学及中医学在诊断、治疗方面的认识；临床篇分别从中、西医两个方面就各种常见的康复科疾病的病因与发病机制、诊断、治疗、中医治则及康复治疗等进行详细论述，辨病与辨证相结合，内治与外治相结合，充实了诊断的完整性和治疗的全面性，具有很强的实用性。

  编写过程中，参编人员翻阅了大量的文献资料，参考国内外最新的研究动态，结合我科在康复治疗方面的临床经验，编著成书，为读者提供参考，力求内容翔实新颖、深入浅出、通俗易懂。本书可供中西医临床医师和从事康复科疾病治疗研究的医务工作者参考，尤其适用于基层临床医务人员。

  当然，由于时间仓促，编者临床经验所限，书中可能存在不妥之处，敬请读者批评指正。

编委会

2023 年 6 月

目　录

基础篇

临床篇

附录

数字资源

基础篇

第一章　绪论

第一节　康复医学学术与管理

一、康复的概念

1938 年由 Dr.Frank H.Krusen 博士首创术语 "physiatry"，1946 年，美国医学协会接受了这一说法。世界卫生组织（WHO）医疗康复专家委员会（1969 年）对康复的定义作了如下说明：康复是指综合地和协调地应用医学的、社会的、教育的和职业的措施，对患者进行训练和再训练使其能力达到尽可能高的水平。经过数十年的发展，康复的目的更加明确，即所谓重返社会。因此，1981 年 WHO 医疗康复专家委员会又把康复定义为，康复是指应用各种有用的措施以减轻残疾的影响和使残疾人重返社会。在 1993 年 WHO 的一份正式文件中提出："康复是一个帮助患者或残疾人在其生理或解剖缺陷的限度内和环境条件许可的范围内，根据其愿望和生活计划，促进其在身体上、心理上、社会生活上、职业上、业余消遣上和教育上的潜能得到最充分发展的过程。"

综上所述，康复是旨在通过综合、协调地应用各种措施，消除或减轻病、伤、残者身心、社会功能障碍，达到和保持生理、感官、智力精神和（或）社会功能上的最佳水平，从而使其借助某种手段，改变其生活，增强自理能力，使病、伤、残者能重返社会，提高生存质量。

二、康复的内涵

1. 康复的范畴

康复治疗的内容很多，包括医学的、职业的、社会的等多种治疗、训练服务。康复医学传统范畴有物理疗法、作业疗法、言语疗法、心理疗法、康复工程和中国传统医学疗法。

2. 康复与医学

康复是一种理念、指导思想，需要渗透到整个医疗系统，包括预防、早期识别、门诊、住院和出院后患者的医疗计划。医务人员需要具有三维的思维方式，即不仅治病救命，还要特别注重其功能的改善。这一观点应根植于所有医疗人员心中，并付诸行动，使患者受益、社会受益。

3. 康复医学的概念

康复医学源于医学康复，是临床医学的一个重要分支。虽然临床常常将康复医学简称为康复，但两者不能等同。从学术角度来看，康复是一个事业，医学康复是一个领域，而康复医学是一个具体的专业或专科，具有自己的学科特点。简言之，康复医学是以研究病、伤、残者功能障碍的预防、评定和治疗为主要任务，以改善躯体功能、提高生活自理能力、改善生存质量为目的的一个医学专科。我国将康复医学科与内科、外科、妇产科、儿科等临床学科并列为临床一级学科，可见其在临床学科中的影响力。

康复治疗是康复医学的重要内容之一，是使病、伤、残者康复的重要手段，常与药物治疗、手术疗法等临床治疗综合进行。康复治疗先对病、伤、残者进行康复评定，然后根据其康复需要与客观条件，制定一个切实可行的综合的康复治疗方案。康复方案的制定和实施通常以康复医师为主导，康复专业治疗师和相关临床医学科研人员共同协作或组成一个康复治疗组来完成，并在治疗实施的过程中根据病、伤、残者情况的变化及时进行小结、调整治疗方案，直到治疗结束时为止。

4.康复医学的对象与范围

医学康复的对象很广泛，包括所有需要救治的患者，涉及临床各学科。与医学康复的对象相比，康复医学的对象没有那么广泛，包括以下人群。

（1）各种原因引起的功能障碍者由于康复医学是以研究功能障碍的预防和治疗为导向的医学专科，因此康复医学的对象包括不能正常发挥身体、心理和社会功能的人群，如有躯体、精神、心理等功能障碍者。引起功能障碍的原因是多方面的，可以是现存的或潜在的、先天性的或后天性的、可逆的或不可逆的、部分的或完全的。功能障碍可以与疾病并存，也可以是疾病的后遗症。这些功能障碍往往难以由临床医学全部解决。

（2）老年人群 人口老龄化是国际性问题，身体障碍与年龄老化一般成正比，年龄越大，各种疾病或功能障碍的发生率越高。因此，老年人群将成为康复医学的主要对象之一。

5.康复医学的组成

康复医学包括康复预防、康复评定和康复治疗。

（1）康复预防 康复预防是指通过下列有效手段预防各类残疾的发生，延缓残疾的发展。

①一级预防：预防各类疾病伤残造成的身体结构损伤的发生是最为有效的预防，可降低70%的残疾发生率。可采取的措施很多，包括宣传优生优育，加强遗传咨询、产前检查、孕期及围生期保健；预防接种，积极早期治疗老年病、慢性病；合理用药，合理饮食；防止意外事故；加强卫生宣教，注意精神卫生。

②二级预防：限制或逆转由身体结构损伤造成的活动受限或残疾，可降低10%~20%的残疾发生率。可采取的措施包括早期发现病伤残，早期治疗病伤残。通过采取适当的药物治疗，如治疗结核、高血压、糖尿病等；采取基本的手术治疗，如骨折、创伤、白内障手术等。

③三级预防：防止活动受限或残疾转化为参与受限或残障，减少残疾、残障给个人、家庭和社会造成的影响。可采取的措施包括康复医疗，如运动疗法、作业治疗、心理治疗、言语治疗以及应用假肢、支具、辅助器等；教育康复，职业康复，社会康复；还包括应有的社会教育。

（2）康复评定　康复评定是康复治疗的基础，没有评定就无法规划治疗、评价疗效。评定不同于诊断，远比诊断细致而详尽。康复医疗应该始于评定，终于评定。康复评定至少应在治疗的前、中、后各进行1次，根据评定结果制定或修改治疗计划，并对康复治疗效果和预后作出客观的评价。由于康复医学的对象是有功能障碍的患者，治疗的目的是最大限度地恢复、重建或代偿其功能，因此，康复评定的重点不是寻找疾病的病因和作出诊断，而是客观地、准确地评定功能障碍的原因、性质、部位、范围、严重程度、发展趋势、预后和转归，为制定有效的康复治疗计划打下牢固的科学基础。

（3）康复治疗　康复治疗是指通过各种有效的专科治疗手段，最大限度地改善病、伤、残者的功能障碍。康复治疗的原则是早期介入、综合实施、循序渐进、主动参与。常用的康复治疗手段如下。

①物理治疗（PT）：通过功能训练、物理因子和手法治疗的手段，重点改善肢体功能。包括肢体的主、被动活动，平衡训练，体位转变训练，行走训练等。

②作业治疗（OT）：针对患者的功能障碍，制定个体化的作业活动，重点是改善上肢功能和日常生活能力。包括上肢的主、被动活动，手功能训练，日常生活能力训练（如穿衣、洗漱、进餐、如厕、家务活动等），助行器（如手杖），足托，生活辅助工具的制作及使用等。

③言语治疗（ST）：重点是改善交流能力（包括听、说、读、写能力）和吞咽功能。

④心理咨询（PsC）：通过心理疏导和宣泄，调节心理状态，改善心理功能。

⑤文体治疗（RT）：借助文娱活动（如唱歌、跳舞、书法、绘画等）调节精神心理活动，改善躯体功能。

⑥中国传统医学治疗（TCM）：借助中药、针灸、中医手法、传统锻炼方法（如太极拳、八段锦）等，达到改善功能的目的。

⑦康复工程（RE）：借助现代科技为伤残人士服务，主要是安装和使用假肢、利用机器人辅助训练等，改善患者功能。

⑧康复护理（RN）：主要是预防各种并发症和健康教育，包括床上良肢位摆放，肺部护理，预防压疮和下肢深静脉血栓，患者及其家属的健康教育等。

⑨社会服务（SS）：主要是对病、伤、残者提供社会康复方面的指导，如

职业培训、指导再就业等。

三、康复医学管理

1.康复医学工作方式

（1）康复治疗团队　康复医学需要多种专业服务，采用多专业联合作战的方式，共同组成康复团队。领队是康复医师，成员包括物理治疗师、心理治疗师、作业治疗师、假肢与矫形器师、吞咽与语言治疗师、文体治疗师、康复护士、社会工作者等。

（2）康复医学工作流程　当患者需要实施康复或进入康复阶段时，首先由医师接诊，并组织各专业人员对患者进行检查评定，在治疗方案制定中各抒己见，提出各自的方案（包括近期、中期、远期治疗方法与目标），最终形成一个完整的治疗计划，再由各专业人员分别实施。治疗中再定期召开治疗团队（组）的讨论会，对治疗计划的执行结果进行评价、修改、补充。治疗结束时，需要再次召开治疗讨论会，对康复效果总结，并对下阶段的治疗或出院后的康复提出意见。

2.康复医学的早期介入和全程服务

（1）康复医学的早期介入　康复医疗工作必须在伤病的早期进行，直至患者回归社会或家庭。急性期的康复一般1~2周，其后需要经过相对长时间的康复治疗，时间可能为数周至数月，使患者达到生活、行动自理，继而回归家庭或社区，最终恢复工作。而在回归家庭或社区之前，往往还需要一个过渡阶段。

（2）康复医学的全程服务　有些病伤者可能只经历某一阶段，即可恢复工作，而有些病、伤、残者虽经努力，仍不能生活自理，终生需要他人帮助。所以各种机构在整个流程中，均应设置良好的康复服务设施，以满足病伤者的需要。医疗机构需要有急性病医院（综合医院）、慢性病医院（康复医院）、日间医院或护理中心、社区医疗站等，形成对康复对象提供分阶段康复、全程服务及各级医院之间双向转诊的网络体系，对患者、家庭、社会都十分有利。

3.康复医学的目标

基本目标是改善身心、社会、职业功能，使残疾人能在某种意义上像正常人一样过着积极的工作性的生活。在可能的情况下，使残疾人能够生活自理，回归社会，劳动就业，经济自主。在残疾严重、残疾人高龄等不能达到上述目标的情况下，增加残疾人的自理程度，保持现有功能或延缓功能衰退。在实施康复时，常通过评定患者的功能是否达到了短期目标和长期目标来验证康复的成效。

（1）短期目标　是指经过康复专业人员和患者的努力，可以很快达到的具体目标。短期目标的实现通常是几天或1~2周。例如，长期卧床患者的短期目标可能是由卧位到坐位的体位转变；颈椎或胸椎外伤致脊髓损伤患者的短期目标可能是重建膀胱功能或拔除尿管。

（2）长期目标　是短期内难以达到，需要经过一段时间的积极努力才有可能达到的具体目标。例如，脑卒中偏瘫患者的长期目标可能是恢复行走功能；外伤致截瘫患者的长期目标可能是在助行器的帮助下辅助行走，提高生活自理能力等。实现短期目标是实现长期目标的前提和基础，若干个短期目标构成了长期目标。

主要参考文献

[1] 桑德春，吴卫红，刘建华. 物理疗法与作业疗法概论［M］. 2 版. 北京：华夏出版社，2013.

[2] 关晔. 临床康复学［M］. 北京：华夏出版社，2005.

[3] 刘克敏. 物理疗法与作业疗法研究［M］. 2 版. 北京：华夏出版社，2012.

[4] 缪鸿石. 康复医学理论与实践［M］. 上海：上海科学技术出版社，2000.

[5] 陈界. 医学信息检索与利用［M］. 北京：中国科学技术出版社. 2004.

第二节 康复的价值和意义

康复医学是现代医学体系中的重要组成部分，它与预防、保健、医疗一起构成了医学完整的统一体。随着社会经济、文化、科学技术和生活条件的提高，人们对生活质量的要求也越来越高。完整的医学服务概念已不仅局限于保住生命、治好病，而且还要能在病后尽可能地保存患者整体的功能，恢复一定质量的社会活动，以功能为导向的康复医学正好符合了人们对医学服务的这种要求。

一、以功能为导向

康复的对象是残疾者。康复医学的工作内容主要围绕着功能障碍的问题。例如，康复预防、康复评估、康复治疗和训练都是以功能障碍为中心，从康复的角度，通过功能评估、治疗训练、替代、适应和补偿的方式，促进功能障碍的恢复。康复医学是一门以功能为中心的医学，因此日本康复学家上田敏称之为"功能医学"和"障碍学"。

随着社会的发展和医学的进步，伤者的预后发生了变化，抢救存活率大大提高，而有遗留功能障碍的人以及疾病慢性化、老年化，需要长期康复治疗的人在逐渐增多，康复的对象日益增多。有些伤病的早期如果能有康复的介入，功能障碍是完全可以避免，或是可能降低到最低的限度。由此可见，在医学服务的工作体系中，开展康复医疗工作、普及康复知识是满足当前社会需要的迫切任务。

二、康复医学与临床各科互补

康复医学与临床医学各科在治疗对象、目的、方法、工作方式以及医生与患者的作用上均有不同。临床医学各科是以伤病为中心，着重于诊断和治疗机体的病理状态；在治疗上，是以药物和外科手术为主，目的在于抢救生命、消除病因、逆转病理、恢复健康。在治疗过程中，患者通常是消极地等待、被动地接受各种治疗。临床医学各科对于一些缺乏根治方法的疾病，主要是采取缓解症状、控制病情发展的方法，其中心工作不在于病患者身心功能及其生活动能力的恢复。康复医学则以残疾为中心，着眼于功能障碍的预防、诊断评定、康复治疗和训练；在运用康复的方法上，综合了医学各科的治疗（训练手段），不仅采用医学的措施，还采用了教育的、职业的、医学工程学的和社会的康复措施，目的是使病患者的疾病治愈后，其整个功能和能力得到康复，或得以保存、适应、补偿和替代。在治疗（训练）过程，通过患者对康复治疗或训练的积极配合和参与，增强其自信心，有利于患者的身心功能和社会生活能力的全面康复。因此，康复医学的任务是使患者残存的功能和潜在的能力通过康复医疗的服务得到充分发挥和提高，重返社会，在生活中履行其应有的权利。它与临床医学相比较，有以下几个功能：①在康复治疗或训练过程中注意功能障碍的预防问题，将后遗症、并发症等二次损伤发生的可能性减少到最低的限度。②重视全面康复，尽快促进病患者身心功能和社会生活能力的全面恢复。③对于难治或不可逆的永久性残障，也会利用各种手段，让其潜在的功能得以代偿、替代或补偿，最大限度地发挥病患者潜在的适应能力。

同时康复医学与临床医学也是相互补充、相互联系的。从医学的发展过程来看，临床各科是康复医学发展的基础。临床医学的理论与技术是康复医学的重要组成部分。临床医学的迅速发展，促进了康复医学的发展，并为康复治疗提供了良好的基础及可能性。另一方面，康复医学贯穿在临床治疗的整个过程，使临床医学更加完善。例如，康复护理被列为临床常规护理内容之一，更有利于患者身心功能障碍的防治；又如从临床处理早期就引入康复治疗，康复医师及治疗师参与临床治疗计划的制定和实施，有利于改善功能以利恢复，防止继发性损伤引起障碍。

中医康复学是中医学科学体系的一个重要组成部分。它蕴含着中医学的辨证观、整体观、正虚发病观以及治未病的预防学观点，并在中医学阴阳、五行、脏腑、经络、气血、精、气、神、情志等理论的指导下，采用了中医学独具风格的治疗方法，例如药物、针灸、推拿、运动、气功、精神、娱乐、食疗等。中医康复学具有中医学的一切特点，但也有自己作为康复医学而具有的独特内容和任务。

与现代康复医学一样，中医康复学研究的范围也是以残疾者、慢性病、老年病等有功能障碍者作为主要的服务对象，采取综合性的中医康复措施，对患者进行功能训练和病后调养，以达到"全面康复、重返社会"的目标。中医康复学的主要着眼点是在于形神的功能保存及其障碍的治疗训练、代偿和适应，讲求自然恢复和整体功能（形神功能）恢复的观点；在诊断方面，围绕着康复医学之功能观，以中医整体辨证的特点和优势进行康复评估。

传统中医康复学所采用的许多方法，例如药物、针灸、推拿、气功、食疗、娱乐等，都是旨在通过调养精神和形体，以增强身体健康，提高防病及正气自疗的能力。这些方法，都兼有"养"和"治"的作用，只是针对疾病的不同阶段有所侧重而已。因此，中医康复学所采用的康复措施，不仅能用于养生防病，也可用于已病治病和病后养生，具有能防、能治、能养的特点。

传统中医康复学还有"内外相扶""药食并举"的特点。中医康复内治法，重在培补元气，调整脏腑功能。但对于残疾、慢性病、老年病等有功能障碍者的康复治疗和病后调养，单靠药物内治法是不够的。如《素问·奇病论》云："积为导引服药，药不能独治。"即"积"一类的慢性病患者，要综合内外治的康复方法才能奏效。传统中医康复外治法是调动人体自然疗疾的康复能力，健全形神功能，强身治病和益寿延年的重要措施。此外，中医康复学在内治方面，还提倡"食药并举""重在食治"的康复方法，如《备急千金要方·食治》曰："夫为医者，当须先晓病源，知其所犯，以食知之，食疗不愈，然后用药。"食疗包括食养与食疗两方面的内容。食治不仅能增加脏腑充血，恢复正气功能，还能调和阴阳，祛除病邪，是机体康复以及病后调养、增强体质、益寿延年的首要措施。

三、中医康复学与中医养生学

中医养生学是研究人体寿夭衰老的原因，探求合理的生活方式和延缓衰老方法为主要内容的一门学科。它不仅涉及传统中医预防、保健、心理、社会医学、少数民族医学的内容，还包含传统道学、佛学、儒学、武术的思想，是多学科群的综合。中医康复学是一门以功能为中心的医学学科，主要着眼于功能障碍，并采取综合性的传统康复措施，促进机体整体功能最大限度地恢复。在中医康复学学科的发展过程中，它吸取了传统中医养生学的成就，丰富了其预防和治疗手段，形成了独具中国特色的康复预防、养生康复和养生保健等中医康复医学的理论与方法体系。中医康复学与中医养生学所采用的方法，有许多是相同的，例如应用针灸、按摩、气功、饮食、娱乐、药物调养等。这些方法具有"养"和"治"兼备的特点。养生学侧重于利用其"养"的一面，而中医康复学则是针对病患者不同的康复阶段而选择其"养"或"治"，或"养治结合"的方法。例如在伤病的早期，以"治"法居多；中期则综合"治"与"养"的方法；后期及病后调养，则多以"养"法为主。中医康复学的方法不仅能养，还能防、能治，因此，从应用的角度来看，中医康复医学除适用于正常人保健外，主要还应用于残疾者的康复预防、治疗和病后养生方面。

四、中西医结合康复医学是康复医学发展的趋势

中医康复学与西方康复医学在性质、内容和任务等方面，都有许多相同之处，但也存在着区别，各有特点。中医康复学是以中医学的基础理论为指导，综合运用传统的康复方法。传统中医康复方法，主要是调动人体自然康复能力，它所采用的药物多来自自然植物，对人体没有伤害。其中许多药物本身就是食物，"药食同源"。中医康复用药多属平淡、养护之品，针对慢性病患者体虚、气血不足的特点，不仅能培补其气血精津，恢复功能，还因中药毒副作用较低，能疗疾又不伤正气的特点，可使患者长期服用而达到最佳的康复效果。中医康复的其他方法，也多取材于自然、存在于社会之中和人体自身，例如饮食、气功、传统体育、娱乐、传统心理康复法等。因此，传统中医康复方法简便而易行，既适于建立正规的康复机构，也可因地制宜，开展社区康复工作。西方康复医学是建立在现代科学和现代医学的基础之上。因此在运用医学物理学和康复工程学的先进技术于康复诊断、功能评定、功能训练、矫形外科和人工装置代替或补偿、适应残疾者功能障碍方面，占有明显的优势。西方康复医学在其发展过程中，吸收了不少传统中医康复学的思想和方法，例如中医导引和肢体功能训练技术、推拿按摩、情志和心理治疗、饮食治疗和自然治疗

等。这些方法不仅丰富了西方康复医学的康复手段，还成为现代康复医学领域不可缺少的内容。西方康复医学在药物康复方面存在着明显的不足，其所使用的化学类药物对慢性病或其他需要长期服用药物者极易产生毒副作用。这种以破坏一个系统的平衡求得另一系统调和的药物效能，很难为患者长期接受。因此，西方康复医学的康复医疗也正逐渐转变为以非药物治疗的形式，如手术矫治、功能训练、心理治疗、作用治疗等，以弥补其不足之处。

中医康复学与西方现代康复医学的结合，是我国医学发展的导向，是现代康复医学的模式。在康复医疗过程中，只有融合中医和康复医学的优点，吸收现代医学的先进技术，发挥传统医学的优势，才能提高临床康复的水平，推动我国现代康复医学事业的蓬勃发展。

五、康复医学与临床医学并重

医学是由保健、预防、临床与康复这四个方面所构成的完整体系。康复的观点和基本技术应成为医疗计划的一个组成部分，也应当是所有临床医师医疗手段的一个组成部分。康复医疗不是临床医疗的后续，更不是临床医疗的重复，而是并列关系，是作为一种新的观念、一种医学服务的常规在疾病的早期介入。康复医学与临床医学只是根据伤病的具体情况而采取不同的手段，康复医学除了应用一般的临床医疗技术外，还要围绕着功能保存、适应和补偿

问题，进行以功能训练为中心的综合治疗，包括物理治疗、运动治疗、言语治疗、心理治疗、医学社会服务等综合治疗服务。

康复医学与临床医学并重，使康复医疗成为临床治疗的一个常规手段。在临床工作中，康复医学与临床医学是互补和渗透医学服务形式。

（1）从临床医疗的早期就引入康复治疗，利用临床医疗手段矫治疗或预防残疾（如手术矫治、骨折后手法复位）。康复医师与临床医师组成一个"康复协作组"，康复医师参与临床治疗计划的制订和实施。

（2）把康复护理列为临床常规护理内容之一。

（3）在临床专科（如神经内科、心血管病、中医针灸科等）设置康复人员和康复设施，开展专科的康复治疗。

康复医疗与临床医疗在医学服务工作中应并进和渗透，康复医疗的起点在于临床医疗的早期，作为医疗第一线的临床医生对伤病的早期实施康复计划负有重要责任。临床医师应当掌握康复技能，将康复医疗作为临床工作的一种常规。伤病的早期是进行康复医疗最有利和最有效的时期，是否在疾病的早期介入康复治疗（训练）对于预防障碍的发生、保存患者整体功能或促进病后功能最大限度地恢复起着关键作用。在临床工作中，康复进行得愈早，患者恢复得愈快、效果愈好，障碍也愈少，医疗费用愈低。临床医师只有经过专业的培训，才能胜任康复医疗的工作。一般要求毕业后从事临床工作 2 年以上，再接受康复医学的专门培训，掌握康复医学的理论和技术。对于进入专科的医师，可以接受专科的康复进修，对该专科的患者结合康复医疗。也可以由康复医学专业人员，在临床工作中进行专门的康复知识咨询或提供康复治疗服务。虽然主张临床医师积极开展康复医疗工作（尤其是在伤病的早期），但仍要注意保持和发展康复医学作为一个独立学科的特点及其在功能和能力恢复上的优势，积极培训康复专业人员，大力发展康复医学事业。

医疗质量高低的标志不仅在于是否安全和有效，更重要的是要能实现医疗质量的短时高效和低费用。康复医学所特有的功能训练方法，在伤病的早期介入，可以有效预防伤病可能造成的功能障碍、继发性损伤和并发症，可以缩短病患者住院治疗的时间，减少日后因功能障碍可能带来的种种问题。另外，康复医疗采用的手段多以运动、物理等非药物治疗措施，尤其是中医康复医疗，多是利用自然手段或是通过安排病患者合理的生活习惯，即综合传统中医康复和养生方法来实现患者功能的恢复。因此，康复医学是节省时间、有效和低费用的医疗服务。

主要参考文献

［1］郭铁成，黄晓琳，尤春景. 康复医学临床指南［M］. 3 版. 北京：科学出

版社，2013.

［2］黄晓琳，燕铁斌康复医学［M］. 6 版.
北京：人民卫生出版社，2018.

［3］励建安，毕胜. 物理康复治疗［M］.
北京：人民卫生出版社，2018.

［4］恽晓平. 康复疗法评定学［M］. 2 版.
北京：华夏出版社，2014.

［5］余瑾. 中西医结合康复医学［M］. 北
京：科学出版社，2017.

［6］胡幼平. 中医康复学［M］. 上海：上
海科学技术出版社，2008.

第三节　康复的基本原则

在现代康复医学实践工作中，从事
康复的专科康复医师必须掌握以下一些
基本原则。

一、明确康复的适应证和禁忌证

并不是所有的疾病都可以进行康
复治疗，也不能指望康复治疗能够解决
所有功能障碍的恢复问题。从事康复医
学的工作者，必须要很好地掌握康复适
应证。

目前，康复医学已在全国各地各级
别医疗机构中充分开展，这就为我国全
面实现康复的分级管理做好了铺垫。针
对处于疾病不同时期、具有不同严重程
度功能障碍的患者，应该由相应级别的
医疗机构提供康复治疗。我国的综合医
院主要承担急性期疾病的治疗，因此综
合医院中的康复医疗工作，必须以疾病

早期的临床康复为重点。大型综合医院
的康复科应能进行疑难、重症、复杂和
少见病的强化康复医疗。当疾病急性期
已过，或诸如帕金森病、脑瘫、慢性心
功能不全等慢性疾病的康复，更适合在
康复中心、社区康复机构、长期照顾机
构中进行康复或看护。一些虽然有一过
性功能障碍，但预计可能很快恢复的疾
病过程、不需要康复就可以自然恢复
者、不需要住院进行康复处理，应该进
行咨询和宣教，改变不恰当的生活方
式，加强预防。

在明确适应证时，还应该考虑不同
病情、不同康复机构的职责等问题。例
如对于脊髓损伤来说，完全性胸腰段脊
髓损伤患者的康复医疗目的是如何学会
轮椅上的生活自理，或者通过更先进的
康复手段，提高患者的活动能力和社会
参与能力，提高患者的生活质量，而不
是期望脊髓功能部分或完全恢复。因
此，这类患者不应该长期停留在以急性
期康复为目的的综合医院康复医学科
内，而应当尽快转到以亚急性期和恢复
期为目的的专业康复医院或康复中心
去。因此在康复医学的三级网络中，各
级应有自己特有的"适应证"。

存在以下几种情况应为康复禁忌：
第一，病情过于严重或在进行性加重，
比如深度昏迷、颅内压过高、严重精神
障碍、血压不稳定、进展性卒中；第
二，伴有严重并发症，如严重感染、急
性心肌梗死、下肢深静脉血栓形成等；
第三，存在严重的系统并发症，如失代

偿性心功能不全、心绞痛、急性肾功能不全、严重精神病等。

综上，只有患者具备了可以进行康复医疗的主、客观条件，主动性康复训练的安全性得到了保证时，才能开始实施康复医疗。康复医生不能忽视安全性考虑而蛮干，但也不应过于拘泥于过去的传统而延误最佳时机，他应该有能力使患者具备进行强化康复的条件，并确保患者的安全。即使已经进行了一段强化康复训练，一旦出现新的医学情况不稳定，无论在哪里康复都必须减量或停止。在急性期尤为重要。

二、及早开始康复处理

近年来，越来越多的循证医学证据显示，无论是神经系统疾病急性期（脑卒中、脊髓炎等）还是骨科疾病早期（骨折术后等），康复手段都应早期介入。在脑卒中的临床处理上，这种趋势非常引人注目，一旦患者病情稳定48~72小时后，即使患者仍然处于意识尚未恢复的情况下，康复性处理就应当加以考虑了。

早期康复的目的在于最大限度地保留患者尚存的功能，避免由于"制动"或"废用"造成的"废用综合征"。包括以下几个方面：第一，肌肉萎缩，据统计，卧床2周后，肢体大肌肉的横截面积将出现超过2倍标准差的改变；第二，骨质疏松，卧床数周后，骨密度仪上即可有反映；第三，神经系统功能退化，如反应时间延长、反应力度减弱；

第四，心肺功能减退，卧床2周，心功能可下降20%左右，甚至可产生直立性低血压。其他还有咀嚼吞咽功能和消化吸收功能退化、吸入性肺炎、泌尿系感染、下肢深静脉血栓形成、压疮、严重营养不良等问题，从而严重影响强化康复训练的进行。对于某些神经疾患来说，早期开展康复处理可以有效地预防痉挛和挛缩的发生和发展。例如，对于脑卒中偏瘫和脊髓损伤的截瘫来说，较长时间的卧床会产生抗重力肌的痉挛（上肢屈肌和下肢的伸肌），时间一久，相应的关节就会挛缩、畸形、固定，甚至发生异位骨化。这将会给运动功能的恢复造成极大的困难，甚至成为不可逆的状态，使运动功能的恢复变得不可能。早期开始咀嚼吞咽功能的训练，不仅可以减少吸入性肺炎的发生，还可能最大限度地保证恢复训练时机体的营养需求。因此，及早进行康复性预防及处理是一个基本的原则。但是，及早康复处理并不是盲目地越早越好，更不是不顾一切地蛮干。康复医师的一个重要职责是创造一个能够及早进行的、强化康复的条件。康复医师的基本功就应该包括有能力使患者病情稳定、制订出最适合患者目前具体情况的康复计划，并确保患者的安全。可见，尽可能早期介入康复手段，并安全实施，是强化康复医疗的重要原则。

三、预防性康复

康复医学针对的是功能障碍。预防

残疾的发生和减轻残疾的影响是康复医学的基本任务。残疾的预防分为三个水平：预防身体水平（器官和脏器水平）上的残疾属于一级预防；预防活动水平上的残疾属于二级预防；预防参与水平的残疾属于三级预防。世界卫生组织（WHO）对残疾预防的措施进行如下描述。残疾的一级预防是预防发生在身体水平上的、可能致残的疾病或伤害。例如，脑卒中患者预防复发在很大程度上就有一定一级预防的性质，需要控制各种危险因素、改变不良生活方式、提倡合理的行为及精神卫生、适当的安全考虑，否则，一旦复发，不仅原来恢复的功能可能重新丧失殆尽，而且往往比原来的病情更加严重或功能水平更加减退。残疾的二级预防是指预防发生伤病后出现活动的受限。例如，脑卒中患者没有及早进行康复治疗，肢体发生了严重的抗重力肌痉挛，进而产生了挛缩，上、下肢严重畸形，那么康复的预后较差。如果认识到这种可能的后果，及时地在早期就进行继发性残疾的预防：抗痉挛体位摆放、关节活动度内的肢体活动、早期发现痉挛肌、避免不恰当的痉挛肌训练和及早进行痉挛肌拮抗肌的训练、使痉挛肌和其拮抗肌的肌力尽可能地"平行"发展，尽可能早地从肢体联合反应或共同运动模式转向分离运动和随意运动，就会很好地预防肢体的痉挛，为患者肢体运动功能的恢复打下可靠的基础。残疾的三级预防是指预防参与正常社会生活的限制。患者通过康复训练、使用辅助功能用品（假肢、矫形器、助行器）、支持性医疗等一系列手段，恢复其参与社会活动的能力，如儿童去上学、青壮年能上班就业、老年人能生活自理，才真正达到了康复的目的。所有能够提高病患对社会参与能力影响的措施，都具有残疾三级预防的性质。

在康复医疗中，二级预防和三级预防都具有重要的临床意义。在一定程度上，它比发生了严重的残疾再去进行康复治疗有效、简单得多。从事康复医学的医师一定要具有"预防性康复"的概念和前瞻性考虑，并扎扎实实地采取切实有效的预防措施。

四、主动性康复

20 世纪 80 年代，WHO 的专家委员会在《残疾的预防和康复》中已明确指出：应当在康复技术上，强调加强主动性康复训练的方法而减少或淘汰被动性康复手段。因为后者即使有效，也效果一般。在神经科学领域，随着对神经（尤其是大脑）可塑性和神经（尤其是大脑）功能重组理论的实践和深入研究，人们已经明确了损伤后神经功能的恢复和重建在很大程度上是具有康复治疗的实践依赖性、时间依赖性和剂量依赖性的。在主动康复训练中，重要的是如何确定正确的康复方案。也就是说，康复的剂量是关键性因素。从一定意义上讲，康复方案同教学方案是一样的。"在几年级上几年级的课，不能超前也不能滞后。"能把患者的主动性最大限度地调动出来，能取得最佳功能后果的康复方案是建立在对患者本身、环境因素（包括物质、人文）的深刻理解基础之上的。而使患者能够主动地参与到康复计划的制订和实施，是康复成功的基础。早期开始主动性康复训练，并随着体力和心肺功能的逐步恢复，使恰当的训练剂量、足够的训练时间和尽可能多的训练方法相互配合，从而有可能让患者在身体水平、个体活动水平和社会参与水平上获得最大限度的恢复。

五、个体化、阶段性康复

疾病或损伤后的康复是一个相当长的过程。如脑卒中后几周之内，偏瘫患者处于软瘫期，而后肌张力逐渐增加，数周后进入痉挛期。在软瘫期千方百计刺激肌肉使其恢复收缩功能的做法，不能简单地搬到痉挛期，特别是已经产生痉挛的抗重力肌上，否则会加重痉挛，严重影响其后的功能恢复。例如在脊髓损伤或脊髓术后，在脊柱稳定性还不很强的早期不宜做脊柱承重或成角折力和扭力的康复训练，有时还必须在脊柱内固定之后再加支具的外固定。而在脊柱稳定性明显提高到可以承重、可以承受较大的折力或扭力时（往往需要 2~3 个月的时间），可能只在保留内固定的条件下就可以进行承重和承受一定折力和扭力的训练。可见，在不同的阶段必须根据具体的情况才能确定实际可能进行的康复性处理，其中安全性是第一位的，其次是功能恢复的有效性。在开展急性期或早期的康复训练时，应该首先评估康复性处理的危险性。然后对患者可能承受的康复训练的性质、强度，持续时间、频度，甚至具体的康复方法、可能出现的意外和处理意外的方法等，都应仔细写成完整的康复计划，即制订出详细的康复程序，并在康复小组中进行讨论。

一般在早期，短期康复计划需要定期制订或修订（每周 1 次）；随着患者对康复处理的产生反应，再逐步调整康复处理的性质和剂量。制订康复方案应根据患者当时的具体情况，做到因人而异、因时而异。一个康复医师的水平，主要体现在是否能够根据具体情况制订出一个实时的、功能恢复的、个体化康复计划，并确保得以实施。因此，在不同的疾病、损伤或恢复阶段，必须采用不同的康复措施。

六、康复后果的实践依赖性、时间依赖性和剂量依赖性强化康复处理

人体的任何一种生理功能都是在与自然的长期斗争中遵循"适者生存"的原则而产生和强化起来的。比如神经系统某一部分损伤后，丧失的功能如要恢复，实际上就是重新产生或强化这种功能。如果患者个体不去反复亲身实践，功能是不会"自发"地产生出来的。这种实践必须"循序渐进"，符合发育学的规律。婴儿从出生到学会走路，大致

遵循着"三翻、六坐、七滚、八爬、十个月站、十二个月走"的运动发育规律；母亲如果不给婴儿实践的机会，整天抱着婴儿，他绝不会在 12 个月时能走；反之，母亲也不可能让婴儿在 3 月龄时就练习走路。因此，要想按照患者实际尚存的功能和可能恢复的潜在能力，制订出一个恰到好处的康复程序，使患者通过反复的实践确实地获得功能的进步，就必须付出必要的时间，并且达到一定的剂量。付出的时间太少，要求的剂量太低，康复的效果就出不来；反之，时间和剂量达不到，反而会退步，甚至产生严重的并发症，使康复性活动不得不停止下来。

在时间依赖性和剂量依赖性方面，不仅有各种客观的指标（如做功量、代谢当量、心率等），还必须特别注意患者当时的自我感觉，如疲劳程度、症状和体征变化等。而且在实际运用上，特别强调患者即刻的主观感觉。强化康复是必要的，但必须以安全为前提。在能够增加时间和剂量时不增加，很难获得理想的功能后果，而且是危险的。康复医师和康复治疗师能否"恰到好处"地掌握，是考察康复医疗水平和经验的重要指标。

七、"身体—活动—参与"三个水平的全面康复

疾病治疗和康复处理的最终目的不仅仅是疾病本身的治愈和病情的稳定，更重要的是个体活动能力和社会参与能力的提高。在 WHO 颁布的"国际功能、残疾和健康分类"（ICF）中，对相应的问题做出了较全面的规定：活动能力包括学习和应用知识（看、听、学习阅读、学习写作、学习计算、解决问题）、完成一般任务和要求（从事单项任务、从事多项任务）、交流（接受口头信息进行交流、接受非语言信息进行交流、生成非言语信息、交谈）、移动（举起和搬运物体、精巧手的使用、步行、利用设备到处移动、利用交通工具、驾驶）、生活自理（盥洗自身、护理身体各部位、如厕、穿着、吃、喝、照顾个人健康）五项；参与能力包括家庭生活（获得商品和服务、准备膳食、做家务、帮助别人）、人际交往和人际关系（基本人际关系、复杂人际关系、与陌生人的关系、正式人际关系、非正式社会关系、家庭人际关系、亲密关系）、主要生活领域（非正规教育、学校教育、高等教育、有报酬的就业、基本经济交易、经济自给）、社区、社会和公民生活（社区生活、娱乐和休闲、宗教和精神性活动、人权、政治生活和公民活动）等项。可见，除了从身体的水平评定各个器官和脏器的形态和功能外，还要对个体的功能或健康的情况进行量化的评定，必须对个体的活动能力和社会的参与能力进行细致的量化评定。当我们检查康复医疗的结果时，必须以"活动"和"参与"两级的评分作为基础。也就是说，要从身体—活动—参与三个水平进行全面的康复。

主要参考文献

[1] 桑德春, 吴卫红, 刘建华. 物理疗法与作业疗法概论 [M]. 2版. 北京: 华夏出版社, 2013.

[2] 刘克敏. 物理疗法与作业疗法研究 [M]. 2版. 北京: 华夏出版社, 2012.

[3] 郭铁成, 黄晓琳, 尤春景. 康复医学临床指南 [M]. 3版. 北京: 科学出版社, 2013.

[4] 余瑾. 中西医结合康复医学 [M]. 北京: 科学出版社, 2017.

[5] 李丽, 章文春. 中国传统康复技能 [M]. 2版. 北京: 人民卫生出版社, 2018.

[6] 章文春, 郭海英. 中医养生康复学 [M]. 3版. 北京: 人民卫生出版社, 2021.

第四节 康复科相关疾病诊断思路

一、明病识证, 病证结合

"病"即疾病, 是指有特定的发病原因、发病形式、病理、发展规律和转归的一种完整过程, 如冠心病、糖尿病、类风湿关节炎等。"证"即证候, 是指在疾病发展过程中某一阶段的疾病概括, 包括病因、病位、病性以及邪正盛衰变化等病理要素的状态。病和证的关系, 表现在同一疾病可以有不同的证, 而不同的疾病又可以有相同的证, 前者称为"同病异证", 后者称为"异病同证"。辨病而施治, 是认识和解决每一个疾病的基本矛盾, 辨证而施治, 是认识和了解疾病过程中的主要矛盾。"辨证以求病机, 治病必求于本"是中医学的基本观点和特色, 中医康复医疗也充分体现了这一特色。中医治疗疾病方法的选择与应用, 离不开辨证论治。中医辨证康复观认为, 康复辨证应遵循全面分析病情, 掌握病证病机的特点, 辨病与辨证相结合的原则, 才能得出正确的辨证结果, 从而确立相应的康复目标、康复治疗原则和康复治疗疗法。这样不仅可从横向分清不同的证候类型, 还可从纵向辨别疾病不同阶段的病机变化及其临床表现。

中医康复医疗的主要特点有三: ①因人制宜, 辨证康复; ②动静结合, 功能康复; ③综合调治, 整体康复。这是根据辨证康复观、功能康复观及整体康复观提出来的。因人制宜, 辨证康复, 就是要针对不同患者的临床表现, 确定相应的康复医疗原则, 选择适当的康复方法。在中医康复学中, 这些方法多数同样适用于功能障碍的改善, 因此辨证是康复的前提和依据, 在中医康复临床过程中, 辨证包含对内在生理功能障碍的辨识, 而生理功能障碍的改善与外在形体及行为障碍的改善有因果关系。因此, 通过辨证论治改善造成各种功能障碍的内在原因, 体现了中医学"治病求本"和整体康复的原则。这是中医康复学的又一特色。中医康复学更加注重从身体的部分功能、整体功能到人的社会功能和生活质量的恢复。某些临床特殊问题对中医临床学而言，仅仅是疾病的一个部分或一个症状。而从中医康复学的有关功能障碍的角度出发，则是一个严重的临床问题。如偏瘫的痉挛、肩痛、认知障碍，以及神经源性膀胱和大肠功能障碍等，其已严重影响到患者的整体功能或整体功能的恢复。

中医康复的方法需要辨证才能正确运用，只有通过辨证，得出正确的辨证结论，确立个体化的康复目标、康复治疗原则和康复治疗疗法，才能促进康复对象全面康复。只有在辨证和辨病的基础上，对病证的病机变化掌握得更准确，并结合病史、病理过程及理化检查，才能确定相应的康复原则和适宜的康复方法。由于在辨证上具有决定性意义的症状和体征，在一个证候中本身就不多见，表现亦常不突出，在康复阶段尤其如此，而大多数疾病都有其特定的发生原因、发病机制、发展过程及转归，因此，在辨病明确的基础上进行辨证更能做到心中有数，使康复阶段的辨证不致出现失误。

因此，在中医康复学中同样必须使用明病识证、病证结合的原则，而这就涉及一个重要的临床问题：中医辨证需要准确反映功能障碍的状态，只有辨证准确才能指导康复。无论如何，功能障碍评价的原则是康复学的核心，否则治疗原则和方案难以确立，康复的效果

也难以体现。辨证康复是建立在辨证施治特点基础之上的，辨证是决定康复的前提和依据，它们在临床治疗过程中是相互联系，不可分割的两个方面，这种根据临床辨证结果确定相应康复医疗原则，并选择适当的康复方法促使患者康复的思想，在中医康复疾病诊断及治疗过程中会起到积极且理想的治疗效果。

明病识证、病证结合要求医生从整体出发，对康复对象的具体情况进行具体分析，作出相应的恰到好处的处理，它是中医辨证理论在康复临床上的具体运用。所采用的方法主要包括病同证异、康复亦异；病异证同，康复亦同及病证结合等。同一疾病由于患者体质、致病因素、季节、地区的不同，以及疾病的不同阶段等因素可以产生不同的病机变化，从而出现不同的证候。临床要辨别不同的证候，进而确定适当的康复原则，选择有效的康复方法。例如，同为偏瘫，有的表现为肝肾亏虚伴有腰酸腿软、耳鸣眩晕、舌红苔少、脉弦细等症；有的则表现为脾虚痰湿伴有形体肥胖、胸闷腹胀、食欲不振、倦怠乏力、大便溏薄、舌淡、苔白腻、脉弦滑等症。在康复治疗中，前者应以补养肝肾、疏经通络为原则，选用具有补肝肾、通经络功用的康复方法，如食疗可以山药、枸杞、瘦猪肉同煮熟常食，药疗可选用杞菊地黄汤、桑寄生、怀牛膝、鸡血藤等；后者则宜以健脾化痰、疏通经络为原则，选用具有健脾胃、化痰湿、通经络功用的康复方法，如食疗

可取薏苡仁、白扁豆、山药、胡萝卜、粳米煮粥服用，药疗可选用香砂六君子汤合礞石滚痰丸、桑枝、桂枝等。异病同证者，病虽不同，但病机变化相同，临床往往出现同样的证候。例如偏瘫和腰痛是两种不同的疾病，但都可以出现肝肾亏虚证，在康复阶段只要临床表现相同，即可采用同样的康复原则和方法，这就是病异证同，康复亦同。例如，类风湿关节炎是一种以关节滑膜为主要靶组织的慢性系统性自身免疫性结缔组织病，主要侵犯手足小关节，其他器官或组织如心、肺、神经系统等亦可受累。由于关节炎症反复发作，导致关节结构破坏、畸形和功能障碍，根据其临床表现属于中医"痹证"范畴，中医康复辨证时，一方面要重视类风湿关节炎基本的病因病机规律，即禀赋不足，正气亏虚，感受风寒湿热之邪，痹阻于骨节、经络之间，气血运行不畅，邪气稽留日久，则正虚邪恋、痰瘀互结，关节畸形；另一方面，应在详细收集四诊资料的基础上，辨清类风湿关节炎患者的主要病因、病性、病位、邪正之间的关系等，经过周密的综合分析，归纳概括为某种性质的证候。或辨证为类风湿关节炎风寒湿阻证，或类风湿关节炎风湿热郁证，或类风湿关节炎肝肾亏虚证等。临床在进行中医康复时，其西医辨病大多已经明确，故临床康复时应在辨病明确的基础上进行辨证，以制定更切合患者个体实际的个体化治疗方案，选择正确的康复治疗疗法。即在充分了解某种疾病特定的发生病因、发病机制、治疗经过和发展转归的基础上进行辨证，制定康复计划，确定治疗方案，拟定康复目标，这将会更好地取得患者和家属的合作，避免人力、物力上的浪费，并能最大限度地减少失误，取得更为满意的康复治疗效果。

二、审度病势，把握规律

中医学认为疾病有一定的传变规律和发展趋势，十分重视掌握病势，在疾病发生时就截断向恶化的转化趋势。

如中风病变化多端，起病急骤，临床表现十分复杂，并受到病程、年龄、伴发疾病等多种因素的影响，个体差异很大，因此主张在中风病发病时和急性期就进入康复治疗。又如脊柱外伤患者，在早期康复的介入时并非盲目地介入，而是要全面衡量病情，因人而异、因时而异。在脊髓损伤后2周，脊柱稳定性因创伤而遭到破坏，经手术内固定或外固定制动，虽时间尚短，但脊髓稳定性基本恢复。急性期是脊髓损伤患者神经功能恢复的最佳时期，尽管这一时期存在生命体征尚不稳定的特点，患者需要卧床和必要的制动，但这一时期也是开展早期康复的重要时期。早期的康复训练如呼吸训练、膀胱功能训练，不仅对预防早期严重并发症和稳定病情有重要意义，而且也为日后的康复打下良好基础。早期接受康复治疗的患者，在正确方法指导下进行膀胱直肠功能训练，定时排尿、排便，训练排尿、排便意识，积极预防泌尿系统的感染等，对日后生活自理均有积极影响。同时可防止关节挛缩及肌肉萎缩，也避免了畸形形成后对各种站立、行走等功能的限制。上肢及腰背肌的早期训练也为日后使用轮椅及助行器、拐杖等创造了必要的条件。在上述功能具备的情况下，患者才有可能尽量减少来自外界的照顾，达到最大程度的生活自理。

例如，中医康复学研究的中风导致的偏瘫和肢体痉挛状态的康复时机选择。脑出血患者急性期因颅内压增高和脑水肿，发病后宜静卧，积极抢救生命和预防并发症，为神经功能恢复创造条件。一般病情稳定后，即生命体征基本平稳及无明显颅内高压症状、无严重并发症，就可进行康复治疗，应先在病床上做瘫肢按摩、针刺、穴位注射和适当的功能锻炼。脑梗死患者在没有严重心肺并发症的情况下，入院后即可行康复治疗。由此可见，急性脑卒中患者治疗越早越好，包括药物治疗和康复疗法。中风病偏瘫的后果是患者肢体运动功能、日常生活能力和社会参与能力的下降，而痉挛状态是影响偏瘫侧肢体运动功能的一个因素。因此，对肢体痉挛状态的认识，应该在继承前人临床成果的基础上，进一步研究其机制。

再比如"无痰不作痫"，痰是造成痫证的中心环节，小儿癫痫的发生多为内外诸因导致痰邪上壅，闭阻心窍，内扰神明，外闭经络而致。医家强调本病治痰当先，健脾为要，以断生痰之源；

结合病因，标本兼顾，以绝顽疾病程。因而在掌握主要病机的前提下必须对具体病情具体辨析，寻求治疗的有效方药，以提高临床疗效。在临床上，必须审度病势，辨明标本虚实，把握疾病的发展规律，从改善全身情况着手，才能提高疗效。

三、审证求因，把握病机

中医审证求因的理论研究，首先涉及其概念阐释。如谢梅轩认为审证求因是一种逆向的逻辑思维，是一种执果求因之法。陶汉华等认为通过对证候的仔细观察，并结合时令气候、情志改变和体质因素的全面分析，以探究和认识疾病病因的过程，称为辨证求因，亦名审证求因。黄广平以六淫为例，阐述了"审证求因"是一种思维推理的方法，其特点是将临床表现作为原因，将病因作为结论，所以此时病因已具有病理分型的意义。"审证求因"这一观点源于《周易》的朴素系统论，是构建中医学的核心思想。它以"观物取象"进而"象以尽意"的模式凸显意象思维和类象逻辑的特色，其本质具有发生学的属性。张仲景在《伤寒杂病论》中曾说："观其脉证，知犯何逆，随证治之。"这就是审证求因的真正含义。换言之，在朴素系统论的指导下运用中医学特有的意象思维方法，如取类比象、司外揣内等，归纳出一个动态机制的抽象——病机。这一核心思想统率着中医学的阴阳、藏象、经络、治法、方药等诸方面，也规范着中医临床思维模式的属性。

基于以上论断，审症求因是指中医在整体观念的指导下探求病因，除了解发病过程中可能作为病因的客观条件外，主要以临床表现为依据，通过收集、分析病证的症状、体征来推求病因，为治疗用药提供依据，这种方法亦称"辨证求因"，为中医探究病因的主要方法，也是中医病因学的主要特点。在此过程之中应注意结合时令、情志及体质等非致病因素进行综合分析，以掌握更多的临床信息，使所求之因更客观、全面、准确。总之，审证求因是中医探求病因的主要方法，这种辨证所求之因并非真正意义上的起始病因，它早已超越了自然因素的范畴，是疾病某一阶段病理本质的高度概括，具有病因和病机的双重含义。

中医康复全面分析病情，收集符合实际的"四诊"材料，参考相关理化检查结果，取得对疾病客观情况的完整认识，将中医的整体观运用到中医康复中，不仅看到病证，还重视患者的整体和不同患者的特点，以及自然环境、社会因素对人体的影响，从整体观念出发，全面考虑问题，分析问题，抓住病机特点。

病机，即疾病的发生机制。把握病机就抓住了疾病诊疗的关键，它是将复杂多样的信息综合归类，去伪存真的过程，抓住了病机就可做到立竿见影，药到病除，是中医的精髓之所在。在对病机认识清楚的基础上，因需要进行康复治疗的疾病一般病情复杂、病程长，常多种病机并存，在针对主要病机的同时，应当是各种病机兼顾。

康复治疗时机的选择对于疾病的预后是至关重要的。中医学十分重视动静的辨证法，"动""静"的相对动态平衡是促进康复的条件。主张心神宜静、形体宜动，强调早期进行健肢和患肢的主动和被动运动，促进精气流通、气血畅达，以利气机的出入升降，加速康复。

例如，季节主令对于疾病的发生发展有极其密切的关系，这种环境因素是中医学"天人相应"整体观中的一个命题，它不是绝对的，具有相对性。"暑"作为病因，它发于夏季是完全正确的，这是它的自然属性。然而在冬季就绝对不会发生吗？如果在严寒的冬季出现了中暑的临床证候时，是不是就不能将其病因概括为"暑邪"，这显然有失偏颇，因为患者中暑的因素除了自然界的以外，还有许多环境因素和医源性因素，只要造成人体的高渗性脱水就会有类似的临床表现，有中暑的证候就可辨为暑证。这是中医临床思维审证求因的病机属性，它与暑的自然属性有联系但又有区别。因此，不能一概而论。

主要参考文献

［1］关晔. 临床康复学［M］. 北京：华夏出版社，2005.

［2］胡幼平. 中医康复学［M］. 上海：上海科学技术出版社，2008.

［3］余瑾. 中西医结合康复医学［M］. 北京：科学出版社，2017.

［4］缪鸿石. 康复医学理论与实践［M］. 上海：上海科学技术出版社，2000.

［5］恽晓平. 康复疗法评定学［M］. 2版. 北京：华夏出版社，2014.

第五节 康复治疗方法

随着医学的不断发展和拓展延伸，康复医学专业在医学中形成了一门独特学科，涉及的学科领域非常广泛，发展成为一门既是边缘学科，又是医学与社会相结合的学科。

康复适用的病症很多，包括骨科、神经系统的伤病，心肺疾病的康复，癌症、慢性疼痛的康复，精神病、感官和智力障碍的康复等。针对每种不同的疾病，也有不同的治疗方法。选择合适的方法，对症下药，方可药到病除。要想快速判断出该用何种方法治疗何种疾病，必须要做到对康复治疗相关概念、知识了如指掌，正所谓"知己知彼，方可百战百胜"。

一、康复的疗法分类

康复治疗的常用方法，包括物理治疗、作业治疗、言语治疗、文体治疗、中医传统治疗、康复工程、康复护理、社会服务。每种康复治疗方法的原理都不尽相同，具体举例说明如下：

1. 物理治疗

物理治疗主要是应用物理因子，如电、光、声、磁、水、蜡等作用于人体，并通过人体的神经、体液、内分泌等生理调节机制，来治疗和预防疾病的一种方法。

（1）电疗疗法　低频电疗法、中频电疗法、高频电疗法、电诊断等。

（2）光疗疗法　红外线疗法、可见光疗法、紫外线疗法、激光治疗。

（3）磁场疗法　静磁疗法、动磁疗法、超声波疗法。

（4）温热疗法　石蜡疗法、泥疗法、热敷疗法、沙浴疗法。

（5）冷冻疗法　低温冷冻疗法。

（6）水疗法　湿布包敷、冲洗、浸浴、水中运动等。

2. 作业治疗

主要是为了复原患者功能，有目的、有针对性地从日常生活活动、职业劳动、认知活动中选择一些作业项目，对患者进行训练以缓解症状和改善功能的一种治疗疗法。

3. 言语治疗

言语治疗主要是通过医生与患者对话，来达到治疗的目的。医生通过提高谈话技巧，对口吃、失语、发音不清、发音困难、听障患者进行语言训练的一种康复方法，尽可能恢复其说、听和语言交际能力。

4. 中医特色疗法

中医特色疗法包括针刺疗法、灸疗、推拿按摩疗法、中药熨烫疗法、中药熏蒸疗法、导引疗法等。

5. 运动疗法

运动疗法是康复治疗技术中最重要的疗法，包括应用各种形式的主动和被动活动进行具体操练，以促使患者康复的一类疗法。

二、康复适用病的分类

康复适用病有很多，大致分为五类：神经系统疾病和伤残、骨关节肌肉疾病和伤残、心血管及呼吸系统疾病、感官及智力残疾、精神类疾病，具体分类如下。

（1）神经系统疾病和伤残

①脑损伤：脑卒中（偏瘫及其他残疾）、颅脑损伤、帕金森病、儿童脑性瘫痪等。

②脊髓损伤：截瘫、四肢瘫及其他残疾等。

③周围神经疾病和损伤：脊髓灰质炎（小儿麻痹）后遗症等。

（2）骨关节肌肉疾病和伤残　包括截肢、断肢再植术后，腰腿痛及颈椎病，手外伤，各类关节炎、关节置换术后，骨折后及骨关节其他手术后，脊柱侧弯矫形等。

（3）心血管及呼吸系统疾病　包括冠心病（冠状动脉搭桥术后、急性心肌梗死后）、原发性高血压、周围血管疾病、慢性阻塞性肺部疾患等。

（4）感官及智力残疾　包括儿童听力及语言障碍等。

（5）精神类疾病　精神发育迟滞、

儿童孤独症（孤独症）、老年性痴呆等。

三、康复治疗的层次

1. 急性期患者

为预防压疮、关节挛缩、肌肉萎缩、骨质疏松等病症的发生，应住院治疗，由康复护理人员或康复治疗师，给予护理、锻炼或在体位姿势上给予指导。

2. 恢复期患者

中风、骨折、神经损伤等患者，在经临床药物或手术治疗后，即可开始有针对性的康复治疗，在治疗期间应与该科医师密切合作，互通信息，以期达到满意的治疗效果。

3. 肢体功能严重障碍者

对肢体功能严重障碍者，常需接受 3 个月以上的治疗，如中风、颅脑损伤，截肢以及脊髓损伤的患者，建议转入康复病房进行系统治疗。

四、康复治疗的注意事项

（一）康复治疗的配合要点

（1）患者在进行康复治疗时应坚持不懈，持之以恒，并与其他方治疗相互配合（如药物治疗、手术等）。

（2）患者要有乐观的精神，正确认识疾病，并树立战胜疾病的坚强信心，有与病魔斗争到底的顽强意志。

（3）患者应注意生活有规律，按时就寝，按时起床，按时康复治疗或训练，同时注意劳逸结合并保持良好的情绪，尽量避免内伤七情（喜、怒、忧、思、悲、恐、惊）对人体的刺激和外感六淫（风、寒、暑、湿、燥、火）对人体造成的伤害。

（4）饮食要科学搭配，人体需要的营养是多方面的，饮食要多样化，不可偏食。

（5）烟酒对人体有害，慢性病患者要尽量设法戒烟酒。

（6）突发病、重病、急病、外伤、出血等应及时到医院就诊以防延误病情。

（二）康复治疗的适应证和禁忌证

具体可参考以下表格（表1-1）。

五、饮食、起居和精神调养

《黄帝内经》中说："上古之人，其知道者，法于阴阳，和于术数，食饮有节，起居有常，不妄作劳，故能形与神俱，而尽终其天年，度百岁乃去。今时之人不然也，以酒为浆，以妄为常，醉以入房，以欲竭其精，以耗散其真，不知持满，不时御神，务快其心，逆于生乐，起居无节，故半百而衰也。"提出了关于调养的重要性，在临床康复工作中，更要注意患者的饮食、起居、精神的调养。

（一）饮食调养

患者的饮食分为基本饮食和治疗饮食两大类。基本饮食按照质地及烹调加工原则分为普通饮食、软食、半流质及流质四种；治疗饮食则根据不同的疾病有不同的饮食要求。下面介绍几种基本饮食。

1. 普通饮食

（1）适用对象　凡是对饮食无特殊要求或限制，体温正常，无消化道病症及没有咀嚼困难的患者均可采用。

（2）配膳原则

①必须适合身体需要的平衡膳食，以及充足的营养素。

②一般正常的食品均可采用。

③避免应用强烈辛辣刺激性的食品或调味品。

④脂肪食品、油炸食品及其他不易消化的食物应少用。

⑤烹调应多变花样，注意色、香、味以增进食欲。

⑥每日三餐，总热量为9240~10920kJ，蛋白质70~90g。

（3）常用食物及饮食举例　一般食物均可，如米饭、面条、包子、饺子、鱼、虾、腰花、牛肉、猪肉、鸡肉、鸡蛋、青菜、萝卜、番茄等。

2. 软食

（1）适用对象　腹泻、痢疾、伤寒等疾病恢复期，以及消化不良、轻微发热、口腔疾患者或咀嚼不便者和老年人、3~4岁的幼儿等。

（2）配膳原则

①食物要易于消化，便于咀嚼，因此一切食物烹调要切碎，烧烂煮软。不用油炸及粗纤维多的食物，忌用强烈辛辣的调味品。

表1-1 康复疗法的适应证和禁忌证

项目	适应证	禁忌证
PT（含运动）	脑血管意外后遗症或外周神经损伤、心肺疾患、烧伤、痴呆，以及精神障碍、运动系统功能障碍、脊髓损伤	重症、体温38℃以上、脉搏≥100次/分、收缩压≥200mmHg或舒张压≥120mmHg，1周内有心脏事件、术后未拆线、骨折未愈合、剧痛
中频脉冲	慢性运动系统炎症、颈椎病、腰椎增生胃肠动力低下、面神经炎、肌萎缩、瘫痪	恶性肿瘤、急性炎症、出血倾向、局部金属异物、心脏区域、孕妇下腹
超短波	皮肤感染、呼吸系统炎症、泌尿以及妇科炎症、慢性运动系炎症、神经炎、神经痛、急性肾衰	恶性肿瘤出血倾向局部金属异物心起搏器、妊娠、活动结核
蜡疗	慢性运动系统炎症、颈椎病、腰椎增生、关节僵硬挛缩与痉挛	高热昏迷、炎症早期、风湿活动期、结核、恶性肿瘤、出血倾向、开放性创伤、孕妇腹部、石蜡过敏
推拿	运动系统慢性炎症及损伤、颈椎腰椎病、神经衰弱、脑血管、意外瘫痪、周围神经损伤、脊髓炎	皮肤感染、出血倾向、孕妇
普通针刺	瘫痪、颈肩腰腿痛、神经系统疾病、内分泌调节紊乱、面瘫、消化系统疾病、失眠、昏迷、VPS状态	出血倾向、孕妇下腹部
电针	瘫痪、颈肩腰腿痛、神经系统疾病、内分泌紊乱、消化系统疾病、昏迷以及VPS状态、肌萎缩	体内金属异物、3日内发生的面瘫、心脏起搏器、孕妇下腹
减重支持	瘫痪、运动系统功能障碍	运动系统损伤急性期、严重的体位性低血压、重症患者、胸廓脊柱病变
关节松动训练	关节功能障碍、关节软组织粘连挛缩	关节活动已过度、关节的急性炎症期未愈合的骨折、恶性疾病
作业疗法	脑萎缩痴呆、脑血管意外后遗症、脑外伤、其他引起认知障碍的脑损伤	疾病进展期、体力难以耐受、意识障碍、无训练动机甚至拒绝训练
红外线	亚急性及慢性损伤、无菌性炎症、热效应作用深度1cm，改善循环、镇痛	出血倾向、高热、活动性结核、心脏失代偿期
紫外线	皮肤感染、内科免疫调节、钙缺乏性疾病、神经炎、皮肤病	心力衰竭、心肌炎、肾炎、尿毒症、活动性结核、光敏、着色性干皮病、传染病、肿瘤部位
中药熏蒸	骨关节疼痛、皮肤病等	高血压3级、心脏病、重度贫血、精神病、青光眼、饭前或饭后半小时以内、妊娠、急性传染病

②长期采用软食者，所用蔬菜都是切碎煮软，维生素损失较多，故要注意补充，如多用维生素C含量丰富的食物，包括鲜番茄汁、鲜果汁、菜水等。

③营养素含量不低于普通饮食，饮食鲜美可口，一日三餐，条件许可时，下午增加一餐点心。

（3）常用食物及饮食举例　软食可采用米饭、小米粥、面条、面片、馒头、包子、饺子、鱼、虾、腰花、牛肉、猪肉、羊肉、鸡肉、豆腐、豆腐干、粉丝、土豆、花菜、青菜等。

3. 半流质饮食

（1）适用对象　中等发热、身体较弱、不便咀嚼或吞咽大块食物有困难者、施行手术后或刚分娩后的产妇及有消化道疾患的患者等。

（2）配膳原则

①食物应极软，易于消化，易于咀嚼及吞咽，呈半流动液体的食物。

②少食多餐，通常为每2~3小时进餐1次，每天5~6次。其热量在6300~8400kJ之间，蛋白质应达到50~70g。

③如有消化道出血的患者，应采用少渣半流质，伤寒、痢疾患者的饮食不能给纤维多及易胀气的食物，如蔬菜、生水果等，痢疾患者不能给牛奶及过甜胀气的食品。

④禁用食物，如油脂多成油煎炸的食物、粗纤维食物（如芹菜、韭菜、大蒜、藕等）及辛辣调味品。

（3）常用食物及饮食举例　半流质

饮食可采用大米粥、碎肉末、枣泥粥、鱼生粥、鸡蓉粥、瘦肉类及鸡、鸭、鱼、虾、内脏、煮蛋、牛奶、炼乳、奶酪、豆浆、豆腐脑、苹果、碎叶菜、煮烂瓜果等。

4. 流质饮食

（1）适用对象　适用于急性感染、高热、口腔咽部吞咽困难、急性消化道溃疡或炎症、大手术后及腹部手术后的患者和重危患者等。

（2）配膳原则

①食物呈液体或在口中溶化为液体者。

②少食多餐，每2~3小时供应1次，每日6~7次。

③腹部手术者及痢疾患者，为避免胀气不给牛奶、豆浆及过甜的液体。

④凡用鼻管喂入的流质，忌用蛋花汤、浓米汤，以免管道堵塞。

（3）常用食物及饮食举例　流质饮食可采用米汤、芝麻糊、枣泥糊、排骨汤、鸡汤、番茄汁、豆浆、绿豆汤、牛奶、果汁、菜汤等。

5. 低盐饮食

对心力衰竭、肾炎伴有水肿、高血压、妊娠高血压综合征、肝硬化腹水及其他各种水肿或伴有腹水的患者均应采用低盐饮食。

在普通伙食中限制食盐用量，一般低盐饮食全天烹调用食盐量不应超过2~3g（或酱油10~15ml）。咸菜、泡菜、咸鸡蛋、松花蛋、海味、咸面包、腐乳、咸鱼、挂面等均加入程度不等的盐，应慎食或忌食。病情严重时则应采用无盐饮食，无盐饮食指的是烹调时完全不加盐或酱油，要求膳食中全天含钠量不超过 500mg。

6. 低脂饮食

冠心病、动脉粥样硬化、高脂血症、胆囊炎、胆结石、胰腺炎、肾病综合征、慢性肝病、糖尿病等疾病患者应采用低脂饮食。低脂饮食包括低脂肪饮食和低胆固醇饮食。低脂肪饮食要求控制膳食中的脂肪供给量，每日食物中含脂肪和烹调用油不超过 20~30g，烹调方法不用煎、炸，以清蒸为主。可选用脱脂奶，肉汤去油，忌用油脂糕饼、奶油糖果、果仁等。低胆固醇饮食要求限制胆固醇每天在 200~300mg，膳食以大米、小麦、蔬菜、水果为主，辅以少量脱脂奶、鸭肉、大黄鱼、草鱼、瘦肉和豆制品等胆固醇较低的食物，禁用蛋黄、蟹黄、动物肝脏、肾脏（腰花）、骨髓、鱼、肥肉等含胆固醇高的食物。烹调用植物油，长期采用低脂饮食，应考虑补充浓缩鱼肝油。

7. 高热量高蛋白饮食

营养不良、消瘦者和慢性肝病、肝硬化、各种慢性消耗性疾病（如肺结核、肿瘤患者）手术前后和病后恢复期患者、甲亢患者、血浆蛋白低下的患者、烫伤烧伤患者，以及孕妇、乳母等均应采用高热量高蛋白饮食。

在普通饮食或软食的基础上增加高蛋白和高糖饮食。膳食中蛋白质的供给量在每天 1.5g/kg 以上，尽可能采用质量好的蛋白质，如鱼松、牛乳粉、鸡、猪肝、瘦牛肉、猪心、鸡肝、带鱼、黄豆及豆制品。

8. 高热量优质低蛋白饮食

对慢性肾炎、尿毒症患者和肝脏功能严重损害伴有肝性脑病倾向者宜采用高热量、优质低蛋白饮食。除一日三餐基本饮食以外，还应在下午或晚 8 时各加点心 1 次，以增加热量。

9. 特殊食物

（1）高钾食物　干蘑菇、莲子、青椒、豆腐皮、榨菜、花生、葵花籽。

（2）低钾食物　藕粉、猪血、鸡蛋、南瓜、苹果、大米、豆腐、西瓜、粉丝。

（3）高钙食物　海带、虾米、芝麻、黄豆、紫菜、木耳。

（4）低钙食物　凉粉、茭白、牛肉、鸡肉、带鱼。

（5）高磷食物　核桃、猪肝、虾、瘦肉、鸡蛋黄、黄鱼、鸡、瘦猪肉、带鱼。

（6）低磷食物　豆油、冬瓜、猪排骨、鸡蛋、苹果、番茄。

（7）高铁食物　动物肝脏、猪肉、牛肉、羊肉、动物血、黑木耳、海带、黄豆、芹菜。

（8）高碘食物：海带、紫菜、发菜、海参、黄花鱼。

（9）高锌食物　牡蛎、鲜鱼、瘦猪肉、动物肝脏、蛋类、大白菜、黄豆、白萝卜。

（10）高硒食物　猪腰花、蛋类、

小虾、动物肝脏、整粒谷类。

（11）高纤维素食物　黄豆、蚕豆、绿豆、黄豆芽、芝麻、鸭梨、花生、豆角、韭菜、洋葱。

（12）高嘌呤食物　沙丁鱼、肝、鸽子、鲜鱼、火腿、肉、花生、大豆。

（13）低嘌呤食物　水果、番茄、黄瓜、小白菜、牛奶、胡萝卜。

（二）精神的调养

身体健康与精神健康关系密切，《黄帝内经》多次明确提出"心者，五脏六腑之主也……故悲哀愁忧则动，动心则五脏六腑皆摇""夫百病之始生也，皆生于风雨、寒暑、阴阳、喜怒、饮食、居处"等。希波克拉底也注意到，暗示、情绪和人的气质类型对健康和疾病的影响。其后，许多医学家都有心身相互影响、心身是统一的论述。随着社会的发展，生活节奏加快，竞争意识增强，人们的心理负荷日益加重。对康复患者实施精神调护，可以舒缓压力，促进康复。

1.恬淡虚无，精神内守

恬淡虚无，主要是摒除杂念，保持心态安闲清静，防止情绪躁动，使精神情志活动保持淡泊宁静的状态。精神内守，指精神静谧，守持于内，做到少思寡欲，心神宁静，精神充沛，动作不衰，避免精气散越耗伤，以抗邪防病。

2.静中寓动，神用有节

静则养神，动则用神。静以养神可以保持精神饱满，生机勃勃，最终目的仍然是为了更好地用神。如果养而不用，精神得不到锻炼，日久也会神思呆钝，散而不收。静与动、养与用，两者相辅相成。静而不散，动而中节，动静结合，适度用神是养生的重要方法。合理适度用神，不仅能增强记忆力，保持旺盛的精力，维持心神生机勃勃的状态，而且能促进气血畅达，有助于脏腑功能协调。

3.动形怡神，形与神俱

《素问·上古天真论》指出："食饮有节，起居有常，不妄作劳，故能形与神具，而尽终其天年。"精神的安定饱满依赖于脏腑功能的协调，气血津液充盈和畅，所以生活起居规律，调节饮食营养，注重劳逸结合，保证身体健康，精神才能健旺。

形体的运动与精神的怡养是养生的两个重要方面，两者结合可以相互为用。四肢的运动可舒展气机，调畅血行，通利脏腑，促进脾胃运化，缓解精神紧张，消除不良情绪。许多传统的锻炼方法，如太极拳、太极剑、八段锦等，均能赏心悦目、怡情养性、陶冶情操、调神健身，达到形神共养、形与神俱的养生目的。

4.顺应自然，四气调神

依据"天人相应"的养生原则，中医学制定了顺应自然，四气调神的养生方法，即顺应四季变化，调节精神活动，以更好地适应四时气候的变化，达到人与自然的和谐。

（1）春日宜精神舒畅　春三月主

生，阳气升发，气候温暖。万物复苏，生机盎然。精神情志活动应顺其生生之性，保持情志舒展条达，乐观恬愉。可以漫步庭院，观赏花木，以畅生气；或走出家门，春游踏青，园亭楼阁虚敞之处，放意登眺，以快其意。

（2）夏日宜精神饱满　夏三月主长，阳气最盛，气候炎热。万物蕃秀，开花结果。精神情志活动应顺应自然繁茂之势，不要厌恶夏日气候炎热，保持精神饱满充实，豁达开朗，情绪外向，对外界事物充满热情，使阳气通达宣畅。夏日炎炎，令人心烦，故应宁心静神、戒除悔怒，可以调息净心，所谓心静自然凉。

（3）秋日宜精神安宁　秋三月主收，阳气渐收，阴气渐长，气候凉爽。肃杀之气降临，万物之容平定，景物萧条。这时人的精神、情志活动也应随之收敛安宁，不宜轻易波动，要保持精神上的安定、宁静。

（4）冬日宜精神内敛　冬三月主藏，阳气潜藏，寒气凛冽，气候寒冷，万物生机闭藏潜伏。所以，人的精神、情志活动也要顺其时，使神气内敛，志意内守，像有私意存于心中不欲吐露一样，避免过度用神使阳气轻易耗泄。

顺应四时春生、夏长、秋收、冬藏的自然规律，调节精神活动，可以达到形体功能与精神活动的和谐统一，以及内外环境的相互协调。

（三）康复的临床护理

辨证施护是中医护理学的特点之一，中医康复学常用的辨证方法是在八纲辨证的基础上，采用气血津液辨证和脏腑辨证的方法，以确定证候，采取恰当的方法施护。传统康复护理的方法，除遵循一般住院患者的一般护理方法以外，还应在起居护理、饮食护理、心理护理以及运动护理方面突出康复期护理特点。

主要参考文献

［1］王瑞辉，冯晓东. 中医康复学［M］. 北京：中国中医药出版社，2017.

［2］胡幼平. 中医康复学［M］. 上海：上海科学技术出版社，2008.

［3］燕铁斌. 物理治疗学［M］. 3版. 北京：人民卫生出版社，2018.

［4］余瑾. 中西医结合康复医学［M］. 北京：科学出版社，2017.

［5］李丽，章文春. 中国传统康复技能［M］. 2版. 北京：人民卫生出版社，2018.

［6］方磊. 中医康复治疗学［M］. 北京：中国中医药出版社，2022.

第二章　国内外研究现状及前景

康复医学是医学一个新分支的学科，是一门有关促进残疾人及患者康复的医学学科，具体而言，康复医学是为了康复的目的而应用有关功能障碍的预防、诊断和评估、治疗、训练和处理的一门医学学科，通过综合，协调地运用各种措施，消除或减轻患者及伤残者的身心、社会功能障碍，使患者身体达到或保持正常或最佳的功能水平。在现代医学体系中，已经把预防、医疗、康复相互联系，组成一个统一体。

现代康复医学是近半个世纪以来蓬勃发展起来的，它的发展是人类医学事业发展的必然趋势，也是现代科学技术进步的结果。20 世纪 80 年代康复医学引入我国并逐渐受到重视，中医学以其为比照，整合自身优势和特色逐步建立起中医康复学科。主要涉及利用物理因子和方法（包括电、光、热、声、机械设备和主动活动）以诊断、治疗和预防残疾和疾病，研究使病、伤、残者在体格上、精神上、社会上、职业上得到康复，消除或减轻功能障碍，帮助他们发挥身体残留功能，恢复其生活能力，工作能力以重新回归社会。

中医康复医疗虽然作为独立学科起步较晚，但自古即在我国传统医疗实践中存在，主要有针灸、按摩、导引、整脊等，其历经数千年的积累和发展，日臻丰富和完善，形成了自身独特的理论体系和内容特征。在我国的各个康复医学科中大多能看到中西医结合治疗。

第一节　研究现状

美国脑瘫专科学院在对脑瘫儿童和青少年的康复研究中，证明动机的激励作用对康复起到了促进作用。对脑卒中患者的康复研究中发现，脑卒中后患者神经元细胞突触兴奋性降低、神经元细胞突触异常的连接等阻碍了脑卒中患者的恢复，经颅直流电刺激治疗可以抵消这些对神经生理学变化的负面影响，从而实现脑卒中患者的理想康复效果。

美国康复医学的研究注重临床医学与心理学、运动科学等其他众多相关学科结合运用，以提高患者康复治疗的效果，同时对不同群体的康复有区别研究的趋势，尤其关注老年性疾病的康复研究。美国物理医学与康复杂志和欧洲物理和康复医学杂志合作，共同编制的病例报告（CRS）描述了各种疾病、并发症、治疗方案以及治疗药物可能的潜在用途以及副作用等已作为一种培训学生所需的专业技能的必修教材。

欧洲康复医学是朝着一体化方向发展，"临床康复"正在成为欧洲康复医学发展的主流。西班牙学者 Varela-Donoso E 发现，一个配备 PRM（风险管理师）专家的跨学科团队分不同阶段长期跟踪随访治疗获得性脑损伤（ABI）可达到最佳康复效果；德国学者 Rauch B 在其研究中提到，急性心肌梗死后短期全面的心脏康复治疗可以降低一半的死亡率；法国学者 Krasny-Pacini A 提出了通过分析目标实现程度（GAS）并依据分析结果制定各阶段相应的康复治疗方案可以得到更理想的康复效果。

在日本，康复医学主要对象为慢性病患者及伤残者，强调身体功能康复与心理和精神的康复并重，不仅要保存伤残者的生命，而且还要尽量恢复其功能，提高生活质量。

近年来，随着中国高速工业化、城镇化的发展，加之中国快速人口老龄化以及工伤事故、交通事故的增多等因素给康复医学带来了巨大契机和新的要求，促进了当下康复医学与护理的迅猛发展。因此，我国关于康复医学与护理的相关研究和实践也越来越多。我国康复医学起步晚、水平低，但中西医结合使之富含东方医学色彩，有很大潜力和发展空间，已形成一定的体系。中国目前采用的康复模式是以临床康复医学模式为主，以专业康复机构为骨干、社区为基础、家庭为依托，开展康复医疗、功能训练、心理辅导、知识普及和咨询等康复服务。但是这种服务模式目前所能提供的康复服务能力和社会的多样化需求存在较大差距，如专业技术人才匮乏，康复医学的技术水平不高，学科认识不足等问题急需解决。

主要参考文献

［1］郭海英，朱震. 中医康复学［M］. 北京：中国中医药出版社，2022

［2］励建安，江钟立. 康复医学［M］. 3 版. 北京：科学出版社，2020.

［3］陆建霞，苏红，刘洁. 康复心理学［M］. 武汉：华中科技大学出版社，2020.

［4］赵桂花. 康复护理［M］. 武汉：华中科技大学出版社，2022.

［5］章文春，郭海英. 中医养生康复学［M］. 3 版. 北京：人民卫生出版社，2021.

第二节 康复医学的问题与对策

一、存在问题

（一）学科认识不足，临床机构建设不到位

1. 康复意识薄弱

由于许多医务人员对康复医学缺乏全面深刻的理解，康复意识淡漠，观念落后，认为康复就是理疗、按摩、针灸，康复就是疗养，因而许多有康复适应证的患者没有被及时转入康复治疗，使他们失去了最佳的康复时机。

2. 康复观念偏误

有些医生重临床轻康复，以治疗代康复，结果使临床医疗与康复医疗脱节，增加了患者的致残率，如瘫痪患者长期卧床，由于制动导致关节挛缩、变形、足下垂、肩关节半脱位，造成继发性残疾，若康复医疗能早期介入，就可有效地减少并发症，促进功能的恢复。

还有少数医务工作者误认为康复中心就是"收容病院"，康复医学就是"临终医学"，将一些无康复意义的患者推给康复部门。反而使相当数量的真正需要康复的患者得不到有效的康复治疗，造成终身残疾，给家庭和社会带来更大的负担。

（二）学科发展不平衡，定位不准确

1. 发展不平衡

总的趋势是城镇医院比山区农村医院好，经济发达地区比经济状况欠佳的地区好。至于整个康复工程、社会义工等方面，尚未起步。

2. 定位不准确

由于对康复医学的认识不到位而导致对康复医学专科建设出现偏差，认为康复既不挣钱又浪费财力、人力，不如介入、微创等专业收效快。所以，康复医学科在医院得不到重视，成为"弱势专科"。

3. 学科人才缺乏

尽管有不少地方在开展不同层次的康复医学教育，但康复技术人才仍然缺乏，严重制约康复学发展的瓶颈。虽然康复学科在不断发展，但是人才缺口问题十分突出。

二、应对策略

（一）更新观念，坚持预防为主，医教研并进

康复医学是现代医学的必要组成部分，它不是临床医疗的延续，也不是临床医疗工作的重复。康复医疗应贯穿于疾病的整个救治过程中。早期康复、全面康复是康复医学遵循的基本指导思想。坚持预防为主，综合应用临床医疗及专业的康复技术，进行功能评估、功能训练、功能的补偿和代替，才能真正预防和减轻残疾者的功能障碍。

对目前各医院"康复科"的观念要更新，理疗科不等于康复医学科，有些医院的康复医学科主要以理疗为主，没有康复评估室及评估的基本器具或康复评估标准，缺乏PT、OT语言矫治（ST）设施和专用房间。康复医学的侧重点应放在康复评估PT、OT、ST等方面的建设上，不能把理疗、体疗与现代康复医学等同起来。它们只是康复医学的一个组成部分。

目前，不少疾病的康复治疗效果并不是很理想，所以应强调医疗与科研并进，科研促进医疗水平的提高，医疗难点、疑点、盲点正是科研的着眼点，攻克了这些难点，医疗就提高到了一个新

的水平。

（二）把握学科发展方向，结合医院特色，发展学科

在医学高度发达的今天，人均寿命显著提高，人类社会逐步向老龄化社会过渡。人类的主要死因是心、脑血管疾病，以及癌症、外伤等。这些患者除急性期死亡外，绝大部分可以存活相当长时间。结合上述情况，康复医学的建设和发展应着手解决以上疾病及社会老龄化带来的各种功能障碍。

随着康复服务对象由残疾人扩展到有功能障碍的多种患者，康复医学与临床结合日趋紧密，目前，综合性医院都设置康复医学科，真正体现了现代医学多学科相互交融发展的特征。发展康复医学中心，应结合综合医院的医疗特点及医院特色专科，有侧重、有针对性地发展，形成与医院相关联的特色康复医疗。

（三）根据康复医学的特点，进行建设与管理

1. 理顺管理体制

目前，医院康复医学科的设置大体上有三种形式：一是属于临床科室，设有病床，属于大内科领导；二是没有设置病床，等同于一个医技科室，由门诊部领导；三是既有病床又有门诊，直属医院领导临床科室。实践证明，第三种形式较妥，有利于学科的建设与发展。在科主任领导下，以康复医师为

中坚力量，由临床医师（中西医结合医师）、康复护师（士）、运动治疗师（士）、作业治疗师（士）、语言治疗师（士）、心理治疗师（士）组成的专业队伍，拟定康复计划，对患者进行治疗和评估。

2. 建立健全康复治疗室

康复治疗室是实施康复治疗的场所，其中运动治疗室、作业治疗室、物理治疗室和康复功能评定室是康复医疗的核心，故应重点建设好这些治疗室。

3. 康复医学专业范围的拓展

医院康复医学科室的专业范围，不应该只是局限在"三瘫"、创伤康复的层面，而应该向医院各个临床专业延伸，如心力衰竭、心肌梗死等内科疾病的康复，癌症患者的康复、精神及心理康复等多学科、多专业、全方位地开展康复治疗以及对各种疾病的康复早期介入，方能显示康复医学的临床活力。

4. 发展康复教育、培养康复专业人才

康复医学的发展，归根结底是人才综合素质的提高。人才是第一位的因素。在国外康复医学较为发达的国家，康复从业人员必须经过严格而专业的培训。可采取了以下措施。①来源于医科大学毕业生：目前，全国多所医科大学把康复医学作为医学生的必修课，可从这些院校中接纳人才。②接纳中等专业学校毕业生：从有康复专业的中等专科学校，招聘康复医学专业学员。③"转

业"培训：对新毕业的医师经过两三年的临床实践后，再送出去系统地学习康复理论和技术，也是一种很好的方式。

主要参考文献

［1］郭海英，朱震．中医康复学［M］．北京：中国中医药出版社，2022．

［2］励建安，江钟立．康复医学［M］．3版．北京：科学出版社，2020．

［3］吴庆连．康复医学科管理规范与操作常规［M］．北京：中国协和医科大学出版社，2018．

［4］席家宁，周明成．康复机构管理指南［M］．北京：人民卫生出版社，2023．

［5］席家宁，姜宏英．呼吸康复指南：评估、策略和管理［M］．5版．北京：北京科学技术出版社，2020．

第三节　康复医学的发展前景与思考

一、康复机构专业分化

康复机构是经卫生部门批准成立，集医疗、预防、康体保健、康复、教学于一体的现代化中西医结合的卫生机构。以某一类疾病或某一系统疾病的康复为特色，设置如妇科健康中心、男性健康中心、泌尿生殖康复中心、不孕不育康复中心、肝病康复中心、耳鼻喉健康中心、康复理疗中心、皮肤病康复中心等特色治疗中心等，其特点是具有康

复技术优势。

二、促进康复医学发展的因素

1. 服务对象的扩展

康复医学服务对象，从历史发展阶段看，有三个不同时期：康复医学发展初期，其服务对象主要是针对战伤、车祸、意外事件导致残疾和先天性缺陷或后天性功能障碍残疾者；康复医学发展近期，随着社会需求发展，扩展为久治不愈慢性病、生活方式病、中老年病、心理精神障碍患者等；康复医学发展远期，同样是因为社会需求发展，将扩展到城市社区、老年人以及占社会人群总数70%的亚健康群体。亚健康状态评估、康复医疗与康复调理，将对疾病预防和提高全民族健康素质有重要指导意义。

2. 康复服务社会化

根据《国务院关于发展城市社区卫生服务的指导意见》要求，"社区卫生服务要以社区、家庭和居民为服务对象，以妇女、儿童、老年人、慢性病患者、残疾人、贫困居民等为服务重点，以主动服务、上门服务为主，开展健康教育、预防、保健、康复、计划生育技术服务和一般常见病、多发病诊疗"等全方位社会化医疗服务。为老百姓提供更加全面基础的医疗保健服务。

社区康复医疗工作对象，除了残疾者，更多的还是心血管疾病、脑血管疾病、高血压、糖尿病、慢性阻塞性肺疾病、癌症患者以及其他老年病患者等。

3. 康复医疗价值观

目前人类死因主要是心肌梗死、脑血管意外、癌症和创伤。除急性死亡外，大部分患者可以存活。而提高这些存活患者的生活质量，就有赖于康复医学发展。近代医学研究表明，积极进行康复治疗可以明显延长患者寿命，降低死亡率36.8%。

在脑血管意外存活患者中，积极康复治疗可使90%患者重新获得行走和生活自理能力，30%患者恢复工作。不进行康复治疗，上述两方面恢复者仅为6%和5%。

在癌症患者中，据统计40%患者可治愈，60%患者可存活15年。癌症患者需要在手术、放化疗之后，诸如慢性疼痛、身体衰竭、放化疗反应等，给予心理、整形、作业和物理治疗等康复措施，以减轻家庭和社会负担。

4. 高新科技的应用

在未来康复医学中，由于人类寿命延长和生命质量提高，有赖于医学科学和技术整体水平的提高，所以人类对高新技术的应用则有更多期盼。人类希望应用最新前沿技术对影响生活质量的骨关节病、精神心理疾病，以及亚健康状态防治等，提供更多实用的康复手段和解决办法。

在医学领域里引进和采用更多新技术，对传统康复医学思维和工作方式，提出挑战。比如采用生物反馈技术、全新数字摄影技术、生物芯片技术、生物传感技术、微电子脉冲技术，以及分子设计和模拟技术等，将促进生物能量信息技术成熟，作为整合医学的重要技巧。随着医疗科技的整合实践，人类将获得集成度高、运行速度快、成本低、方式方法多样的更多智能系统。

三、康复医学的发展趋势

1. 老年康复

社会人口老龄化促使老年康复学，尤其老年神经康复学将成为康复医学研究的重点，老年患者中约有50%需要康复医学服务。此外，由于疾病谱的变化，慢性病的问题将更加突出，需要进行康复治疗的慢性病所致功能障碍者也在逐渐增多。

2. 中医康复医学向社区康复及基层康复发展

许多功能障碍的患者并不需要长期专科病房住院治疗，社区康复和基层康复不仅能够满足患者回归家庭和社会的需要，也能够进一步改善患者的身体功能状况，提高患者的日常生活能力。因此，中医康复医学向社区康复及基层康复推广是必然趋势。同时，中医康复疗法具有"简便廉验，易于推广"的特征，因此更适应开展社区康复的需要。

3. 中医康复医学应认真贯彻预防为主的方针

"治未病"的康复预防观是中医康复医学的优势，也是中医康复医学今后的主要发展方向。我国卫生工作主张"预防为主"的政策，目前中医界掀起一股"治未病"的热潮；作为中医学分支学科的中医康复医学可乘势发展，在保障人民身心健康方面发挥巨大作用。

4. 与其他学科的相互渗透

康复医学将参与保健学、预防医学及其他与之有关学科相互渗透，用它特有的关于整体功能的理论和功能评估与训练的方法，形成新的康复保健学科。如康复运动保健学、职业康复医学等，有助于指导和支持全民保健。康复治疗本身是对残疾的二级、三级预防，以保存功能、挽救功能、恢复和发展功能为目标的康复医学，将充分体现其预防性的内涵，发挥残疾预防的作用，预防性康复学将有长足的发展。

5. 康复服务人性化

康复医学服务人性化内容包括以患为尊，从提高患者机体质量出发，改善生存质量，提高生活质量，实施个性化全程康复追踪服务和管理。康复医学涉及危重医学、临床治疗、临终关怀，还要担负社会责任，关注伦理、自律，坚决贯彻"知情同意"和"知情选择"原则，在保护个人权益和隐私方面，康复医学应该成为表率。

我国传统康复医学，以人与自然、社会与环境和谐统一、协调发展为主线，研究生命健康和疾病，重视人文因素，全面考虑预防、预测和个体化医疗服务。

6. 康复预防优先化

医学任务，将从"防病治病"为主，逐步转向"增进健康、提高生命质量"之发展，整个社会卫生资源配置，将重点分为两级：即社区医学服务与医学研究中心服务。

未来康复医学，康复预防将占主导地位，那时人们不只是进行被动康复评估与康复医疗，而是将康复医疗资源用于康复预防。未来康复预防体系，将运用医学最新成就研究人体形态结构与功能调控之间的关系，研究开发人体与生俱来的"天然自愈力"和"潜在功能"，开发人体功能辅助装置和系统服务装置，从而调动人体的主动康复行为。

主要参考文献

[1] 王辰，赵红梅. 呼吸疾病康复指南 [M]. 北京：人民卫生出版社，2021.

[2] 刘西花，李晓旭，刘娇娇. 心肺康复 [M]. 山东：山东科学技术出版社，2019.

[3] 闫万军. 慢性病的运动康复指南 [M]. 延吉市：延边大学出版社，2012.

[4] 蔡斌，戴闽，张新涛. Hoppenfeld 骨折治疗与康复 [M]. 2版. 北京：人民卫生出版社，2023.

[5] 燕铁斌. 神经康复技术 [M]. 北京：电子工业出版社，2019.

第三章 中医康复学

从历史来看，中医学最早使用了"康复"一词。据《尔雅·释话》："康，安也"；《尔雅·释言》："复，返也"。说明康复有恢复平安或健康之义。古代医籍中的"康复"的含义主要有以下几种。①指疾病的治愈和恢复。②指精神情志的康复。③指正气的复原。笔者认为，中医康复医学是在中医药理论体系指导下运用中药以及其他多种方法和手段对伤病残者、慢性病、老年病和急性病恢复期，通过积极的康复措施，使身体功能和精神情志尽量恢复到原来状态的综合性学科。关中医康复医疗的内容可散见于大量的中医文献中，并在历代医家的不断努力下，中医康复医疗的方法得以不断发展和补充，中医康复学的内容也得以不断完善。

第一节 中医康复的基本观点

中医康复学是在中医学理论指导下，研究康复医学基本理论、医疗方法及其应用的一门学科，康复理论在中医基础理论的基础上，又有自身的特点。总结起来，主要有以下基本观点。

一、功能康复观

中医古籍文献中，早有关于"康复"的记载，但在具体含义上则与现代意义上的"康复"有所区别。《素问·五常政大论》就曾提出，对于"久病"而"不康"者，应"养而和之……待其来复"。后世已降，明确使用"康复"一词者，不乏其人。如《宋朝事实类苑》言："仁宗服药……圣体康复"；明代龚廷贤治疗一老人，使之"康复如初"（《万病回春》）等等。总结而言，中医古籍文献中"康复"的概念主要是指使患者恢复健康的意思。

其实，虽然中医康复学的医疗实践历史悠久，并且具有独特的理论基础、丰富的康复方法和广泛的适用范围，但在现代康复学概念形成之前，中医康复学并没有形成明确的概念和系统的学科体系。20世纪80年代，西方现代康复医学理论、技术和经验的大量引进，现代康复医学学科在我国的基本确立，中医才开始系统发掘、整理和研究中国传统的康复医学理论、技术和治疗方法，逐渐形成中医康复的基本概念：康复，是指采用精神调节、合理饮食、体育锻炼、针灸推拿、服用药物以及沐浴、娱乐等各种措施，对先天或后天各种因素造成的机体功能衰退或障碍进行恢复，达到提高或改善病残者生命质量的目的。

所以，功能康复观是中医康复的最基本观点。所谓功能康复观，是指注重功能训练、运动形体，促使精气流通，不仅使患者具体的脏腑组织恢复生理功能，更重视促使患者恢复日常生活、社会生活和职业工作能力的思想。所谓恢复功能，不仅指促进恢复相关脏腑组织的生理功能，更为重要的是指恢复患者正常生活与工作的能力，尽量达到生理、心理、智能等方面能够满足个人生活、家庭和社会生活以及职业劳动的需求。在功能康复过程中，还应考虑年龄、职业以及患者身体的具体情况，采取综合调理的康复医疗措施进行功能训练，保存和恢复其身体运动、感知、言语交流、生活和职业等方面的功能。

二、整体康复观

整体康复观是建立在中医学整体观基础之上的，中医整体观认为，人体是一个有机的整体，是由脏腑、经络、肢体等组织器官所构成，任何一种组织器官都不是孤立存在的，脏腑之间、经络之间、脏腑经络与肢体之间都存在着生理功能或结构上的多种联系，并认为人体形体的伤残或者功能障碍能够影响精神情绪的变化，精神情绪的状态亦可影响形体康复的效果。同时，中医整体观认为，人体与自然环境、社会因素之间也有着密切的关系。因此，在康复过程中，对局部的功能障碍也应从整体出发，并注意形神共康复，同时考虑人体与自然、社会的关系。具体来讲，整体康复观主要包括以下三方面内容，即形体康复与精神康复相统一、人体康复与自然环境相统一、人体康复与社会环境相统一。

（一）形体康复与精神康复相统一

形体与精神之间是相互联系相互制约的，健全的形体是精神充沛的物质保证，乐观舒畅的精神状态又是形体强健的根本条件。形体与精神之间这种相互统一的关系是生命存在的重要保证，这种关系若被破坏，就会导致疾病，甚至危及性命。故《黄帝内经》强调"形体不敝，精神不散""精气弛坏，荣泣卫除，故神去之""失神者死，得神者生"。《黄帝内经》的这些论述从正反两方面说明了形体与精神之间的统一关系。人体错综复杂的疾患，大都可以看成是形体与精神统一关系被破坏的结果，或重在伤形体，或重在伤精神，或由形体伤及精神，或由精神伤及形体，相应的，其康复治疗就要有所侧重，形神共养，形神同治。

（二）人体康复与自然环境相统一

中医学的整体观念强调人的生理活动、病理变化均受到自然环境的影响，如《灵枢·岁露》指出："人与天地相参也，与日月相应也。"中医康复治疗的效果与是否顺应自然规律的变化有一定的关系，因此，促使患者康复的重要途径之一是顺应自然环境的变化，包括顺应季节气候的变化及地理条件的差异等。人体功能与自然界气候变化相适应，随四时阴阳之气的升降、寒热温凉的变化，脏腑功能、气血运行、精神活动等都随之作出适应性的调节。因而在康复医疗过程中，因时制宜是一个重要原则。要顺应四时气候的变化规律，来调理脏腑，调畅气血，调摄精神，以适应自然界的生、长、收、藏的变化，保持人体内外阴阳的相对平衡，从而达到康复的目的。例如，春季精神病的复发率较高，在临床康复医疗中就应特别注意春季的精神调摄。《四气调神大论》中提出的"四时养生"法，不仅对养生保健有较好的作用，对康复医疗也是十分有效的。除一年四时的气候变化外，尚有一日之四时变化，《灵枢·顺气一日分为四时》指出："以一日分为四时，朝则为春，日中为夏，日入为秋，夜半为冬。"这种一日之内的天气变化不仅对人体的生理功能、病理变化有一定的影响，对人体的康复也有一定影响。因此在康复医疗过程中同样要顺应一日四时的天气变化。五方地域的不同、地势高下的差异，其自然气候、水土人情、饮食起居、生活习惯等也各有所别，这些差异对人体生理体质、病理变化乃至于寿命均有一定影响。如《素问·异法方宜论》指出："东方之域……故其民黑色疏理，其病皆为痈疡……西方者……其民华食而脂肥，故邪不能伤其形体，其病生于内，其治宜毒药。"《素问·五常政大论》说："高者其气寿，下者其气夭，地之小大异也，小者

小异，大者大异。"可见，地域不同，人们的体质、证候等都各有其特殊性，因而康复医疗的措施也应随之而异，即使是一种病证，由于患者所处地域的差异，需采取不同的康复医疗方法始能奏效。例如，同是痹证后期肢体功能轻度障碍，西北方地高气寒，可采用舞蹈疗法以促使其肢体功能的康复；东南方低湿温暖，则可采用游泳运动的方法来进行康复治疗。

（三）人体康复与社会环境相统一

社会环境常给人们心理和精神以不同的刺激，影响人体生理功能和病理变化。良好的社会环境有利于健康，不良的社会环境则可成为致病因素。如《素问·疏五过论》说："故贵脱势，虽不中邪，精神内伤，身必败亡。始富后贫，虽不伤邪，皮焦筋屈，痿躄为挛。"从临床实际看，高血压、心肌梗死、脑血栓、溃疡病、支气管哮喘等疾病的发生，都与社会心理紧张因素有关。因此，康复医疗必须注意社会环境的影响，使患者主动适应社会环境的变化，从而促进人体的康复。

社会环境包括个人在社会中的地位、职业、经济状况、文化程度、语言行为、与亲友或同事等的人际关系，以及整个社会能为康复医疗提供的条件和帮助等方面。地位高下、经济状况的变化、个人欲望的满足与否，以及人际关系都直接影响着人体精神活动，产生喜

怒哀乐等情志变化，进而影响脏腑气血的生理功能及病理变化。因而，康复时必须注意这些因素的影响，要求患者淡泊名利，知足常乐，搞好人际关系，以使其能有一个良好的精神状态，促使气血调畅，恢复脏腑功能，进而使机体渐趋康复。《素问·疏五过论》指出："圣人之治病也，必知……从容人事，以明经道，贵贱贫富，各异品理。"要求医生在诊治患者时要注意观察其地位高下、家境贫富、人际关系变化等社会因素对人体的影响。

三、辨证康复观

中医治疗疾病方法的选择与应用，离不开辨证论治。而根据临床辨证结果，确定相应的康复医疗原则，并选择适当的康复方法促使患者内外生理功能障碍恢复的思想，称之为辨证康复观。辨证康复观要求康复医生从整体出发，对康复对象的具体情况进行具体分析，作出相应的恰到好处的处理，它是中医辨证理论在康复临床上的具体运用。辨证康复观主要包括病同证异，康复之法亦异；病异证同，康复之法亦同；以及辨证与辨病相结合指导康复医疗等内容。具体如下。

（一）把握病机，辨证康复

辨证是从整体观出发，对病变本质进行揭示。同一疾病，由于患者体质的差别，致病因素、季节、地区的不同，以及疾病的不同阶段等，可以产生不同的病机变化，从而出现不同的证候。临床就要辨别不同的证候，进而确定适当的康复原则，选择有效的康复方法。例如，同为偏瘫，有的表现为肝肾亏虚证，伴有腰酸腿软，耳鸣眩晕，舌红苔少，脉弦细等症；有的则表现为脾虚痰湿证，伴有形体肥胖，胸闷腹胀，食欲不振，倦怠乏力，大便溏薄，舌淡，苔白腻，脉弦滑等症。在康复治疗中，前者应以补养肝肾、疏经通络为原则，选用具有补肝肾、通经络功用的康复方法，如食疗可以山药、龟甲、瘦猪肉同煮熟常食，药疗可选用杞菊地黄汤、桑寄生、怀牛膝、鸡血藤等方药；后者则宜以健脾化痰、疏通经络为原则，选用具有健脾胃、化痰湿、通经络功用的康复方法，如食疗可取薏仁、白扁豆、山药、胡萝卜、粳米煮粥服用，药疗可选用香砂六君子汤合礞石滚痰丸、桑枝、桂枝等方药。这就是病同证异，康复之法亦异。异病同证者，病虽不同，但病机变化则一，临床往往可出现相同的证候。例如，偏瘫和腰痛是两种不同的疾病，但都可以出现肝肾亏虚证，至康复阶段只要证候相同，即可采用基本相同的康复原则和方法，这就是病异证同，康复亦同。

（二）辨证与辨病相结合指导康复医疗

中医临床不仅重视辨证，也很重视辨病，主张辨证与辨病相结合。辨病不仅要辨中医的病，也要辨西医的病，同时应结合辨别病史、病理过程及现代的理化检查。在康复阶段，往往辨病已较明确，临床应在辨病明确的基础上进行辨证，从而正确把握患者内在的病机变化，选择正确的康复原则与康复方法。这对康复阶段临床症状多数已减轻或消失，单以辨证尚不能正确把握其内在本质的情况尤为重要。由于临床在辨证上具有决定性意义的症状和体征，在一个证候中本身就不多见，表现亦常不突出，在康复阶段尤其如此。而大多疾病都有其特定的发生原因、发病机制、发展过程及转归，因此，在辨病明确的基础上进行辨证，更能做到心中有数，使康复阶段的辨证不致出现失误。

四、未病康复观

中医康复学是应用中医学的理论和方法以及有关的科学技术，使功能障碍者的潜在能力和残存功能得以充分发挥的科学体系。由于人体的功能障碍可以是现存的，也可以是潜在的；在与疾病的关系上，可独立存在，可共同存在，也可以病后存在。因此，康复治疗开始的时间也就不应局限在功能障碍出现之后，而应在此之前亦即在发病之前或发病过程中就应采取一定措施，以防止病残的发生，或将病残降低到最低程度。从预防学的角度来看，康复预防既有发病之前的"未病先防"，又有发病过程中的"既病防变"，与中医预防学研究领域比较类似。必须指出的是，康复预防毕竟不同于一般意义上的疾病预防，其着眼点仍在于预防可导致残疾的疾病的发生以及将功能障碍降低到最低限度。在中医的预防康复学中，"未病先防、既病防变、病后防复"是学术思想的核心。这与现代医学中的康复预防的"三级分层预防"思想不谋而合。未病康复观对于疾病治疗以及康复治疗的效果有着非常重要的意义，主要包括以下三方面。

（一）未病康复，以防止先天致残

先天的残疾，古称"胎病"。多因不合理的婚孕以及孕期缺乏恰当的保健护理等所致。对此，中医学积累了许多宝贵的经验。如中医胎教学说认为，孕妇的精神、情志活动对胎儿具有重要的影响，若有大惊猝恐等剧烈的情志刺激，可导致胎儿精神上的残疾，要求孕妇谨守礼仪，尽量减少各种不良的精神刺激。同时，古人还认为，在恶劣环境、情绪不良或酒后受孕，常常导致胎儿精神或形体上的残疾。其中特别强调"男女同姓，其生不蕃"，这对于优生优育、防止先天残疾均有重要的意义。

（二）未病康复，以防止后天因病致残

后天致残，大多因病而致。因此，对于某些常见易致残疾病的预防，是防止后天残疾发生的关键。对此，中医学提出许多防病残于未然的理论及措施。例如，脑血管意外的致残率甚高，其后

遗偏瘫者是现代康复医学的主要对象之一。为了预防中风所致的残疾，古人在长期临床观察的基础上，总结出中风的先兆症状，并提出在中风先兆出现时，要及时采取预防性措施。如《针灸大成》说："但未中风时，一二月前或三四月前，不时足胫上发酸重麻，良久方解，此将中风之候也。便宜急灸三里、绝骨处各三壮。"

（三）未病康复，以防止残后复残

如热病患者要防止"食复""劳复"；中风偏瘫患者要防止"复中"；骨痹患者要防止"复感于邪，内舍于肾"的残热蔓延和恶化，以避免重度残疾的发生。总之，防重于治。未病之先，要采取一定的措施，防止病残的发生；已病之后，要早期诊断、治疗，以防止病残的恶化、蔓延和再次发生。这一"治未病"的学术思想在未来康复医学中将会发挥巨大的作用。

五、养康一体观

养康一体观，即是指在康复的整个过程中，要将养生的观念和方法贯穿始终，充分调动康复患者的主观能动性，时刻预防功能障碍的加重和新的功能障碍的产生，这与现代康复医学的康复预防的思想不谋而合。注重养生是中国传统医学的特色，其思想也贯穿了传统康复医疗实践的各个方面。养生适用于所有的健康人以及处于亚健康状态的人群，同时，亦适用于需要康复治疗的患者。中医养生和康复的理念和方法在许多方面存在一致性，对于康复患者，其养生的需求较健康人更为迫切，而其养生的具体方法因为受限于自身接受能力又与一般养生患者有异。

六、综合康复观

随着医疗事业的进步，人的平均寿命不断延长，由慢性病、老年病等导致的功能障碍逐年增加。因此，康复医学的治疗对象也不断发生变化，愈来愈趋于慢性化、老年化。病情亦趋于多样化、复杂化。常常表现为多因素致病、多病理改变、多层次受累、多功能障碍。单一的康复治疗手段越来越难以满足康复疗效的需要，采取综合的康复治疗手段逐渐成为康复医疗人员的共识，中医康复手段的多样性也引起现代康复学的重视。其实，早在《黄帝内经》中就有关于综合康复观的启示，《素问·异法方宜论》曰："故圣人杂合以治，各得其所宜，故治所以异而病皆愈者，得病之情，知治之大体也。"而"杂合以治"的综合康复观与辨证康复观、整体康复观及养康一体观均有密切的联系。

（一）"杂合以治"与辨证康复观

注重个体差异，因人因病治宜，是中医辨证论治的精髓，是指导临床康复治疗的重要原则。作为主要康复治疗对象的慢性病残、老年病残者，其个体差异较大，如体质的强弱、肥瘦、生活经历变迁、精神状态等。因此，固定的治疗方法多难以奏效。"杂合以治"的康复治疗观充分注意因地理环境、气候特点、风俗、饮食习惯等所形成的个体差异，提出集"五方之法"，分别选用药物、针砭、艾灸、导引、按摩等疗法。因此，针对性强，切合病残者的实际。

（二）"杂合以治"与整体康复观

中医学认为，人是一个有机的整体，因此，康复治疗的对象也不应该是功能障碍的局部器官和肢体，而应是整个人体。临床实践证明，慢性病残、老年病残者多属疑难杂证，且往往同时患有多种疾病。因此，单一的治疗方法多难以奏效。"杂合以治"的康复治疗观，从整体观念出发，充分注重病残者的整体状态，运用综合性康复治疗手段，因此可形神兼顾、标本同治。

（三）"杂合以治"与养康一体观

养生和康复的结合，是"杂合以治"康复治疗观的重要体现。养生和康复在理念和方法上有许多相似的地方，良好的养生习惯能够为康复治疗的效果提供有益帮助，综合的康复治疗措施中许多都是养生的相关要求。中医学认为，慢性病残、老年病残者大多以精气神不足、脏气衰弱、阴阳俱虚为特征。一般康复期较长，疗效缓慢。因此，必须注意养生与康复的结合。"杂合以治"的康复治疗观集疗、养于一体，注重发挥人体的自我调节能力和自我修复能力，将自疗与医疗有机地结合起来，使"各得其所"，促进健康。

主要参考文献

［1］郭海英，朱震. 中医康复学［M］. 北京：中国中医药出版社，2022.

［2］关晔. 临床康复学［M］. 北京：华夏出版社，2005.

［3］刘克敏. 物理疗法与作业疗法研究［M］. 2版. 北京：华夏出版社，2012.

［4］余瑾. 中西医结合康复医学［M］. 北京：科学出版社，2017.

［5］章文春，郭海英. 中医养生康复学［M］. 3版. 北京：人民卫生出版社，2021.

第二节　中医康复的基本方法及作用

在历代医家的不断努力下，中医康复的方法得到不断补充和完善，其中包含大量的药物疗法和非药物疗法。药物疗法有中药疗法和熏洗疗法等，非药物疗法有针灸疗法、推拿疗法、气功疗法、导引疗法、运动疗法等。

一、药物疗法

康复医学的服务对象主要是针对疾病后期或伤残患者，康复对象多具有体质虚弱（正虚为主）这一特点，所以用来康复的治疗药物多以补益药为主，根据患者气血阴阳亏虚的程度，五脏亏虚的不同，当酌情选择补气、补血、滋阴、温阳以及一些补益脏腑的方法，其中，尤以滋阴、扶阳、补肾、健脾胃为主。

（一）滋阴

人至暮年，元气渐亏，精血渐衰，脏腑功能日趋衰弱，极易患高血压、中风、冠心病、眩晕、痿证等。久病不愈之患又多呈阴虚阳亢之势。"阳常有余，阴常不足"，历代医家都非常重视中老年病证的滋阴疗法。常用的滋阴药物有生地、玉竹、百合、白芍、黄精、麦冬、天冬、玄参、沙参、女贞子、枸杞子、龟甲、鳖甲、天花粉等；著名的方剂有六味地黄丸、左归丸、大补阴丸等。据现代医学药理学研究证明，此类滋阴药物含有多糖类、生物碱和多种维生素、微量元素、碱性物质和促进细胞新生的物质。

（二）扶阳

阳气在人体中的作用非常重要，"阴为体，阳为用"，阳气在生理情况下是生命的动力，在病理情况下是抗病的力量。常用补阳药物有鹿茸、补骨脂、巴戟天、淫羊藿、仙茅、海马、山茱萸、杜仲、肉苁蓉、菟丝子、胡桃仁、冬虫夏草、紫河车等。按照阴阳互根的理论，临床还应该佐以滋阴药，如熟地、天冬、黄精等，使之补而不过，阴阳兼顾。常用方剂有右归丸、金匮肾气丸、黄芪建中汤等。

（三）补肾

中医学认为，肾是人体阴阳的根本，生命的源泉，故称"先天之本"。"肾虚则病，肾强则健"，肾精之强盛是人体强壮康复的基础，肾精之衰竭是人体衰老虚弱的根由。所以，人到中年如果善于益肾摄生，既可强身防病，又可推迟衰老。纵观古今，大凡长寿老人多为晚婚节欲。故此在延缓衰老和久病康复的过程中，补肾的作用越来越受到临床医生的重视。益肾药均有填精、补髓、充脑，改善脑功能的作用。依据男子以气为主、女子以血为主的原则，补益药物可概括分为补气药，如人参、黄芪、党参、白术、灵芝、山药、五味子、扁豆、大枣、甘草等；补血药，如熟地、当归、白芍、阿胶、何首乌、枸杞子、龙眼肉、鸡血藤、桑椹等；补阴药（见上）；补阳药（见上）四类。临床补肾药虽有温肾阳和滋肾阴之分，然而人到中老年或久病体弱，多呈精血俱亏之势，故须阴阳并补，并以温柔平补为宜。

（四）健脾胃

脾与胃合称后天之本，为气血生化之源。五脏六腑、四肢百骸、皮毛经络，全靠气血之濡养。"百病不愈，必寻到脾胃之中"，脾胃强则一身健，所以，顾护脾胃是病后康复的重要治则之一。理脾胃的药物有人参、白术、陈皮、茯苓、香附、砂仁、肉蔻、神曲、麦芽、山楂、莲肉、肉桂、干姜、甘草等。常用方剂有人参健脾丸、香附养胃丸、人参养荣丸等。临床实践证明，健脾强胃、益气生血，具有增强抗体，提高免疫功能等作用。

当然，在具体的应用过程中，要根据康复患者的不同病情，有选择地选用活血化瘀、行气导滞、宁心安神、宽中理气、祛风除湿、止咳平喘、通痹止痛、利水通淋等治疗方法。

二、针灸疗法

针灸疗法是一种传统的理学疗法，既安全可靠，又方便灵活，最容易被患者接受而坚持长期治疗，因此，在康复医学中越来越受到重视。针灸疗法的主要功效如下。

（一）疏通经络

疏通经络的作用就是可使瘀阻的经络通畅而发挥其正常的生理作用，是针灸最基本最直接的治疗的作用。经络"内属于脏腑，外络于肢节"，运行气血是其主要的生理功能之一。经络不通，气血运行受阻，临床表现为疼痛、麻木、肿胀、瘀斑等症状。合理的针灸疗法能促进经络通畅，气血运行正常。

（二）调和阴阳

针灸调和阴阳的作用就是可使机体从阴阳失衡的状态向平衡状态转化，是针灸治疗最终要达到的目的。疾病发生的机制是复杂的，但从总体上可归纳为阴阳失衡。针灸调和阴阳的作用是通过经络阴阳属性、经穴配伍和针刺手法完成的。

（三）扶正祛邪

针灸扶正祛邪的作用就是可以扶助机体正气及祛除病邪。疾病的发生发展及转归的过程，实质上就是正邪相争的过程。针灸治病，就是在于能发挥其扶正祛邪的作用。而康复患者多数存在经络不通，阴阳失调和邪盛正虚的状态，所以，针灸疗法在中医康复治疗中占有重要地位。

近年来，随着现代科学技术的发展，电针、电灸、微波针、穴位磁疗、超音波针、紫外线针等相继问世，大大丰富了针灸疗法的内容。可以预计，随着康复医学的不断发展和针灸治疗作用研究的不断深入，针灸疗法将会成为未来康复医学的重要治疗手段。

三、推拿疗法

中医康复中常用的推拿疗法主要分为按法、摩法、拿法、打法等，具体叙述如下。

（一）按法

利用指尖或指掌，在患者身体适当部位，有节奏地一起一落按下，称为按法。通常使用的，有单手按法、双手按法。临床上，在两肋下或腹部，通常应用单手按法或双手按法。背部或肌肉丰厚的地方，还可使用单手加压按法。也就是左手在下，右手轻轻用力压在左手指背上的一种方法；也可以右手在下，左手压在右手指背上。

（二）摩法

摩，就是抚摩的意思。用手指或手掌在患者身体的适当部位，给以柔软的抚摩，称为摩法。摩法多配合按法和推法，有常用于上肢和肩端的单手摩法，以及常用于胸部的双手摩法。

（三）推法

在前用力推动称为推法。临床常用的，有单手或双手两种推摩方法。因为推与摩不能分开，推中已包括摩，推摩常配合用。推摩的手法多样。把两手集中在一起，使拇指对拇指，食指对食指，两手集中一起往前推动，称为双手集中推摩法，这种方法是推摩法中最常用的一种手法。

（四）拿法

用手把适当部位的皮肤，稍微用力拿起来，称为拿法。临床常用的有在腿部或肌肉丰厚处的单手拿法。如果患者因情绪紧张、恼怒，突然发生气闷，胸中堵塞，出现类似昏厥的情况，可在锁骨上方肩背相连的地方，用单手拿法，把肌肉抓起来放下，放下再抓起，以每秒钟拿两下的速度，连拿二十次，稍为休息，再拿二十次，则胸中通畅，气息自渐恢复。

（五）揉法

医生用手贴着患者皮肤，做轻微的旋转活动的揉拿，称为揉法。揉法分单手揉和双手揉。太阳穴等面积小的地方可用手指揉法，背部面积大的部位可用手掌揉法。如揉小腿处，可用左手按在患者腿肚处，右手加压在左手背上，进行单手加压揉法。揉法具有消瘀祛积、调和血行的作用，局部痛点使用揉法十分合适。

（六）捏法

在适当部位，利用手指把皮肤和肌肉从骨面上捏起来，称为捏法。捏法和拿法有某些类似之处，但是拿法要用手的全力，捏法则着重在手指上。拿法用力要重些，捏法用力要轻些。捏法是按摩中常用的基本手法，常与揉法配合进行。捏法，实际包括了指尖的挤压作用，由于捏法轻微挤压肌肉的结果，能使皮肤、肌腱活动能力加强，能改善血液和淋巴循环。浅捏可祛风寒、化瘀血，深捏可以治疗肌腱、关节囊内部及周围因风寒湿而引起的肌肉和关节疼痛。

（七）颤法

颤法指通过振颤而抖动的一种按摩手法，动作要迅速而短促、均匀，要求每秒钟颤动 10 次左右，也就是 1 分钟 600 次左右为宜。颤与动分不开，所以又称颤动手法。将大拇指垂直地点在患者痛点，全腕用力颤动，带动拇指产生震颤性的抖动，叫单指颤动法。用拇指与食指，或食指与中指，放在患者痛处或眉头等处，利用腕力进行颤动叫双指颤动法。

（八）打法

打法又叫叩击法。临床上多配合在按摩手术后来进行。当然，必要时也可单独使用打法。打法手劲要轻重有准，柔软而灵活。手法合适，能给患者以轻松感，否则就是不得法。打法主要用的是双手。常用手法有侧掌切击法、平掌拍击法、横拳叩击法和竖拳叩击法等。在打法的速度上，一般是先慢后快，慢时1分钟两下，快时逐渐加到六下或八下。两手掌落下时，既要有力，又要有弹性，使患者感觉舒服。叩打时间一般是1~3分钟。

上述推拿手法具有疏通经络、调和气血、增强机体免疫力的作用，其主要适应证有扭伤、关节脱位、腰肌劳损、肌肉萎缩、偏头痛、前后头痛、三叉神经痛、肋间神经痛、股神经痛、坐骨神经痛、腰背神经痛、四肢关节痛、颜面神经麻痹、颜面肌肉痉挛、腓肠肌痉挛。因风湿而引起的，如肩、背、腰、膝等部位的肌肉疼痛，以及急性或慢性风湿性关节炎、关节滑囊肿痛和关节强直等症。

四、穴位贴敷疗法

穴位贴敷疗法是指将一定功效的中药，通过某种制备工艺，贴敷于人体相关腧穴以达到防治疾病的目的。其中，"冬病夏治"疗法是我国传统中医药疗法中的特色疗法，它是根据"春夏养阳，秋冬养阴""天人合一""内病外治"的中医理论，在人体的穴位上进行药物敷贴，以鼓舞正气，增加抗病能力，从而达到防治疾病的目的。

中医理论认为，"人与天地相参，与日月相应""一体之羸弱，消息皆通于大地""天人合一"，因此人体的阳气与自然界生物的阳气相接，季节的变化直接影响人的健康。人体之阳气"生于春，长于夏，收于秋，藏于冬"，冬季阴气上升到达顶点，机体容易遭受寒邪侵犯，往往阳气不足。而一旦寒邪积久不散更伤阳气，就会导致内寒。同样，患者体质在这一时期也处于低潮，接受外界治疗能力处于"不佳时期"，见效缓慢。而春夏，尤其是三伏天，由于气温升高，人体内阳气上升，经络通达，气血充沛。利用这一有利时机采用补气壮阳、祛湿化痰药物，贴敷于相应的穴位上，如涌泉、肺俞、膏肓、大椎等，透过皮肤、经络传注，治疗某些寒性疾病，能最大限度地驱风祛寒，祛除体内沉疴，调整人体的阴阳平衡，预防旧病复发或减轻其症状。总之，"冬病夏治"的思想一是借助自然界夏季阳旺、阳升，人体阳气有随之欲升的趋势，体内凝寒之气易解的状态，对阳虚者用补虚助阳药，或内寒凝重者用温里药，以求更好地发挥扶阳祛寒的目的；二可为秋冬储备阳气，令人体阳气充足，至冬季时则不易被严寒所伤。所以，对于寒性病的相关康复，贴敷疗法不失为一个好的选择。

五、运动及导引疗法

春秋战国时期的哲学家、思想家老子认为，天地间的自然规律不是静止不变的，而是不断变化的。主张积极锻炼身体，反对消极静养，运动和导引有利于疾病向愈，康复长寿。《庄子·刻意》有"吹呴呼吸，吐故纳新，熊经鸟申，为寿而已矣"的记载。长沙马王堆汉墓出土的我国最早的医疗体育图谱——帛画《导引图》，描写了四十四个不同性别、年龄的人在做各种导引动作，包括呼吸运动、活动四肢躯干以及持械运动等活动。以上说明古人早已懂得调整呼吸、运动肢体，可以促使全身气血流畅，预防和治疗疾病。后汉三国时期的名医华佗总结劳动人民的经验，创编了一套"五禽戏"，模仿五种动物的动作，并告诉人们坚持锻炼五禽戏，可以增加食欲，帮助消化吸收，使之气畅血活，无病健身延寿，病后康复健壮。其徒吴普按照华佗的"五禽戏"天天锻炼，活了九十多岁，还身轻如燕，耳聪目明，齿坚发黑。唐代著名药学家孙思邈在《保生铭》中说："人若劳于形，百病不能成。"他在康复运动方面提倡按摩，摇动肢体，导引行气，身体力行，坚持锻炼，寿至百岁以上。可见适度的体育锻炼，对于病后康复身体的作用是不可低估的。

六、饮食疗法

饮食疗法，简称"食疗"，是通过特定的饮食实现康复治疗目的一种方法。中医学认为，任何饮食物都有一定的性味、归经，从而决定了这些饮食物的功效特点，即所谓"食之入口，等于药之治病，同为一理"。因此，以辨证论治为基础，有目的地选择某些饮食物，可补偏救弊，调整阴阳，促进病残的康复。如用芹菜饮调治高血压、用木耳羹调治糖尿病、用杜仲鸡子汤调治慢性腰痛等。其制作方法简单，无副作用，且味道鲜美，便于长期服用。因此，特别适用于慢性病患者的康复。

七、其他疗法

除了上述康复方法，音乐疗法、药浴、熏洗、拔罐、气功等方法也受到康复医师的重视，尤其需要指出的是，自然疗养康复法也逐渐进入人们的视野。所谓自然疗养康复法，是在人与自然一体观的指导下，利用自然环境的天然因素（如香花、空气、日光、森林、高山岩洞），促进神形兼养、正气复原，从而达到治疗慢性疾病和延年益寿目的的康复方法。自然疗养康复法包括泥疗、香疗、花疗等。泥疗，即外用或内服某种天然泥土，以治疗病证。《本草纲目》指出"诸土皆能胜湿补脾"，凡脾所主疾病，如风寒湿痹，痿证，腰肌、项部、头部顽痛等证，使用泥疗多有效验。香疗，指患者通过嗅闻馨香具有养生作用的气体，以促进康复。香气多具辛香走窜之性，有芳香开窍、醒脑益智、疏通经络、活血止痛以及芳香醒脾之功。主要用于治疗老弱病残者。花疗，指观察天然花卉的颜色、形态，嗅闻馨香气息，从而达到爽神悦心、调畅情志、益智醒脑、活血止血的治疗目的。主要用于情志疾病的康复。

主要参考文献

［1］郭海英，朱震. 中医康复学［M］. 北京：中国中医药出版社，2022.

［2］梁繁荣，王华. 针灸学［M］. 5版. 北京：中国中医药出版社，2021.

［3］钟赣生，杨柏灿. 中药学［M］. 5版. 北京：中国中医药出版社，2021.

［4］余瑾. 中西医结合康复医学［M］. 北京：科学出版社，2017.

［5］章文春，郭海英. 中医养生康复学［M］. 3版. 北京：人民卫生出版社，2021.

第三节　中医康复的基本步骤

中医康复的基本步骤主要包括明确康复对象及患者病情、辨病辨证相结合及康复原则确立、综合运用康复方法进行康复治疗、实施康复疗效评定及康复方案调整等。

一、明确康复对象及患者病情

掌握中医康复医疗的适应病证及其病理特点，明确康复指征。中医康复医疗的适应病证主要有病残诸症、伤残诸症、老年病证、恶性肿瘤、慢性病证及热病后诸证六类。这些病证往往具有气血衰少、津液亏虚、脾肾不足、血瘀痰阻的病理特点。所谓康复指征，就是指患者适宜进行康复医疗的一些主观与客观指标。不同病证，不同患者，其康复指征往往不同。在确定康复指征时，必须始终考虑到及时地减轻患者的症状，促进其功能的恢复，始终贯彻预防为主，既病防变的思想，积极预防并发症。同时还应初步对患者的病情予以评定，能够预测康复治疗的效果，选择最为合适的康复方案。

二、辨病辨证相结合及康复原则确立

运用八纲辨证、脏腑辨证、经络辨证等方法辨明康复对象的证候类型，进而指导康复医疗方案的制定。一般来说，慢性病证多取脏腑辨证的方法，而伤残病证则多结合采用经络辨证的方法。在康复适应证的辨证过程中，尤其应当注意审别阴阳属性，观察脏腑强弱，明辨经络虚实，区分邪正盛衰，确定康复医疗原则。临床确定康复医疗的原则应在上述整体康复观、辨证康复观和功能康复观等思想的指导下进行，可根据康复医疗对象的具体情况酌情选用相应的原则。由于康复医疗对象往往具有气血衰少、津液亏虚、脾肾不足、血瘀痰阻的病理特点，故临床多以调补虚

损、扶正祛邪、三因制宜为原则。其调阴阳重在理虚，理虚损重在脾肾，祛邪气有赖扶正，理气机着眼痰瘀，并注意因时、因地、因人制宜。这些原则对临床的康复医疗具有重要的指导意义。

三、综合运用康复方法进行康复治疗

中医康复医疗的方法名目繁多，主要的有调摄情志、娱乐、传统体育、沐浴、针灸推拿、饮食、药物康复法等。在具体运用中，针对患者康复阶段不同的病理变化，大多不是采用单一康复方法所能毕其功的。这就要求在进行康复医疗时，必须从整体上把握患者康复阶段的病机变化，把多种康复方法有机地结合起来，进行全面合理的综合调治，充分发挥各种方法的康复作用，以促进机体全面整体的康复。具体运用康复方法时，尚应遵循动静结合、药食结合、形神结合、内治外治结合等原则。

四、实施康复疗效评定及康复方案调整

在中医古籍中，对病情程度的评测方法早有记载，如《金匮要略》："邪在于络，肌肤不仁；邪在于经，即重不胜；邪入于腑，即不识人；邪入于脏，舌即难言，口吐涎。"但对功能障碍的评价则尚无明确记载，因此，建立中医康复学障碍评定观点是中医康复学走向成熟的重要一步。近年在研究中医康复疗法的疗效时，多在中医辨证的基础

上，借鉴现代康复医学功能评估和分析的方法，评价功能障碍的性质、程度及观察康复疗效，这是中医康复学的一种发展趋势。在疗效评定的基础上，还应根据具体疗效评定的结果，合理修正康复治疗的方案，调整康复治疗的原则和方法，促进患者早日康复。

主要参考文献

［1］郭海英，朱震. 中医康复学［M］. 北京：中国中医药出版社，2022.

［2］刘克敏. 物理疗法与作业疗法研究［M］. 2版. 北京：华夏出版社，2012.

［3］钟赣生，杨柏灿. 中药学［M］. 5版. 北京：中国中医药出版社，2021.

［4］余瑾. 中西医结合康复医学［M］. 北京：科学出版社，2017.

［5］赵桂花. 康复护理［M］. 武汉：华中科技大学出版社，2022.

第四节　中医康复的应用范围

广义来讲，中医康复医学的服务范围为临床各类疾病。这些疾病患者经过治疗进入恢复期和稳定期即可采用各种康复方法来最大限度地恢复其原有功能，使之能回归社会，尽可能地恢复活动和工作能力。而中医康复医学尤其适合那些难治难愈的慢性疾病、各种原因而导致的身体伤残及功能障碍者，以及病后抗邪能力低下、体质虚弱的儿童和老年人。具体应用范围如下。

一、急性伤病后及手术后的患者

无论是疾病早期，还是恢复期和后遗症期，只要存在功能障碍，就是康复医学的对象。早期康复主要在专科或综合性医院住院期间进行。早期康复干预既能预防功能障碍的发生和改善已发生的功能障碍，同时也能有效地防止各种并发症，增加患者的抵抗力和战胜疾病的信心。因此，在许多急性伤病后及手术后，患者生命体征一旦稳定，就应开展早期康复治疗。例如，中医针灸康复法在脑卒中发生 4 小时内介入，能大大降低病死率。恢复期和后遗症期康复则主要是出院后在康复中心内进行，或以社区康复方式进行，亦可进行家庭化康复。

二、各类残疾者

包括肢体、器官和脏器等损害所引起的各类残疾，有肢体残疾、听力语言残疾、视力残疾、精神残疾、智力残疾、脏器残疾等。全世界约有 10 亿残疾者，占全球人口的 15% 左右。近年来，残疾人的比例还有增加的趋势。

三、各种慢性病患者

此类患者病程缓慢进展或反复发作，致使出现功能障碍，而功能障碍又加重了原发病的病情，形成恶性循环。因此，对这类患者的康复治疗，不仅能帮助患者的功能恢复，同时也有助于防止原发病的进一步发展。

四、年老体弱者

人类在衰老的过程中，机体脏器与器官的功能逐渐衰退，这会严重影响他们的健康，因此需要康复医学的帮助。中医的养生康复措施有延缓衰老的功效，能提高年老体弱者的生活质量。随着社会人口老龄化的出现，年老体弱者的康复正受到更多的关注。中医延缓衰老的理论和技术，不仅有助于正常人延长寿命，也能帮助年老体弱者机体功能衰退造成的生活障碍。

主要参考文献

[1] 郭海英，朱震. 中医康复学［M］. 北京：中国中医药出版社，2022.
[2] 余瑾. 中西医结合康复医学［M］. 北京：科学出版社，2017.

第四章　提高临床疗效的思路和方法

在康复治疗中要中西合用，各取所长。现代康复医学在理念上是以提高机体生存质量、建立健康社会行为为宗旨；在方法上以物理治疗为主，以临床治疗学为本，以工程技术、社会、心理、教育等多种措施为辅；在治疗方向上着重人体功能（包括认知和感觉）的测定、评估、训练、重建、补偿、调整和适应，通过最大限度地恢复功能来改善个人的健康水平与生活状况；在疗效的评估和认证方面有一整套现代化设备和成系列的评估量表，尤其是国际上通用的功能评定标准（ICF），这一数据系统制定后，世界各国在康复治疗及其结果的评定上有了标准语言和框架。

康复医学是帮助因各种原因导致身心功能障碍者充分发挥自身潜能的一门学科，着眼于功能的测定、评估、训练、重建、补偿、调整和适应；通过恢复运动、语言、心理、认知以及个人自立所需的其他功能，提高患者生存质量；临床手段以多种非临床性的"功能治疗"为主，如物理、作业、语言、心理治疗及矫形器和假肢装配等，尤其强调伤病患者的主动性、积极性。涉及神经科、骨科、儿科、老年病、精神康复、疼痛康复、癌症康复等诸多方面。探索一个适合我国国情的康复治疗体系，探寻提高康复临床疗效的有效方法是非常必要的。

随着生活水平的提高和医疗技术的巨大进步，人类疾病谱发生了很大变化，传染病、营养不良等疾病退居次要，心理因素、环境因素和社会因素与疾病的关系日益受到人们的重视。1977年，美国精神病学教授恩格尔提出社会－心理－生物医学模式取代了生物医学模式，并迅速为人们所接受，成为医学教育、医学研究和临床服务的指导思想。社会－心理－生物医学模式认为，疾病不是单一因果关系链的结果，是多因素共同作用的复合物，是人与环境相互作用的产物，它涉及环境（物理、化学、生物、家庭、社会等）、精神（潜意识和意识）和躯体（系统、器官、组织、细胞分子）等多方面；躯体和精神是有机联系的，两者相互影响，相互制约，不可分割；医疗服务是医患互动的一种过程，医生与患者都要主动参与。可见，新的医学模式使人们更全面地认识健康与疾病的问题，在治疗时充分考虑生物、心理、社会等多方面的因素，并据此探索出更全面、有效的疾病防治方法，促进了康复医学的发展。康复医学的服务对象也从最初的伤残和先天缺陷患者，转为久治不愈的慢性病、生活方式病、中老年病，甚至是占社会人群总数 70% 的亚健康群体。统计数据显示，心肌梗死患者参加康复治疗者的死亡率比不参加者低 36.8%，积极的康复治疗可使 90% 的脑卒中存活患者重新步行和生活自理，使 83% 的截瘫患者重返工作和学习岗位。康复医学对提高这些患者的生活质量，防止疾病复发和死亡将发挥越来越大的作用。完善健康状态评估、康复医疗与康复调理方法，将对疾病的预防和全民健康素质的提高产生巨大的作用。

中医康复学和现代康复医学是在中西方不同的文化背景和理论体系下产生的，有不同的思想基础和治疗方法，但在最大限度地促使功能障碍恢复，从而在回归社会这一共同目标指引下，二者又有很多相似之处。通过比较二者的异同，充分发挥各自的优势，互补融合，进而充分提高康复临床疗效，服务临床。因此，中西医的融合将成为未来康复医学的发展方向。

中医康复医学与现代康复医学在研究对象上均是以独立个体为目标，以整体回归社会为目的。现代康复医学是建立在现代医学理论基础上的一门医学分支，以生理学、病理学、神经生理学、运动解剖学、运动生物力学等为基础。康复方法的确立建立在上述理论认识的基础上，在功能障碍的认识、评价、治疗及运用矫形学、假肢学及其他人工装置等功能补偿方面占有优势。而中医康复医学是在现代中医"康复"概念的基础上，通过对中医临床学和中医养生学中有关功能康复的内容进行整理、提高后建立起来的新的中医学中的一个分支。其理论基础是中医学的基本理论，以阴阳五行学说、脏腑经络学说、病因病机学说、气血津液学说等为基础，以中医学整体观念和辨证论治为指导，在强调整体康复的同时，主张辨证康复，康复方法的选择应用均在上述理论指导下进行。

一、中医康复疗法提高临床疗效的思路和方法

（一）形体与精神康复相结合

在中医康复学看来，人体错综复杂的一切伤病，均可视作形神失调的结果。其不得康复，不外乎是伤形及神，或伤神及形，或形神皆伤。因此，康复医疗不离形、神的调理，以恢复被破坏了的形神关系。只有形体和精神协调平和，才能祛除疾病，使人恢复健康。中医康复十分重视形神之间的相互作用，故既有一套养形的形体康复方法，还有一套调神的精神康复方法，临床应结合应用。如脑卒中患者大多存在心理障碍，表现为担心丧失生活和工作能力，恐惧死亡等焦虑、抑郁的精神状态，这对形体康复极为不利。而形体的损伤（如偏瘫、全身疲乏症状）又可加重不良的精神状态。故对它的康复治疗，须养形、调神相配合，既针对形体损伤采用药物、饮食、针灸、推拿、气

功、太极拳等多种养形之法，又针对心理功能障碍而施予说理开导法、色彩疗法、音乐疗法及书画疗法等调神之法。

（二）建立"治未病"的康复预防观

"治未病"是中医养生防病的重要原则，包括"未病先防"和"已病防变"。中医康复学吸收中医养生学中某些理论和方法，形成了有别于养生学，并具有独立的学术内涵和体系的理论，即以功能障碍为康复对象，回归社会为最终目的的理论。而"治未病"的康复预防观也来源于中医养生学。在康复预防中，"未病先防"可预防病残的发生，"已病防变"则可通过早期康复诊断和康复治疗，以防止病残的恶化和再次致残。

（三）建立"杂合以治"的康复治疗观

"杂合以治"是中医康复治疗方法的原则，即综合治疗原则，故整体康复在治疗方面推崇《素问·异法方宜论》提倡的"圣人杂合以治，各得其所宜。"张景岳注曰："杂合五方之治而随机应变，则各得其所宜矣。"除了综合各方面的方法外，更重要的是应当根据不同病情，应用不同的综合治疗手段。而综合性康复也应提倡遵循标本结合、动静结合、医疗与自疗相结合的原则。

二、现代康复疗法提高临床疗效的思路的方法

1. 搭建开放性的整合平台

遵循能容乃大，容后乃强的发展方针，坚持持续引进全球的优质康复资源，为我国康复医学的持续发展注入新的内容和活力。

2. 注重与人文科学相融合

医学是包含个体化、人文化和职业化的一门科学。我国的康复医学将植根于中国传统医学的深厚积淀，从人与自然和社会环境的协调关系中研究生命、健康和疾病，重视人文因素尤其是情志因素的影响，全面考虑预防、预测和个体化医疗。

3. 开发创新康复设备

所谓康复设备，即配合康复医生、治疗师、护士进行一系列评定、治疗和处理的工具或产品。包含康复评定设备、物理治疗设备、作业治疗设备、康复护理设备等。康复评定设备是利用测量设备或结合分析软件，对病、伤、残患者的功能状况及其水平进行定性和（或）定量描述，并对其结果做出合理解释的工具；物理治疗设备是应用运动与机械力、电、光、声、磁、热、冷、水等物理因子作用于人体，并通过人体神经、体液、内分泌和免疫等生理调节机制，达到康复目的的工具；作业治疗设备是应用有目的的、经过选择的作业活动，对身体、精神、发育上有功能障碍或残疾以致不同程度地丧失生活自理

和职业过去能力的患者进行治疗和训练，使其恢复、改善和增强生活、学习和劳动能力的工具；康复护理设备除包括一般基础护理内容外，还利用运动机械原理等技术结合康复专门的护理技术，最大程度地激发患者利用残余功能的工具。

康复设备的创新与发展是在康复医学不断进步的基础上，结合现代科学技术形成独特的符合临床康复需求的产品。同时，在临床使用过程中，研发者和使用者可以不断进行沟通反馈，逐步改善、提高康复设备的整体质量和先进水平。

4. 康复腿和机器人——未来康复医学发展新方向

现代运动医学发现受伤的肢体在辅助机械有规律地带动下，进行正常的活动，通过不断地刺激肌肉进行运动，肌肉可以更加主动地恢复，这样可以使患者更快地恢复正常的运动功能。所以，开发一种可穿戴式康复机器腿，如辅助人体下肢康复的自动化装置，对于有运动障碍的人有很大的帮助，能够在保证安全的情况下，恢复其由于损伤导致的运动障碍。此类机器设备目前针对下肢瘫痪患者的研究使用较多，日后定能广泛应用于全身各个器官功能的康复。

主要参考文献

［1］郭海英，朱震. 中医康复学［M］. 北京：中国中医药出版社，2022.

［2］吴庆连. 康复医学科管理规范与操作常规［M］. 北京：中国协和医科大学出版社，2018.

［3］方磊. 中医康复治疗学［M］. 北京：中国中医药出版社，2022.

［4］余瑾. 中西医结合康复医学［M］. 北京：科学出版社，2017.

［5］张绍岚. 物理治疗学［M］. 上海：复旦大学出版社，2009.

临床篇

第五章 神经系统常见疾病的康复

第一节 脑出血

脑出血是指原发性非外伤性脑实质内的出血，通常按出血的部位、稳定与否及病因等分为不同类型。绝大多数高血压性脑出血发生在基底节的壳核及内囊区，约占脑出血的 70%，脑叶、脑干及小脑齿状核出血各占约 10%。壳核出血常累及内囊，如出血量大也可破入侧脑室，使血液充满脑室系统和蛛网膜下腔，丘脑出血常破入第三脑室或侧脑室，向外也可损伤内囊；脑桥或小脑出血则可直接破入到蛛网膜下腔或第三脑室。高血压性脑出血受累血管依次为大脑中动脉深穿支、豆纹动脉、基底动脉脑桥支、大脑动脉丘脑支、供应小脑齿状核及深部白质的小脑上动脉分支、顶叶交界区和颞叶白质分支。非高血压性脑出血出血病灶多位于皮质下，多为动脉硬化表现。

脑出血属中医中风范畴，又名卒中，主要临床表现为猝然昏仆、不省人事、半身不遂、口眼歪斜、语言謇涩或不语等。因起病急骤，变化迅速，证见多端，与自然界善行而数变之风邪的特征而得。

一、病因病机

（一）西医学认识

1. 病因

高血压和动脉硬化是脑出血的主要因素，还可由先天性脑动脉瘤、脑血管畸形、脑瘤、血液病（如再生障碍性贫血、白血病、血小板减少性紫癜及血友病等）、感染、药物（如抗凝及溶栓剂等）、外伤及中毒等所致。

2. 病机

发病机制可能与下列因素有关：①脑内小动脉的病变。表现为脑内小动脉分叉处或其附近中层退变、平滑肌细胞不规则性萎缩以至消失，或分节段、呈虫蚀样，这些中层变性与长期高血压有直接关系。由于高血压的机械作用产生血管内膜水肿以及血管痉挛使动脉壁发生营养障碍，使血管渗透性增高，血浆渗过内膜，可有大量纤溶酶进入血管壁中致组织被溶解，即类纤维性坏死（内膜玻璃样变）。脑出血患者，脑内小动脉及微动脉如豆纹动脉的中段及远段，其病变比其他脏器（如肾脏等）的相应血管更为严重和弥散，且易于被脂肪浸润，形成脂肪玻璃变性。②微小动脉瘤。绝大多数微小动脉瘤位于大动脉的第一分支上，呈囊状或棱形，好发于大脑半球深部（如壳核、丘脑、尾状核），其次为脑皮质及皮质下白质，中、脑桥及小脑皮质下白质中亦可见到。

当具备上述病理改变的患者，一旦在情绪激动、体力过度等诱因下，出现血压急剧升高，超过其血管壁所能承受的压力时，血管就会破裂出血，形成脑内大小不同的出血灶。

（二）中医学认识

1. 病因

（1）积损正衰。"年四十而阴气自半，起居衰矣"。年老体弱，或久病气血亏损，脑脉失养。气虚则运血无力，血流不畅，而致脑脉瘀滞不通；阴血亏虚则阴不制阳，内风动越，夹痰浊、瘀血上扰清窍，突发本病。

（2）劳倦内伤，烦劳过度，伤耗阴精，阴虚而火旺，或阴不制阳易使阳气鸱张，引动风阳，内风旋动，则气火俱浮，或兼夹痰浊、瘀血，上壅清窍脉络。

（3）脾失健运，过食肥甘醇酒，致使脾胃受伤，脾失运化，痰浊内生，郁久化热，痰热互结，壅滞经脉，上蒙清窍；或素体肝旺，气机郁结，克伐脾土，痰浊内生；或肝郁化火，烁津成痰，痰郁互结，夹风阳之邪，窜扰经脉，发为本病。此即《丹溪心法·中风》所谓"湿土生痰，痰生热，热生风也"。

（4）情志过极，肝失条达，气机郁滞，血行不畅，瘀结脑脉；暴怒伤肝，则肝阳暴张，或心火暴盛，风火相煽，血随气逆，上冲犯脑。凡此种种，均易引起气血逆乱，上扰脑窍而发为中风。尤以暴怒引发本病者最为多见。

2. 病机

本病病位在心、脑，与肝、肾密切相关。纵观本病，由于患者脏腑功能失调，气血素虚或痰浊、瘀血内生，加之劳倦内伤、忧思恼怒、饮酒饱食、用力过度、气候骤变等诱因，而致瘀血阻滞、痰热内蕴，或阳化风动、血随气逆，导致脑脉痹阻或血溢脉外，引起昏仆不遂，发为中风。

二、临床诊断

（一）临床表现

本病多见于高血压病史和50岁以上的中老年人。多在情绪激动、劳动或活动以及暴冷时发病，少数可在休息或睡眠中发生。寒冷季节多发。

1. 全脑症状

（1）意识障碍　轻者躁动不安、意识模糊不清，严重者多在半小时内进入昏迷状态，眼球固定于正中位，面色潮红或苍白，鼾声大作，大汗尿失禁或尿潴留等。

（2）头痛与呕吐　神志清或轻度意识障碍者可述头痛，以病灶侧为重；朦胧或浅昏迷者可见患者用健侧手触摸病灶侧头部，病灶侧颞部有明显叩击痛，亦可见向病灶侧强迫性头位。呕吐多见，多为喷射性，呕吐物为胃内容物，多数为咖啡色，呃逆也相当多见。

（3）去大脑性强直与抽搐　如出血量大，破入脑室和影响脑干上部功能时，可出现阵发性去皮质性强直发作（两上肢屈曲，两下肢伸直，持续几秒钟或几分钟不等）或去脑强直性发作（四肢伸直性强直）。少数患者可出现全身性或部分性痉挛性癫痫发作。

（4）呼吸与血压　患者一般呼吸较快，病情重者呼吸深而慢，病情恶化时转为快而不规则，或呈潮式呼吸，叹息样呼吸，双吸气等。出血早期血压多突然升高，可达 26.7/16kPa 以上。血压高低不稳和逐渐下降是循环中枢功能衰竭征象。

（5）体温　出血后即刻出现高热，系丘脑下部体温调节中枢受到出血损害征象；若早期体温正常，而后体温逐渐升高并呈现弛张型者，多系合并感染之故（以肺部为主）。始终低热者为出血后的吸收热。脑桥出血和脑室出血均可引起高热。

（6）瞳孔与眼底　早期双侧瞳孔可时大时小，若病灶侧瞳孔散大，对光反射迟钝或消失，是小脑幕切迹疝形成的征象；若双侧瞳孔均逐渐散大，对光反射消失，是双侧小脑幕切迹全疝或深昏迷的征象；若两侧瞳孔缩小或呈针尖样，提示脑桥出血。眼底多数可见动脉硬化征象和视网膜斑片出血，静脉血管扩张。若早期无视乳头水肿，而后才逐渐出现者，应考虑脑内局灶性血肿形成或瘤卒中的可能。

（7）脑膜刺激征　见于脑出血已破入脑室或脑蛛网膜下腔时。倘有颈项僵直或强迫头位而 Kernig 征不明显时，应考虑颅内高压引起枕骨大孔疝可能。

2. 局限性神经症状

与出血的部位、出血量和出血灶的多少有关。

（1）大脑基底区出血　病灶对侧出现不同程度的偏瘫。偏身感觉障碍和偏盲，病理反射阳性。双眼球常偏向病灶侧。优势大脑半球出血者尚可有失语、失用等症状。

（2）脑叶性出血　大脑半球皮质下白质内出血。多为病灶对侧单瘫或轻偏瘫，或为局部肢体抽搐和感觉障碍。

（3）脑室出血　多数昏迷较深，常伴强直性抽搐，可分为继发性和原发性两类。前者多见于脑出血破入脑室系统所致；后者少见，为脑室壁内血管自身破裂出血引起。脑室出血本身无局限性神经症状，仅三脑室出血影响丘脑时，可见双眼球向下方凝视，临床诊断较为困难，多依靠头颅 CT 检查确诊。

（4）脑桥出血　视出血部位和波及范围而出现相应症状。常见出血侧周围性面瘫和对侧肢体瘫痪（Millard-Gubler 综合征）。若出血波及两侧时出现双侧周围性面瘫和四肢瘫，少数可呈去大脑强直。两侧瞳孔可呈针尖样，两眼球向病灶对侧偏视。体温升高。

（5）小脑出血　一侧或两侧后部疼痛，眩晕，视物不清，恶心呕吐，步态不稳，无昏迷者可检出眼球震颤共济失调，呕吐、周围性面瘫，锥体束征以及颈项强直等。如脑干受压可伴有去大脑强直发作。

3. 并发症

（1）消化道出血　轻症或早期患者可出现呃逆，随后呕吐胃内容物；重者可出现大量呕吐咖啡样液体及柏油样便。多为丘脑下部自主神经中枢受损，引起胃部血管舒缩功能紊乱，血管扩张，血液缓慢及淤滞而导致消化道黏膜糜烂坏死所致。

（2）脑－心综合征　发生急性心肌梗死或心肌缺血，冠状动脉供血不足，心律失常等。多与额叶面、丘脑下部、中脑网状结构损害，交感神经功能增高及血中儿茶酚胺增多有关。

（3）呼吸道不畅与肺炎　患者因昏迷，口腔及呼吸道分泌物不能排出，易发生呼吸道通气不畅、缺氧，甚至窒息，也易并发肺炎等。少数患者亦可发生神经性肺水肿。

（二）相关检查

1. MRI 和 MRA 检查

对发现结构异常，明确脑出血的病因有重要意义。对检出脑干和小脑的出血灶和监测脑出血的演进过程优于CT扫描，但对急性脑出血诊断不及CT。

2. 脑脊液检查

脑出血患者一般无须进行腰椎穿刺检查，以免诱发脑疝，如需排除颅内感染和蛛网膜下腔出血，可谨慎进行。

3. CT 检查

CT 检查是诊断 ICH 首选方法，可清楚显示出血部位、破入量大小、血肿形态、是否破入脑室以及血肿周围有无低密度水肿带和占位效应等病情。病灶多呈圆形或卵圆形均匀高密度区，边界清楚，脑室大量积血时多呈高密度铸型，脑室扩大。1 周后血肿周围有环形增强，血肿吸收后呈低密度或囊性变。动态 CT 检查还可评价出血的进展情况。

4. DSA

DSA 可清楚显示异常血管和造影剂外漏的破裂血管及部位。脑出血患者一般不需要进行 DSA 检查，除非疑有血管畸形、血管炎或 Moyamoya 病又需外科手术或血管介入治疗时才考虑。

5. 其他检查

包括血常规、血液生化、凝血功能、心电图检查和胸部 X 线摄片检查。外周白细胞可暂时增高，血糖和尿素氮水平也可暂时升高，凝血活酶时间和部分凝血活酶时间异常提示有凝血功能障碍。

三、鉴别诊断

1. 与脑血栓鉴别

脑血栓发病较缓慢，多见于老年人，常有动脉粥样硬化病史，一般发生在休息或睡眠中，起病之初常无意识障碍，脑脊液压力不高、透明，脑 CT 扫描可见低密度影，可助鉴别。

2. 与脑梗死鉴别

脑出血和脑梗死性质不同，治疗方法也不同，因此，需及早明确诊断。在没有条件进行 CT 或核磁共振检查的情况下，可按以下几条鉴别。

（1）脑出血患者多有高血压和脑动脉硬化病史，而脑梗死患者多有短暂性脑缺血发作或心脏病史。

（2）脑出血多在情绪激动情况下发病，脑梗死多在安静休息时发病。

（3）脑出血发病急、进展快，常在数小时内达高峰，发病前多无先兆。而脑梗死进展缓慢，常在 1~2 天后逐渐加重，发病前常有 TIA 病史。

（4）脑出血患者发病后常有头痛、呕吐、颈项强直等颅内压增高的症状，血压亦高，意识障碍重。脑梗死发病时血压多较正常，亦无头痛、呕吐等症状，神志清醒。

（5）脑出血患者腰穿脑脊液压力高，多为血性，而脑梗死患者脑脊液压力不高，清晰无血。

（6）脑出血患者中枢性呼吸障碍多见，瞳孔常不对称，或双瞳孔缩小，眼球同向偏视、浮动。脑梗死患者中枢性呼吸障碍少见，瞳孔两侧对称，眼球少见偏视、浮动。

当然，个别轻度脑出血患者临床症状轻，与脑梗死相似，两者难以鉴别。而大面积脑梗死患者，出现颅内压增高，意识障碍时，也类似脑出血，临床上不好区分。要力争尽早做 CT 扫描检查。脑出血的 CT 表现为高密度阴影，而脑梗死表现为低密度阴影，两者截然不同。

3. 与脑肿瘤鉴别

脑肿瘤起病缓慢，常有头痛、呕吐且呈进行性加重，检查可发现视乳头水肿及局灶性神经体征等，有助鉴别。

四、辨证论治

1. 中经络

（1）风痰瘀血，痹阻脉络

临床证候：半身不遂，口舌歪斜，舌强言謇或不语，偏身麻木，头晕目眩，舌质暗淡，舌苔薄白或白腻，脉弦滑。

治法：活血化瘀，化痰通络。

方药：桃红四物汤合涤痰汤。

加减：瘀血症状突出，舌质紫暗或有瘀斑，可加重桃仁、红花等药物剂量，以增强活血化瘀之力。舌苔黄腻，烦躁不安等有热象者，加黄芩、山栀以清热泻火。头晕、头痛加菊花、夏枯草以平肝息风。若大便不通，可加大黄通腑泄热凉血，大黄用量宜轻，以涤除痰热积滞为度，不可过量。

本型也可选用现代经验方化痰通络汤，方中半夏、茯苓、白术健脾化湿；胆南星、天竺黄清化痰热；天麻平肝息风；香附疏肝理气，调畅气机，助脾运化；配丹参活血化瘀；大黄通腑泄热凉血。

（2）肝阳暴亢，风火上扰

临床证候：半身不遂，偏身麻木，舌强言謇或不语，或口舌歪斜，眩晕头痛，面红目赤，口苦咽干，心烦易怒，尿赤便干，舌质红或红绛，脉弦有力。

治法：平肝息风，清热活血，补益肝肾。

方药：天麻钩藤饮。天麻、钩藤、生石决明、黄芩、栀子、川牛膝、益母草、杜仲、桑寄生、夜交藤、茯神。

加减：伴头晕、头痛加菊花、桑叶，疏风清热；心烦易怒加丹皮、郁金，凉血开郁；便干便秘加生大黄。若症见神识恍惚，迷蒙者，为风火上扰清窍，由中经络向中脏腑转化，可配合灌服牛黄清心丸或安宫牛黄丸以开窍醒神。

（3）痰热腑实，风痰上扰

临床证候：半身不遂，口舌歪斜，言语謇涩或不语，偏身麻木，腹胀便干便秘，头晕目眩，咳痰或痰多，舌质暗红或暗淡，苔黄或黄腻，脉弦滑或偏瘫侧脉弦滑而大。

治法：通腑化痰。

方药：大承气汤加味。生大黄、芒硝、枳实、厚朴宽满。

加减可加瓜蒌、胆南星清热化痰；加丹参活血通络。热象明显者，加山栀、黄芩；年老体弱津亏者，加生地、麦冬、玄参。

本型也可选用现代经验方星蒌承气汤，方中大黄、芒硝荡涤肠胃，通腑泄热；瓜蒌、胆南星清热化痰。若大便多日未解，痰热积滞较甚而出现躁扰不宁，时清时寐，谵妄者，此为浊气不降，携气血上逆，犯于脑窍而为中脏腑证，按中脏腑的痰热内闭清窍论治。针对本证腑气不通，而采用化痰通腑法，一可通畅腑气，祛瘀达络，敷布气血，使半身不遂等症进一步好转；二可清除阻滞于胃肠的痰热积滞，使浊邪不得上扰神明，气血逆乱得以纠正，达到防闭防脱之目的；三可急下存阴，以防阴劫于内，阳脱于外。

（4）气虚血瘀

临床证候：半身不遂，口舌歪斜，口角流涎，言语謇涩或不语，偏身麻木，面色㿠白，气短乏力，心悸，自汗，便溏，手足肿胀，舌质暗淡，舌苔薄白或白腻，脉沉细、细缓或细弦。

治法：益气活血，扶正祛邪。

方药：补阳还五汤。黄芪、当归、赤芍、川芎、桃仁、红花、地龙。

加减：气虚明显者，加党参、太子参以益气通络；言语不利，加远志、石菖蒲、郁金以祛痰利窍；心悸、喘息，加桂枝、炙甘草以温经通阳；肢体麻木加木瓜、伸筋草、防己以舒筋活络；上肢偏废者，加桂枝以通络；下肢瘫软无力者，加川续断、桑寄生、杜仲、牛膝以强壮筋骨；小便失禁加桑螵蛸、益智仁以温肾固涩；血瘀重者，加莪术、水蛭、鬼箭羽、鸡血藤等破血通络之品。

（5）肝阳上亢

临床证候：半身不遂，口舌歪斜，舌强言謇或不语，偏身麻木，烦躁失眠，眩晕耳鸣，手足心热，舌质红绛或暗红，少苔或无苔，脉细弦或细弦数。

治法：滋养肝肾，潜阳息风。

方药：镇肝熄风汤。怀牛膝、龙骨、牡蛎、代赭石、龟甲、白芍、玄参、天冬、茵陈、麦芽、川楝子、甘草、麦芽。

加减：可配钩藤、菊花息风清热。有痰热者，加天竺黄、竹沥、川贝母以清化痰热；心烦失眠者，加黄芩、栀子以清心除烦，加夜交藤、珍珠母以镇心安神；头痛重者，加生石决明、夏枯草以清肝息风。

2.中腑脏

（1）痰热内闭清窍（阳闭）

临床证候：起病骤急，神昏或昏愦，半身不遂，鼻鼾痰鸣，肢体强痉拘急，项背身热，躁扰不宁，甚则手足厥冷，频繁抽搐，偶见呕血，舌质红绛，舌苔黄腻或干腻，脉弦滑数。

治法：清热化痰，醒神开窍。

方药：羚角钩藤汤配合灌服或鼻饲安宫牛黄丸。羚角钩藤汤：羚羊角、桑叶、钩藤、菊花、生地、白芍、川贝母、竹茹、茯神、甘草。

加减：若痰热内盛，喉间有痰声，可加服竹沥水20~30天，或猴枣散0.3~0.6g以豁痰镇痉。肝火旺盛，面红目赤，脉弦有力者，可加龙胆草、栀子以清肝泻火。腑实热结，腹胀便秘，苔黄厚者，加生大黄、枳实、芒硝以通腑导滞。

（2）痰湿蒙塞心神（阴闭）

临床证候：素体阳虚，突发神昏，半身不遂，肢体松懈，瘫软不温，甚则四肢逆冷，面白唇暗，痰涎壅盛，舌质暗淡，舌苔白腻，脉沉滑或沉缓。

治法：温阳化痰，醒神开窍。

方药：涤痰汤配合灌服或鼻饲苏合香丸。涤痰汤：半夏、陈皮、茯苓、胆南星、竹茹、石菖蒲、人参。

加减：寒象明显，加桂枝温阳化饮；兼有风象者，加天麻、钩藤平肝息风。

（3）元气败脱，神明散乱（脱证）

临床证候：突然神昏或昏愦，肢体瘫软，手撒肢冷汗多，重则周身湿冷，二便失禁，舌痿，舌质紫暗，苔白腻，脉沉缓、沉微。

治法：益气回阳固脱。

方药：参附汤。人参、附子。

加减：汗出不止加山萸肉、黄芪、龙骨、牡蛎以敛汗固脱；兼有瘀象者，加丹参。

五、康复治疗

（一）康复评定

1.急性期脑损伤严重程度评定

在患者昏迷期间或清醒后，可用下列不同的方法评定其脑损伤的严重程度。

（1）昏迷或朦胧状态期间的评定主要采用格拉斯哥昏迷量表（GCS）。格拉斯哥昏迷量表如下：

昏迷指数的评估包含睁眼反应、语言反应与运动反应三部分，满分15分，最低3分。①睁眼反应：若患者自己能张开眼睛得4分，听到别人说话而张开眼睛得3分，若因检查者施以疼痛刺激而张开眼睛得2分，完全没有睁眼反应得1分。②语言反应：若对时、地、人等定向问题可以正确回答得5分，若虽可回答问题但答案错误得 4 分，若回答文不对题但仍有语言结构得 3 分，若能发出声音但无法了解其意思得 2 分，若无法发出声音得 1 分。③运动反应：若可以遵从口头指示做动作得 6 分，疼痛刺激时手脚可向刺激处移动得 5 分，疼痛刺激时肢体可回缩得 4 分，疼痛刺激时肢体呈屈曲反射得 3 分，疼痛刺激时肢体呈伸张反射得 2 分，身体全无运动反应则得 1 分。将三个部分分数相加后，13~15 分，病情为轻度；9~12 分，为中度；8 分或更低的话，为重度。

（2）清醒后的评定用 Russel 提出的根据伤后遗忘（PTA）的时段长短进行评定，较简单易行，有条件时可进行 Halstead-Reitan 神经心理学评定。① PTA 评定标准：< 10 分钟为极轻型；10 分钟至 1 小时为轻型；1 小时至 1 天为中型；1 天至 1 周为重型；> 1 周为极重型。② Halstead-Reitan 神经心理学检查需在专门的心理室进行，根据多项检查结果，用划入异常的测验数除以测验总数求出损伤指数（DQ）。

2. 运动功能评定

（1）肌力检查

1）器械检查：在肌力超过 3 级时，为了进一步做较细致的定量评定，须用专门器械做肌力测试。根据肌肉的不同收缩方式有不同的测试方式，包括等长肌力检查、等张肌力检查及等速肌力检查。常用方法如下。

①等长收缩肌力检查：在标准姿势下用测力器测定一个肌肉或肌群的等长收缩肌力。常用检查项目如下。

握力，用大型握力计测定。测试时上肢在体侧下垂，握力计表面向外，将把手调节到适宜的宽仪式。测试 2~3 次，取最大值。以握力指数评定，握力指数 = 握力（kg）/ 体重（kg）× 100，正常应高于 50。

捏力，用拇指和其他手指的指腹捏压握力计或捏力计可测得质量力，其值约为握力的 30%。

背肌力即拉力，用拉力计测定。测时两膝伸直，将把手调节到膝盖高度，然后用力伸直躯干上拉把手。以拉力指数评定，拉力指数 = 拉力（kg）/ 体重（kg）× 100。正常值：男 150~200，女 100~150。此法易引起腰痛患者症状加重或复发，一般腰痛患者用俯卧位手法检查代替。

②等速肌力检查：测试时，肢体带动仪器的杠杆做大幅度往复运动。运动速度用仪器预先设定，肌肉用力不能使运动加速，只能使肌力张力增高，力矩输出增加。此力矩的变化由仪器记录，并同步记录关节角度的改变，绘成双导曲线，并自动进行数据记录。这种等速测试法精确合理，能提供多方面的数据，已成为肌肉功能检查及其力学特性研究的良好手段。

2）肌力检查的注意事项：为了使检查结果准确、稳定、具有较好的可重复性与可比性，应使操作过程严格规范化。要特别注意以下方面：

①采用正确的测试姿势，在等长

测试时要特别注意使关节处于正确的角度。

②测试动作应标准化、方向正确，近端肢体应固定于适当姿势，防止替代动作。

③作适当的动员，使受试者积极合作，并处于适当的兴奋状态。可做简单的准备活动。

④规定适当的测试时机，在锻炼后、疲劳时或饱餐后不做肌力测试。

⑤每次测试都要做左右对比，因正常肢体的肌力也有生理性改变。一般认为两侧差异大于10%有临床意义。

⑥记录时可采用绝对肌力或相对肌力，后者即单位体重肌力。做横向比较时宜用相对肌力。

⑦注意禁忌证。肌力测试特别是等长肌力测试时，持续的等长收缩可使血压明显升高。测试时如持续地闭气使劲，可对心脏活动造成困难，有高血压或心脏疾患者慎用，明显的心血管疾病患者忌用。

⑧肌力测试不适用于上位运动神经损害的运动功能评估，如卒中后偏瘫肢体的运动功能不宜采用肌力检查。对于中枢性运动功能障碍的评估，应采用Brunnstrom法或Fugl-Meyer法，或上田敏法。

（2）关节活动度（ROM）检查

①检查目的：包括通过检查发现阻碍关节活动的因素，判定障碍的程度，提示治疗方法，作为治疗、训练的评价手段。

②检查种类：包括主动活动和被动活动。主动活动：受检者以自力能够移动的关节活动度。被动活动：用外力能够移动的关节活动度。关节除被动活动外，还有非生理性的关节附加活动度，主要用于康复的手法治疗。

③检查表示方法：文献中有关ROM的表示方法不尽相同。一种以解剖部位为"0"，不论屈或伸，当关节伸直受限时，测量的角度数可能为负数。另一种在屈曲活动记录时，以充分伸直为"0"，在伸直活动记录时以充分伸直为"180"，这样可避免出现负数，但使关节总活动度的计算变得复杂化，本书采用前一种方法。

④检查受限因素：关节骨性解剖结构异常；关节周围软组织病变，如关节囊粘连、韧带损伤，肌腱挛缩等；运动关节的肌肉软弱无力；拮抗肌张力过高。

⑤测量注意事项：对要测量的关节必须充分暴露，特别是对女性检查时应准备单独房间及更衣室，检查异性时须有第三者在场。要使受检者精神沉着，耐心说明，以使其采取轻松姿势。对基本轴的固定是很重要的，固定的位置应在关节的近位端或远位端，不能在关节处固定。量角器的轴应与关节的轴取得一致，不要妨碍轴的平稳移动。用量角器要测量2次，即在活动的前后测量，并左右对照。对有2个关节肌（多关节肌）的关节，要充分考虑肌肉的影响。有关节痛时，要发现疼痛的范围并记

录，注意慢慢检查。

⑥ROM 测量方法

普通量角器法

目测 ROM 较为粗糙，因此一般用量角器进行检查。普通量角器用两根直尺连接一个半圆量角器或全圆量角器制成，手指关节用小型半圆角器测量。使用时将量角器的中心点准确对到关节活动轴中心（参照一定的骨性标志），两尺的远端分别放到或指向关节两端肢体上的骨性标志或与肢体长轴相平行。随着关节远端肢体的移动，在量角器刻度盘上读出关节活动度。

（3）步态检查

①步态的基本情况：从一侧的足跟着地起，到此侧足跟再次着地为止，为一个步行周期。其中每一步都经历了一个与地面接触的支撑期及一个腾空挪动的摆动期。支撑期由 5 个环节构成，依次为足跟着地、脚掌着地（FF）、重心前移至踝上方、身体继续前移至足提起时即足跟离地（HO），最后为足趾离地。摆动期从足趾离地开始，经加速期至下肢垂直位为摆动中期，以后经减速期止于足跟着地，一侧足跟着地至另一侧足跟着地为一单步，至同侧足跟再次着地为复步。

在步行周期中支撑期长于摆动期，因此每一步行周期中约有 15% 的时间即自一侧足跟着地至对侧足趾离地，双腿都处于支撑期，称为双侧支撑期。这是步行的特征，如没有双侧支撑，则出现双足腾空即为跑步。

步频指每分钟的行动步数，成人为 110~120 步 / 分，快步可至 140 步 / 分。步幅指一单步移动的距离，与步频、身高等因素有关，一般男性为 70~75cm。

步行时身体重心沿一复杂的螺旋形曲线向前运动，在矢状面及水平面上的投影各呈一正弦曲线，向前进行交替的加速及减速运动。为了使重心在轴位上的运动趋于平稳，减少上下左右移动及加速从而减少能耗，配合髋、膝、踝各关节的运动，骨盆也有前后左右倾斜及水平侧移。

步行时以上活动的正常变异构成个人的步态特点。因病理因素使变异超出一定范围即构成异常步态。检查者熟悉了正常步态的构成及常见病理步态的基本特征后，就可以通过直接观察进行步态评定，必要时可用多维连续摄像、电子量角器及多导联肌电图等方法进行分别或综合观察，以取得肌肉、关节或身体重心在步行时的活动谱，并与正常的活动谱进行比较分析。

②偏瘫步态：常有患足下垂、内翻、下肢外旋或内旋，膝不能放松屈曲，为了避免足部拖地，摆动时常使患肢沿弧线经外侧回旋向前，故又称回旋步。上臂常呈屈曲内收，摆动停止。临床所见的偏瘫步态可有较多的变异。

③步态检查方法：临床步态检查时，应嘱患者以其习惯的姿态及速度来回步行数次，观察其步行时全身姿势是否协调，各时期下肢各关节的姿势及动幅是否正常，速度及步幅是否匀称，上

肢摆动是否自然等。其次，嘱患者做快速及慢速步行，必要时做随意放松的步行及集中注意力的步行，分别进行观察。并试行立停、拐弯、转身、上下楼梯或坡道、绕过障碍物、穿过门洞、坐下站起、缓慢地踏步或单足站立、闭眼站立等动作。有时令患者闭眼步行，也可使轻度的步态异常表现得更为明显。

用手杖或拐杖步行可掩盖很多异常步态，因此对用拐杖步行者应分别做用拐杖及不用拐杖的步态检查。

步态检查常须结合一系列的基本情况检查，如神经系物理检查、各肌群肌力及肌张力检查、关节活动度检查、下肢长度测定以及脊柱与骨盆的形态检查。这些检查对确定异常步态的性质、原因及矫治方法有很大意义。

必要时可在步行中做肌电图、电子量角器、多维摄像等检查，以便进行更细致地分析。

（二）西医康复治疗

西医康复治疗的方法：①神经发育促进技术；②运动再学习；③生物反馈疗法；④强制性使用运动疗法；⑤神经肌肉电刺激；⑥针灸疗法；⑦减轻训练法；⑧运动想象疗法；⑨康复机器人辅助训练法；⑩综合康复疗法等。

一套科学个体化的康复治疗方案，是把在康复治疗中有效的物理治疗、手法治疗、药物治疗、评定有机结合在一起，借助"康复单元"模式，通过程序中的时间顺序进行的康复治疗。规范的治疗方案为临床路径管理的实施提供了可靠基础，使康复小组人员有效地参与整个康复治疗过程，促使整个方案更加完善，疗效得到提高，有效地促进脑出血患者肢体运动功能恢复，减少残疾，改善生活质量，最大程度地使患者回归家庭与社会。

康复治疗可以在较短时间内使患者的生活自理能力及肢体活动功能有明显进步，其中越早期的康复介入取得的疗效越明显。对脑出血患者来说，即使由于各种原因错过最佳恢复期，也不应放弃恢复希望，应尽早进行康复训练，使功能得到进一步改善。

临床上根据脑出血的病程长短，大致将其分为三个时期：急性期，指发病后2周以内；恢复期，指发病后2~8周；后遗症期，指发病后3~6个月。急性期的治疗原则是抢救生命，调整血压，降低颅内压、预防发生各种并发症。恢复期要充分利用各种因素，包括早期的康复介入，促进运动功能、语言功能和认知功能的改善与恢复。

恢复期康复目标：防治并发症（如压疮、肺炎、泌尿道感染、肩手综合征等）、失用综合征（如骨质疏松、肌肉萎缩、关节挛缩等）和误用综合征（如关节肌肉损伤和痉挛加重等）；从床上被动活动尽快过渡到主动运动；独立完成仰卧位到床边坐位转换；初步达到Ⅰ~Ⅱ级坐位平衡；调控心理状态，争取患者配合治疗；开展床上生活自理训练，改善床上生活自理能力。重点是通过联合反应、原始反射、共同运动、姿势反射等手段，促进肩胛带和骨盆带的功能部分恢复。

后遗症期康复目标：抑制痉挛与共同运动模式，诱发分离运动，促进正常运动模式形成，修正错误运动模式；促进和改善偏瘫肢体运动的独立性、协调性；达到Ⅲ级坐位平衡；初步达到Ⅲ级站位平衡；达到治疗性步行能力，提高实用性步行能力；改善和提高运动速度；改善和促进精细与技巧运动；改善桌椅、如厕转移、室内步行、个人卫生等日常生活能力；熟练掌握日常生活活动技能；提高生活质量。

1. 床上训练指导

急性脑血管疾病的患者，大多数意识障碍瘫痪卧床，在抢救患者生命的同时，也应重视肢体功能康复。为了减少长期卧床带来的关节痉挛、肌肉萎缩等神经功能障碍，早期应指导患者与家属做好以下工作：

（1）良肢位的摆放

①平卧位时：肩关节屈45°，外展60°，无内外旋；肘关节伸展位；腕关节背伸位，手心向上；手指及各关节稍屈曲，可手握软毛巾等，注意保持拇指的对指中间位；髋关节伸直，防止内外旋；关节屈曲20°~30°（约一拳高），垫以软毛巾或软枕；踝关节于中间位，摆放时顺手托起足跟，防足下垂，不掖被或床尾双足部堆放物品压下双足，足底垫软枕。

②健侧卧位时：健手屈曲外展，健腿屈曲，背部垫软枕，患手置于胸前并垫软枕，手心向下，肘关节、腕关节伸直位；患腿置于软枕上，伸直或关节屈曲20°~30°。

③患侧卧位时：背部垫软枕，60°~80°倾斜为佳，不可过度侧卧，以免引起窒息；患手可置屈曲90°位于枕边，健手可置于胸前或身上；健腿屈曲，患腿呈迈步或屈曲状，双下肢间垫软枕，以免压迫患肢，影响血液循环。

（2）被动运动　患者病情平稳后，除注意良肢摆放，无论神志清楚还是昏迷，都应早期开展被动运动。

①肩关节屈、伸、外展、内旋、外旋等，以患者能耐受为度，昏迷患者最大可达功能位，不能用力过度，幅度由小到大，共2~3分钟，注意防止脱臼。

②肘关节屈伸、内旋、外旋等，用力适宜，频率不可过快，共2~3分钟。

③腕关节背屈、背伸、环绕等。各方位活动3~4次，不可过分用力，以免骨折。

④手指各关节的屈伸活动、拇指外展、环绕及其余4指的对指，每次活动时间5分钟左右。

⑤髋关节外展位、内收位、内外旋位，以患者忍耐为度，昏迷患者外展15°~30°，内收、内旋、外旋均为5°左右，不可用力过猛，速度适当，共2~3分钟，各方位活动2~3次为宜。

⑥膝关节外展位、内旋、外旋等，以患者忍耐为度，共2~3分钟。

⑦踝关节跖屈、跖伸、环绕位等，

共 3 分钟，不可用力过大，防止扭伤。

⑧趾关节各趾的屈、伸及环绕活动，共 4~5 分钟。

被动运动每日可进行 2~3 次，并按摩足心、手心、合谷穴、曲池穴等，帮助患者按摩全身肌肉，防止肌肉萎缩。

（3）主动运动　当患者神志清楚，生命体征平稳后，即可开展床上主动训练，以利肢体功能恢复。

①BOBARTH 握手：助患者将患手五指分开，健手拇指压在患侧拇指下面，余下 4 指对应交叉，并尽量向前伸展肘关节，以坚持健手带动患手上举，在 30°、60°、90°、120° 时，可视患者病情要求做 5~15 分钟左右，要求患者手不要晃动，不要憋气或过度用力。

②桥式运动：嘱患者平卧，双手平放于身体两侧，双足抵于床边，助手压住患者双膝关节，尽量使患者臀部抬离床面，并保持不摇晃，两膝关节尽量靠拢。做此动作时，抬高高度以患者最大能力为限，嘱患者保持平静呼吸，时间从 5 秒开始，渐渐至 1~2 分钟。每日 2~3 次，每次 5 下。该运动对腰背肌、臀肌、股四头肌均有锻炼意义，有助于防止甩髋、拖步等不良步态。

③床上移行：患者以健手为着力点、健足为支点，在床上进行上下移行。健手握紧床栏，健足助患肢直立于床面，如桥式运动状，臀部抬离床面时顺势往上或往下移动，即可自行完成床上移动。若健手力量达 5 级，可以健手抓住床边护栏，健足插入患肢膝关节下

进行翻身活动。

2. 床边活动指导

①患肢平衡训练：帮助患者患侧肩关节取外展 45° 位，肘关节伸直、外旋，腕关节被动背屈 90°，五指分开支撑在床面。患者双下肢并拢，足底着地，躯干尽量向患侧倾斜，停留一段时间后坐直，反复练习。移动困难时，可用健手触摸置于患侧前方物品或手帮助训练。

②站立：帮助患者将双足放平置于地面，两腿分开与肩宽，双手以 Bobarth 握手尽量向前伸展，低头、弯腰、收腹，重心渐移向双下肢，协助人员双手拉患者肩关节助其起来。如患者患肢力量较弱不能踩实地面时，协助人员可以双膝抵住患者患侧膝关节，双足夹住患足，患者将双手置于协助者腰部，以助其轻松起立，但不要用力拉扯患者衣服等，以防其跌倒。

③站相训练：教患者收腹，挺胸，抬头，放松肩、颈部肌肉，不要耸肩或抬肩，腰部伸直，伸髋，双下肢尽量伸直，可用穿衣镜来协助患者自行纠正站相中的不良姿势。

3. 下床活动指导

（1）行走训练指导　行走前，下肢肌力先达到 4 级，最好在康复医生指导下进行，以免产生误用综合征，遗留一些难以纠正的步态。行走时注意步幅均匀，频率适中。在行走中，重心左右脚交替转移。

①上下楼梯训练：上楼梯易于下楼

梯，训练时应在康复医生指导下进行，应从 10cm 高度开始逐渐训练，以带护栏的防滑木梯为宜，不要擅自进行训练。

②重心转移训练：患者立于床尾栏杆处双手与肩同宽抓住栏杆，双目平视，双下肢与肩同宽站立，有条件的患者足底垫一个 30° 斜角的木板以利于伸直患肢膝关节。嘱患者收腹，挺胸，直腰，向下半蹲，体会重心由髋部渐移至双下肢的感觉。每日 2~3 次，每次 15 分钟，可达到纠正不良姿势的目的。

（2）日常生活动作训练

①击球：可教患者双手交替拍球，以训练患者的协同运动，促进患者无意识地自行活动。

②编织毛线：这属于精细动作训练，既有利于患者手眼配合，又有利于感觉、感官等知觉培养，有助于大脑神经功能恢复。

4. 语言训练

（1）口腔操　教患者噘嘴、鼓腮、叩齿、弹舌等，每个动作 5~10 次。

（2）舌运动　张大嘴，做舌的外伸和后缩运动；将舌尖尽量伸出口外，舔上、下嘴唇和左右口角；并做舌绕口唇的环绕运动、舌舔上腭的运动。每项运动重复 5 次，每天 2~3 次。

（3）发音训练　教患者学习发音（pa，ta，ka），先单个连贯重复，当患者能准确发音后，3 个音连在一起重复。每日重复训练多次，直到患者训练好为止。

（4）呼吸训练　当患者存在呼吸不均匀现象时，应先训练患者呼吸。双手摸患者两胸肋部，嘱患者吸气，吸气末嘱患者稍停，双手向下轻压嘱患者均匀呼气，如此反复。亦可教患者先用口呼气，再用鼻呼气，以利于调整呼吸气流，改善语言功能。

（5）记忆训练　利用图片、字卡、实物等强化患者记忆，早期还可利用抄写、自发书写、默写等方法加强患者的语言记忆功能，要求患者多读，大声地读，以刺激记忆。

5. 吞咽障碍指导

（1）进食时抬高床头 30°~45°。

（2）饮食以清淡、少渣、软食为主。饮水反呛明显时，应尽量减少饮水，以汤、汁代替。

（3）进食前可先用冰水含漱或冰棉棒刺激咽喉部（因为这些现象多因悬雍垂的肿大下降所致，冷刺激咽喉部，悬雍垂肿胀可好转，异物感消失），以利食物和水的通过。通常刺激 4~10 天，这些症状可明显好转甚至消失。

6. 失认指导

（1）视觉失认康复训练

1）辨识训练：通过反复看照片，让患者尽量记住与其有关的重要人物的姓名，如家人、医生、护士等。帮助患者找出照片与名字之间的联系方式。使用色卡，训练患者命名和辨别颜色，随着能力的进步，逐渐增加颜色的种类。

2）代偿训练：在视觉失认难以改

善时，应鼓励患者利用其他正常的感觉输入方式，如利用触觉或听觉来辨识人物和物品。如提供非语言的感觉——运动指导，如通过梳头来辨认梳子。

必要时可在物品上贴标签，提示患者。

（2）听觉失认康复训练

1）辨识训练

①声—图辨识：治疗师首先让患者听一种声音，然后让患者从绘有各种发声体的图片中挑选出与该声音对应的图片，需反复训练。

②声—词辨识：要求患者在听过某一种声音后，从若干词卡中找出相应的词。

2）代偿训练：用其他感官代偿，可将发声体放在患者的视野内，如用门铃附加闪灯代偿，使患者利用视觉输入帮助识别。

（3）触觉失认康复训练

1）辨识训练

①先用粗糙物品沿患者手指向指尖移动，待患者有感觉后用同样方法反复进行刺激，使其建立起稳定的感觉输入。

②在完成含感觉成分多的作业时，如切菜等，应告诫患者要始终集中注意力，避免损伤。

③在学习过程中要强调患者把注意力集中在体会物品的特征上，如物品的质地、软硬、冷暖等。

2）代偿训练：利用其他感觉如视觉或健手的感觉，帮助患侧肢体会感觉。

7. 心理指导

脑出血患者由于忽然瘫痪丧失生活自理能力，不可避免会产生一定程度的悲观、角色行为强化等状况，严重影响病情的痊愈。因此，医院医护人员应该积极主动地向患者及家属提供疾病治疗及预防知识，并对其进行有效指导，帮助其有效克服悲观、焦躁等情绪，顺利适应角色转变，树立其战胜疾病的信心。

8. 出院指导

（1）出院前家访调查，以指导必要的家庭环境改造。

（2）出院前试验外宿。

（3）康复训练最好有专人陪护，不要随意更改训练。定期回医院复查，在康复医生指导下开展工作。

（4）康复训练应持之以恒。神经功能的恢复1年内最快，但长期坚持锻炼，数年后仍有恢复可能。

（三）中医康复治疗

1. 中药外洗

（1）偏瘫麻木足浴方　黄芪60g，当归30g，地龙30g，柴胡30g，秦艽20g，桂枝20g，熟地30g，牛膝30g，红花20g，木瓜20g，桃仁20g。煎成400ml汤剂，置于药浴器中，兑水至2000~4000ml，调节温度至40℃左右，将患者双足浸泡于药液中40分钟，每日1次，10次为1疗程。

（2）中风后手足拘挛足浴方　伸筋草、透骨草、红花各30g，加入清水

5kg，煮沸 10 分钟后加入温水，用蒸汽足浴盆浸泡双足，每日 3 次，1 个月为 1 疗程。

（3）中风后遗症熏洗方 透骨草、穿山甲（代）各 30g，急性子、片姜黄、三棱、莪术、汉防己、威灵仙、红花各 15g。将诸药择净，同放锅中，加清水适量，浸泡 5~10 分钟后，水煎取汁，放入浴盆中，熏洗患手、患足，每次 30 分钟，每日 2 次，7 天为 1 个疗程，每隔 2~3 天行下一个疗程，连续治疗 2~3 个疗程。

（4）中风后肢体疼痛熏洗方 党参、黄芪、当归、丹参、川芎、牛膝、伸筋草、透骨草、马钱子各 30g，威灵仙 40g。将诸药择净，同放锅中，加清水适量，浸泡 5~10 分钟后，水煎取汁，放入浴盆中，待温时熏洗患处及足浴，每日 2 次，每次 10~30 分钟，连续治疗 1~2 个月。

（5）中风后肩手综合征熏洗方 桑枝 30g，伸筋草 30g，透骨草 30g，羌活 30g，豨莶草 30g，益母草 40g，红花 30g，薏苡仁 30g，乳香 20g，没药 20g。取上药加水煎汤 3000ml，熏洗患肢，每日 2~3 次，每剂熏洗 2 天，7 剂为 1 个疗程。

2. 中药敷贴法

中风后半身不遂敷贴方 制川乌、吴茱萸、炮穿山甲（代）、海蛤粉各 9g，石菖蒲 180g，葱白适量。将前四味药共研细末，葱汁适量调为稀糊状捏成圆饼样，贴在患侧足心涌泉穴，用纱布带束紧。此方宜在刚患病时立即用 1 次，以后每隔 7 天用 1 次，连续治疗 3 次。

3. 针灸疗法

（1）体针疗法 急性期治疗应尽快提高肌张力和平衡肌张力，促进肌力恢复，使患者及早摆脱弛缓状态。针刺时上肢以手阳明经穴为主，下肢多取足阳明经穴为主，小腿部以足太阳、少阳经穴位为主。取肩髃、曲池、手三里、外关、合谷、环跳、阳陵泉、足三里、解溪、昆仑。得气后连接脉冲针灸治疗仪，采用疏波，每次治疗 30 分钟，每日 1 次。恢复期在针刺选穴时应主要在偏瘫侧肢体相应的拮抗肌上选取，兴奋拮抗肌以对抗重力肌的痉挛。取肩髃、臂臑、天井、手三里、外关、髀关、伏兔、血海、环跳、承扶、委中、阳陵泉、悬钟等穴，得气后连接脉冲针灸治疗仪，采用疏密波，每次治疗 30 分钟，每日 1 次。痉挛较重的患者，可在四肢末梢（手、足）行温针灸。

（2）耳针疗法 目前常用的方法是丸压法。即选用质地坚硬而光滑的小药粒，如王不留行、六神丸等。先用酒精消毒皮肤，找准穴位，用贴有胶布的贴压物贴敷穴位，并按压数分钟，待耳廓有热、胀、放散等类似针感时即可。贴压期间每日自行按压 2~3 次，每次 1~2 分钟，5 日更换 1 次。常选的穴位有枕、缘中、肾、脑干、交感、内分泌、肾上腺、神门等。每 3 天换 1 次，辨证取穴。

（3）三棱针疗法　取大椎、肩外俞、风门、曲池、太冲穴。每次选用1~2穴，皮肤常规消毒后，对准穴位，用三棱针迅速刺入约1~3mm，随即迅速退出，以出血为度。然后拔罐。每3~5天1次，一般治疗3次，最好不要超过10次。

（4）电针疗法　口唇歪斜者取地仓、颊车穴；上肢不遂者取肩髃、手三里、外关、合谷穴；下肢不利者取环跳、风市、血海、足三里、阴陵泉、阳陵泉、足三里、丰隆、悬钟、三阴交、太冲穴等。每次选2~4穴，常规消毒后，先将毫针用速刺法刺入穴位，得气后，再把电针的两根输出线分别接在已刺入的两根针体上。开启电源开关，调节电流量以患者能耐受为度，以脉冲电流刺激20分钟。

（5）温和灸法　主穴：病变部位的夹脊穴、大椎、曲池、足三里、绝骨。配穴：身柱、肾俞、环跳、阳陵泉、肩井、天宗、阳池、中渚。每次选4~6穴，将艾条的一端点燃，距皮肤半寸左右，连续熏5~10分钟，至局部发红为止。每日灸治1~2次，每日或隔日灸治1次，10次为1疗程，疗程间隔为3~5天。

4. 推拿疗法

推拿法治疗脑出血，急性期多不宜进行，多在发病后2~4周内病情初步稳定后才可进行，常需患者自己或他人相助而施行推拿手法。对半身不遂患者肢体功能的恢复，一般在脑出血偏瘫之后半年内效果较理想，超过2年则疗效较差。

恢复期推拿按摩可疏通经脉，缓解肢体痉挛，改善局部血液循环，预防压疮，促进患肢功能恢复。偏瘫肢体进行推拿时，多采用较缓和的手法，如揉、摩、擦手法，治疗时间宜长，以使痉挛肌群松弛。穴位推拿的取穴，可参照针灸取穴进行。手法要平稳，由轻而重，以不引起肌肉痉挛为宜。随着病情的逐渐恢复，可让患者自我按摩。推拿可结合运动疗法同时进行。

5. 传统运动疗法

传统运动疗法，包括八段锦、五禽戏、六字诀等，是我国古代劳动人民在长期与衰老及疾病作斗争的实践过程中，逐渐认识、创造和总结的自我身心锻炼的健身方法。是以肢体活动为主，并与意识、呼吸、自我按摩密切结合，以保养身心、防治疾病和改善功能为目的的医疗康复方法。

传统运动疗法注意动静结合，形神共养，通过多种形式的身体锻炼，内养精气神，外练筋骨皮，以燮理阴阳，运行气血，调和脏腑，疏通经络，宁神定志，激发潜能的作用扶正祛邪。其康复作用主要表现在调摄情志、恢复肢体功能及促进代偿功能。

六、预防调护

在我国，高血压脑出血占脑血管意外的30%左右，其发病快、发病率高、恢复慢，常留有严重的功能残疾。随着社会的进步，生活水平的提高，脑出血年龄开始年轻化。在临床中发现，中年人出现脑出血的病例越来越多。其起病急骤、病情凶险，病死率、致残率非常高，是急性脑血管病中最严重的一种，给家庭和社会带来巨大损失。80%的脑出血患者有高血压病史，预防高血压，养成好生活习惯，减少发病率应该引起广大中年人重视。

（一）疾病预防

1. 保持情绪稳定

人有喜怒哀乐，这些情绪过度均可能引起血压增高，脑血管破裂，导致脑出血。因此不可过于激动，避免与人争吵，不以物喜，不以己悲，尽量做到心态平和，可借助绘画、书法、听音乐等以修身养性。

2. 避免过劳和适当娱乐

大量事实证明，过劳可导致脑出血发作，如工作到深夜、应酬太多，长时间上网游戏均应避免。生活有规律：必须注意劳逸结合，合理安排工作，保证足够睡眠，避免因体力劳动和脑力劳动过多，超负荷工作而诱发脑出血。同时还要注意锻炼身体，增强体质。娱乐有节：睡前娱乐活动要有节制，这是高血压病患者必须注意的一点。如下棋、打麻将、打扑克要限制时间，一般以1~2小时为宜，要坚持以娱乐健身为目的，不可计较输赢，不可过于认真或激动。看电视也应控制好时间，不宜长时间坐在电视屏幕前，也不要看内容过于刺激的节目，否则会影响睡眠。

3. 戒烟戒酒

长期吸烟可促发动脉硬化，使血管脆性增加。烟草中含有剧毒物质尼古丁，能刺激心脏和肾上腺释放大量儿茶酚胺，使心跳加快，血管收缩，导致血压增高。饮酒是引起脑出血的另一危险因素。尤其酗酒，可引起血压增高或凝血机制改变和脑血流加速而促发脑出血。

4. 保持大便通畅

大便秘结，排便时用力过大，可使血压突然升高，而发生脑血管病。因此，血压偏高或有脑血管病先兆的中老年人，应保持大便通畅，防止大便秘结。不蹲便，因为蹲便时，下肢血管会发生严重屈曲。加上屏气排便，腹内压力增高，可使血压升高，就有可能发生脑血管意外。平时要多吃水果，多饮水，软化粪便，以免血压突然升高。也可以多吃一些富含纤维的食物，如芹菜、韭菜等。

5. 关注天气变化

寒冷天是脑卒中的好发季节，血管收缩，血压容易上升，要注意保暖；天气酷热时，出汗较多，体液丢失过多，导致血液黏稠，故应多饮水以利血液稀释。

6. 密切监测血压变化

世界卫生组织早就向全世界医生建议：凡是40岁以上的患者来就诊，无论看什么病，都要测量血压，并记录在病历上。这样，就可以早期发现高血压，在小动脉壁器质性改变以前，坚持系统治疗，达到预防脑卒中、延缓高血压小动脉硬化和大动脉粥样硬化发展的目的。40 岁以后应每月测量血压，以利于早发现、早治疗。防治高血压第二个关键是长期坚持，系统治疗。目前还没有根治高血压的办法，需要医生和患者密切配合，制订切实可行的治疗方案，如注意工作和休息调节，身心疗法、太极拳、气功、体疗等都是行之有效的。一旦发现高血压，应坚持服药，从小剂量开始，加量达到疗效后长期服用，不可随便停药，以防止血压反跳；如血压过高，也不可过急降压，防止供血锐减，引起并发症。

（二）饮食调养

合理饮食：三餐饮食安排应少量多餐，避免过饱；高血压患者常较肥胖，必须吃低热能食物，总热量宜控制在 8.36kJ/d 左右，主食 150~250g/d，动物性蛋白和植物性蛋白各占 50%，多吃高纤维素食物，如笋、青菜、大白菜、冬瓜、番茄、茄子、豆芽、海蜇、海带、洋葱等，以及少量鱼、虾、禽。饮足水：要维持体内充足的水，使血液稀释。养成多饮水习惯，睡前、晨起时，饮 1~2 杯温开水。低盐饮食：每人每天吃盐量应严格控制在 2~5g，即一小匙左右。

（三）坚持锻炼

根据自己的健康状况进行一些适宜的体育锻炼，如散步、做广播体操等

以促进血液循环。医学研究表明，脑出血最容易发生在血管比较脆弱的右脑半球。日常生活中，尽量多用左上肢及左下肢，尤其多用左手，既可减轻大脑左半球的负担，又能锻炼大脑的右半球，以加强大脑右半球的协调功能。

（四）其他

洗澡时间不宜过长，水温不可过高，以 45~50 ℃为宜。由于洗热水澡时，血管扩张，脑血流加速，易发生脑出血。早晨醒来，缓慢起床，先在床上仰卧，活动一下四肢和头颈部，伸一下懒腰，使肢体肌肉和血管平滑肌恢复适当张力，以适应起床时的体位变化，避免引起头晕。然后慢慢坐起，稍活动几次上肢，再下床活动，这样血压不会有太大波动。起床、系鞋带等改变体位时，动作不宜过急，防止血压变化。

主要参考文献

［1］张玉梅，宋鲁平. 认知障碍新理论新进展［M］. 北京：科学技术文献出版社，2020.

［2］郭海英，朱震. 中医康复学［M］. 北京：中国中医药出版社，2022.

［3］张志杰，刘春龙，宋朝. 神经动力学 徒手肌肉测试指南［M］. 郑州：河南科学技术出版社，2020.

［4］贾建平，陈生弟. 神经病学［M］. 8 版. 北京：人民卫生出版社，2018.

［5］恽晓平. 康复疗法评定学［M］. 2 版. 北京：华夏出版社，2014.

［6］纪树荣. 运动疗法技术学［M］. 2版. 北京：华夏出版社，2011.

［7］燕铁斌. 物理治疗学［M］. 3版. 北京：人民卫生出版社，2018.

第二节　脑梗死

脑梗死是指由于脑部血液供应障碍、缺血、缺氧引起的局限性脑组织的缺血性坏死或脑软化，脑梗死的临床常见类型有脑血栓形成、腔隙性梗死和脑栓塞等，脑梗死占全部脑卒中的80%。WHO提出脑梗死的危险因素包括：①可调控的因素，如高血压病、心脏病、糖尿病、高脂血症等；②可改变的因素，如不良饮食习惯、大肆饮酒、吸烟等；③不可改变的因素，如年龄、性别、种族、家族史等。近年来，随着临床诊疗水平的提高、脑梗死急性期的死亡率有了大幅度下降，使得人群中脑梗死的总患病率和致残率明显升高。

该病属于中医学的中风范畴，以猝然昏仆，不省人事，半身不遂，口眼歪斜，语言不利为主症。病轻者可无昏仆而仅见半身不遂及口眼歪斜等症状。

一、病因病机

（一）西医学认识

脑梗死形成是急性缺血性脑卒中的一种常见类型，是引起脑梗死的重要病因，由于血栓形成使颅内或颅外动脉管腔狭窄或闭塞，导致其供血区脑局部缺血缺氧、梗死，引起局限性神经系统功能障碍。脑血栓形成多发生中老年人，由于存在不同程度的动脉硬化，血管自我调节功能减弱，同时血液黏度升高，流速减慢，从而导致局部脑血流量和全脑血流量降低，促发脑血栓形成。

（二）中医学认识

本病多是在内伤积损的基础上，复因劳逸失度、情志不遂、饮酒饱食或外邪侵袭等触发，引起脏腑阴阳失调，血随气逆，肝阳暴张，内风旋动，夹痰夹火，横窜经脉，蒙蔽神窍，从而发生猝然昏仆、半身不遂诸症。

二、临床诊断

中年以上的高血压及动脉硬化患者，静息状态下或睡眠中急性起病，一至数日内出现局灶性脑损害的症状和体征，并能用某一动脉供血区功能损伤来解释，临床应考虑急性脑梗死可能。CT或MRI检查发现梗死灶可明确诊断。有明显感染或炎症疾病史的年轻患者需考虑动脉炎致血栓形成的可能。

1.临床表现

（1）前循环脑梗死

①颈内动脉：侧支循环代偿良好，可不产生任何症状和体征；侧支循环不良，可引起同侧半球从TIA到大面积梗死，从对侧轻单瘫、轻偏瘫，同向偏盲到失语、失认、完全性偏瘫和偏身感觉障碍。

②大脑中动脉（MCA）

完全 MCA 综合征：深部 MCA 综合征——对侧偏瘫，偏身感觉障碍＋浅部 MCA 综合征——对侧同向偏盲和向对侧注视障碍，在优势半球可有完全性失语。

深部 MCA 综合征（单至数条 MCA 中央支闭塞）：对侧偏瘫引起的偏身感觉障碍。若从皮质吻合支来的血流很有效，也可只表现中央支闭塞症状即整个对侧偏瘫（头面，上肢、下肢）和偏身感觉障碍、构音障碍，而没有皮质功能缺损症状。

浅部 MCA 综合征：上部皮质支闭塞可出现中枢性面瘫及舌瘫，上肢重于下肢的偏瘫，优势半球可有运动性失语；下部皮质支闭塞可有感觉性失语，头和双眼转向病灶侧（或称对侧注视麻痹），对侧同向偏盲或上相限盲，或空间忽视。

③大脑前动脉：主干闭塞引起对侧下肢重于上肢的偏瘫、偏身感觉障碍，一般无面瘫。可有小便难控制。通常单侧大脑前动脉闭塞由于前交通动脉的侧支循环的代偿，临床表现常不完全。偶见双大脑前动脉由一条主干发出，当其闭塞时可引起两侧大脑半球内侧面梗死，表现为双下肢瘫、尿失禁、强握等原始反射及精神症状。

④脉络膜前动脉：闭塞常引起三偏症状群，特点为偏身感觉障碍重于偏瘫，而对侧同向偏盲又重于偏身感觉障碍，有的尚有感觉过度、丘脑手、患肢

水肿等。

（2）后循环脑梗死（POCI）

①椎基底动脉：梗死灶在脑干、小脑、丘脑、枕叶及颞顶枕交界处。基底动脉主干闭塞常引起广泛的脑桥梗死，可突发眩晕、呕吐、共济失调，迅速出现昏迷、面部与四肢瘫痪，去脑强直、眼球固定、瞳孔缩小、高热，甚至呼吸及循环衰竭死亡。

椎基底动脉损伤的共同特点有下列之一：

交叉性瘫痪：同侧脑神经瘫（单条或多条）伴对侧运动和／或感觉功能缺失；双侧运动和／或感觉的功能缺失；眼的协同功能障碍（水平或纵向）；小脑功能缺失不伴同侧长束征；孤立的偏盲或同侧盲。

②大脑后动脉：闭塞时引起枕叶视皮质梗死，可有对侧偏盲（黄斑回避）；也可出现无视野缺损或不能用视野缺损解释的其他视知觉障碍（识别可见物体、图片、颜色或图形符号的能力丧失）。中央支闭塞可导致丘脑梗死，表现为丘脑综合征：对侧偏身感觉减退、感觉异常和丘脑性疼痛和锥体外系症状。

（3）小脑梗死　少见，临床上难以与小脑出血鉴别。除可伴脑干体征外，典型表现为急性小脑综合征：偏侧肢体共济失调、肌张力降低、平衡和站立不稳、严重眼球震颤、眩晕、呕吐，但在最初数小时内无头痛和意识障碍，随后出现继发性脑水肿、颅内高压表现类似

脑出血。

2. 相关检查

（1）血液和心电图检查　血液检查包括血常规、血流变、血生化（包括血脂、血糖、肾功能）。这些检查有利于发现脑梗死的危险因素，对鉴别诊断也有价值。

（2）神经影像学检查　可以直观显示脑梗死的范围、部位、血管分布、有无出血、病灶的新旧等。发病后应尽快进行 CT 检查，虽早期有时不能显示病灶，但对排除脑出血至关重要。多数病例发病 24 小时后逐渐显示低密度梗死灶，发病后 2~15 天可见均匀片状或楔形的明显低密度灶。大面积脑梗死有脑水肿和占位效应，出血性梗死呈混杂密度。病后 2~3 周为梗死吸收期，由于病灶水肿消失及吞噬细胞浸润可与周围正常脑组织等密度，CT 上难以分辨，称为"模糊效应"。增强扫描有诊断意义，梗死后 5~6 天出现增强现象，1~2 周最明显，约 90% 的梗死灶显示不均匀强化。头颅 CT 是最方便、快捷和常用的影像学检查手段，缺点是对脑干、小脑部位病灶及较小梗死灶分辨率差。

MRI 可清晰显示早期缺血性梗死、脑干、小脑梗死、静脉窦血栓形成等，梗死灶 T_1 呈低信号、T_2 呈高信号，出血性梗死时 T_1 相有高信号混杂。MRI 弥散加权成像（DWI）可早期显示缺血病变（发病 2 小时内），为早期治疗提供重要信息。

血管造影 DSA、CTA 和 MRA 可以发现血管狭窄、闭塞及其他血管病变，如动脉炎、脑底异常血管网病、动脉瘤和动静脉畸形等，可以为卒中的血管内治疗提供依据。其中 DSA 是脑血管病变检查的金标准，缺点为有创、费用高、技术条件要求高。

（3）腰穿检查　仅在无条件进行 CT 检查，临床又难以区别脑梗死与脑出血时进行，一般脑血栓形成患者 CSF 压力、常规及生化检查正常，但有时仍不能据此就诊断为脑梗死。

（4）经颅多普勒　对评估颅内外血管狭窄、闭塞、痉挛或血管侧支循环建立情况有帮助，目前也有用于溶栓治疗监测。缺点为由于受血管周围软组织或颅骨干扰及操作人员技术水平影响，目前不能完全替代 DSA，只能用于高危患者筛查和定期血管病变监测，为进一步更加积极治疗提供依据。

（5）超声心动图　可发现心脏附壁血栓、心房黏液瘤和二尖瓣脱垂，对脑梗死不同类型的鉴别诊断有意义。

三、鉴别诊断

（一）西医学鉴别诊断

1. 与脑出血鉴别

脑梗死有时与少量脑出血的临床表现相似，但活动中起病、病情进展快、发病时血压明显升高常提示脑出血，CT 检查发现出血灶可明确诊断。

2. 与脑栓塞鉴别

起病急骤，局灶性体征在数秒至数

分钟达到高峰，常有栓子来源的基础疾病，如心源性（心房纤颤、风湿性心脏病、冠心病、心肌梗死、亚急性细菌性心内膜炎等）、非心源性（颅内外动脉粥样硬化斑块脱落、空气、脂肪滴等）。大脑中动脉栓塞引起大面积脑梗死最常见。

3. 与颅内占位病变鉴别

颅内肿瘤、硬膜下血肿和脑脓肿可呈卒中样发病，出现偏瘫等局灶性体征，颅内压增高征象不明显时易与脑梗死混淆，须提高警惕，CT 或 MRI 检查有助确诊。

（二）中医学鉴别诊断

1. 与口僻鉴别

口僻俗称吊线风，主要症状是口眼歪斜，但常伴耳后疼痛，口角流涎，言语不清，而无半身不遂或情志障碍等表现，多因正气不足，风邪入脉络，气血痹阻所致，不同年龄均可罹患。

2. 与厥证鉴别

厥证也有突然昏仆、不省人事之表现，一般而言，厥证神昏时间短暂，发作时常伴有四肢厥冷，移时多可自行苏醒，醒后无半身不遂、口眼歪斜、言语不利等表现。

3. 与痉证鉴别

痉证以四肢抽搐、项背强直，甚至角弓反张为主症，发病时也可伴有神昏，需与中风闭证相鉴别。但痉证之神昏多出现在抽搐之后，而中风患者多在起病时即有神昏，而后可以出现抽搐。

痉证抽搐时间长，中风抽搐时间短。痉证患者无半身不遂、口眼歪斜等症状。

4. 与痿证鉴别

痿证可以有肢体瘫痪，活动无力等类似中风之表现；中风后半身不遂日久不能恢复者，亦可见肌肉瘦削，筋脉弛缓，两者应予以区别。但痿证一般起病缓慢，以双下肢瘫痪或四肢瘫痪，或肌肉萎缩，筋惕肉瞤为多见；而中风的肢体瘫痪多起病急骤，且以偏瘫不遂为主。痿证起病时无神昏，中风则常有不同程度的神昏。

5. 中风与痫证鉴别

痫证发作时起病急骤，突然昏仆倒地，与中风相似。但痫证为阵发性神志异常的疾病，卒发仆地时常口中作声，如猪羊啼叫，四肢频抽而口吐白沫；中风则仆地无声，一般无四肢抽搐及口吐涎沫的表现。痫证之神昏多为时短暂，移时可自行苏醒，醒后一如常人，但可再发；中风患者昏仆倒地，其神昏症状严重，持续时间长，难以自行苏醒，需及时治疗方可逐渐清醒。中风多伴有半身不遂、口眼㖞斜等症，亦与痫证不同。

四、辨证分型

（一）中经络

1. 风痰阻络型

临床证候：半身不遂，口舌歪斜，言语謇涩或不语，偏身麻木，头晕目眩，痰多而黏，舌质暗淡，舌苔薄或白腻，脉弦滑。

治法：息风化痰，活血通络。

方药：化痰通络汤加减。法半夏、白术、天麻、胆南星、丹参、香附、酒大黄。

加减：急性期，病情变化较快或呈现进行性加重，风证表现较为突出者，加钩藤、石决明、珍珠母；呕逆痰盛者，加茯苓、陈皮、桔梗，或合用涤痰汤；痰浊郁久化热，出现舌质红、苔黄腻者，加黄芩、栀子、瓜蒌、天竺黄；瘀血重，伴心悸胸闷、舌质紫暗或有瘀斑者，加桃仁、红花、赤芍；头晕、头痛明显者，加菊花、夏枯草。

2. 风火上扰型

临床证候：半身不遂，口舌歪斜，舌强言謇或不语，偏身麻木，眩晕头痛，面红目赤，口苦咽干，心烦易怒，尿赤便干，舌质红绛，苔黄腻干，脉弦数。

治法：平肝息风，清热泻火。

方药：天麻钩藤饮加减。天麻、钩藤、石决明、川牛膝、黄芩、栀子、夏枯草。

加减：头晕、头痛明显者，加菊花；心烦不寐者，加莲子心、炒酸枣仁；口干口渴者，加麦冬、生地黄；苔黄腻者，加胆南星、天竺黄；便干便秘者，加大黄。

3. 痰热腑实型

临床证候：半身不遂，口舌歪斜，言语謇涩或不语，偏身麻木，腹胀，便干便秘，头痛目眩，咳痰或痰多，舌

质红，苔黄腻，脉弦滑或偏瘫侧弦滑而大。

治法：化痰通腑。

方药：星蒌承气汤加减。瓜蒌、胆南星 g、大黄、芒硝。

加减：若不能及时通畅腑气，则导致清阳不升，浊阴不降而使清窍蒙塞，加重病情，大黄、芒硝的用量需根据病人的体质而定，以大便通泄为度，不宜过量，防止耗伤正气。热象明显者，加黄芩、栀子；年老体弱津亏者，加生地黄、麦冬、玄参；出血性中风无继续出血征象时，可用抵当汤加减以破血化瘀，通腑泄热。

（二）中脏腑

1. 痰热内闭型

临床证候：起病急骤，神志昏蒙，鼻鼾痰鸣，半身不遂，肢体强痉拘急，项强身热，气粗口臭，躁扰不宁，甚则手足厥冷，频繁抽搐，偶见呕血，舌质红绛，舌苔褐黄干腻，脉弦滑数。

治法：清热化痰，醒神开窍。

方药：羚羊角汤加减，配合灌服或鼻饲安宫牛黄丸。羚羊角粉、珍珠母、竹茹、天竺黄、石菖蒲、远志、夏枯草、牡丹皮。

加减：烦躁不宁者，加夜交藤、莲子心；头痛重者，加石决明；痰多者，加竹沥、胆南星、浙贝母、瓜蒌；热甚者，加黄芩、栀子。

2. 痰蒙清窍型

临床证候：神志昏蒙，半身不遂，

口舌歪斜，痰声辘辘，面白唇暗，静卧不烦，二便自遗，或周身湿冷，舌质紫暗，苔白腻，脉沉滑缓。

治法：温阳化痰，醒神开窍。

方药：涤痰汤加减，配合灌服或鼻饲苏合香丸。法半夏、茯苓、枳实、陈皮、胆南星、石菖蒲、远志、竹茹、丹参。

加减：四肢不温，寒象明显者，加桂枝；舌质淡、脉细无力者，加生晒参；舌质紫暗或有瘀点、瘀斑者，加桃仁、红花、川芎、地龙。

3. 元气败脱型

临床证候：昏愦不知，目合口开，四肢松懈瘫软，肢冷汗多，二便自遗，舌蜷缩，舌质紫暗，苔白腻，脉微欲绝。

治法：扶助正气，回阳固脱。

方药：参附汤加减。生晒参、附子。

加减：汗出不止者加黄芪、山茱萸、煅龙骨、煅牡蛎、五味子；兼有瘀象者，加丹参、赤芍、当归。

（三）恢复期

1. 风痰瘀阻型

临床证候：口眼歪斜，舌强语謇或失语，半身不遂，肢体麻木，苔滑腻，舌暗紫，脉弦滑。

治法：搜风化痰，行瘀通络。

方药：解语丹加减。天麻、胆星、天竺黄、半夏、陈皮、地龙、僵蚕、全蝎、远志、菖蒲、桑枝、鸡血藤、丹参、红花。

加减：痰热偏盛者，加全瓜蒌、竹茹、川贝母清化痰热；兼有肝阳上亢，头晕头痛，面赤，苔黄舌红，脉弦劲有力，加钩藤、石决明、夏枯草平肝息风潜阳；咽干口燥，加天花粉、天冬养阴润燥。

2. 气虚络瘀型

临床证候：肢体偏枯不用，肢软无力，面色萎黄，舌质淡紫或有瘀斑，苔薄白，脉细涩或细弱。

治法：益气养血，化瘀通络。

方药：补阳还五汤加减。黄芪、桃仁、红花、赤芍、归尾、川芎、地龙、牛膝。

加减：血虚甚，加枸杞、首乌藤以补血；肢冷，阳失温煦，加桂枝温经通脉；腰膝酸软，加川续断、桑寄生、杜仲以壮筋骨，强腰膝。

3. 肝肾亏虚证型

临床证候：半身不遂，患肢僵硬，拘挛变形，舌强不语，或偏瘫，肢体肌肉萎缩，舌红脉细，或舌淡红，脉沉细。

治法：滋养肝肾。

方药：左归丸和地黄饮子加减。干地黄、首乌、枸杞、山萸肉、麦冬、石斛、当归、鸡血藤。

加减：若腰酸腿软较甚，加杜仲、桑寄生、牛膝补肾壮腰；肾阳虚，加巴戟天、苁蓉补肾益精，附子、肉桂温补肾阳；夹有痰浊，加菖蒲、远志、茯苓化痰开窍。

五、康复治疗

（一）康复评定

1.脑损害严重程度评定

（1）格拉斯哥昏迷量表（见脑出血相关内容）。

（2）脑卒中患者临床神经功能缺损程度评分标准量表。该量表是我国学者在参考爱丁堡-斯堪的那维亚评分量表的基础上编制而成的，它是目前我国用于评定脑卒中临床神经功能缺损程度应用最广泛的量表之一。其评分为0~45分，0~15分为轻度神经功能缺损，16~30分为中度神经功能缺损，31~45分为重度神经功能缺损。

（3）美国国立卫生研究院卒中量表（NIH stroke scale NIHSS）是国际公认的使用频率最高的脑卒中评定量表，有11项检测内容，得分越低说明神经功能损害程度越重，得分越高说明神经功能损害程度越轻（表5-1）。

表5-1　美国国立卫生研究院卒中量表

项目	评分标准	评分
1a. 意识水平 即使不能全面评价（如气管插管、语言障碍、气管创伤及绷带包扎等），检查者也必须选择1个反应。只在患者对有害刺激无反应时（不是反射）才能记录3分	0　清醒，反应灵敏 1　嗜睡，轻微刺激能唤醒，可回答问题，执行指令 2　昏睡或反应迟钝，需反复刺激、强烈或疼痛刺激才有非刻板的反应 3　昏迷，仅有反射性活动或自发性反应或完全无反应、软瘫、无反射	
1b. 意识水平提问：月份、年龄 仅对初次回答评分。失语和昏迷者不能理解问题记2分，因气管插管、气管创伤、严重构音障碍、语言障碍或其他任何原因不能完成者（非失语所致）记1分。可书面回答	0　两项均正确 1　一项正确 2　两项均不正确	
1c. 意识水平指令：睁闭眼；非瘫痪侧握拳松开 仅对最初反应评分，有明确努力但未完成的也给分。若对指令无反应，用动作示意，然后记录评分。对创伤、截肢或其他生理缺陷者，应予适当的指令	0　两项均正确 1　一项正确 2　两项均不正确	
2. 凝视：只测试水平眼球运动 对随意或反射性眼球运动记分。若眼球偏斜能被随意或反射性活动纠正，记1分。若为孤立的周围性眼肌麻痹记1分。对失语者，凝视是可以测试的。对眼球创伤、绷带包扎、盲人或有其他视力、视野障碍者，由检查者选择一种反射性运动来测试，确定眼球的联系，然后从一侧向另一侧运动，偶尔能发现部分性凝视麻痹	0　正常 1　部分凝视麻痹（单眼或双眼凝视异常，但无强迫凝视或完全凝视麻痹） 2　强迫凝视或完全凝视麻痹（不能被头眼反射克服）	

项目	评分标准	评分
3. 视野 若能看到侧面的手指，记录正常，若单眼盲或眼球摘除，检查另一只眼。明确的非对称盲（包括象限盲），记 1 分。若全盲（任何原因）记 3 分。若濒临死亡记 1 分，结果用于回答问题 11。	0　无视野缺损 1　部分偏盲 2　完全偏盲 3　双侧偏盲（包括皮质盲）	
4. 面瘫	0　正常 1　轻微（微笑时鼻唇沟变平、不对称） 2　部分（下面部完全或几乎完全瘫痪） 3　完全（单或双侧瘫痪，上下面部缺乏运动）	
5、6. 上下肢运动 置肢体于合适的位置：坐位时上肢平举90°，仰卧时上抬45°，掌心向下，下肢卧位抬高30°，若上肢在 10 秒内，下肢在 5 秒内下落，记 1~4 分。对失语者用语言或动作鼓励，不用有害刺激。依次检查每个肢体，从非瘫痪侧上肢开始	上肢 0　无下落，置肢体于 90°（或 45°）坚持 10 秒 1　能抬起但不能坚持 10 秒，下落时不撞击床或其他支持物 2　试图抵抗重力，但不能维持坐位 90°或仰位 45° 3　不能抵抗重力，肢体快速下落 4　无运动 9　截肢或关节融合 （5a 左上肢；5b 右上肢） 下肢 0　无下落，于要求位置坚持 5 秒 1　5 秒末下落，不撞击床 2　5 秒内下落到床上，可部分抵抗重力 3　立即下落到床上，不能抵抗重力 4　无运动 9　截肢或关节融合 （6a 左下肢；6b 右下肢）	
7. 肢体共济失调：目的是发现一侧小脑病变 检查时睁眼，若有视力障碍，应确保检查在无视野缺损中进行。进行双侧指鼻试验、跟膝胫试验，共济失调与无力明显不成比例时记分。若患者不能理解或肢体瘫痪不记分。盲人用伸展的上肢摸鼻。若为截肢或关节融合记 9 分，并解释。	0　无共济失调 1　一个肢体有 2　两个肢体有，共济失调：右上肢 1=有，2= 无 9　截肢或关节融合，解释：左上肢 1=有，2= 无 9　截肢或关节融合，解释：右上肢 1=有，2= 无 9　截肢或关节融合，解释：左下肢 1=有，2= 无 9　截肢或关节融合，解释：右下肢 1=有，2= 无	

项目	评分标准	评分
8. 感觉：检查对针刺的感觉和表情，或意识障碍及失语者对有害刺激的躲避 只对与脑卒中有关的感觉缺失评分。偏身感觉丧失者需要精确检查，应测试身体多处［上肢（不包括手）、下肢、躯干、面部］确定有无偏身感觉缺失。严重或完全的感觉缺失记 2 分。昏睡或失语者记 1 或 0 分。脑干卒中双侧感觉缺失记 2 分。无反应或四肢瘫痪者记 2 分。昏迷患者（1a=3）记 2 分	0　正常 1　轻 – 中度感觉障碍（患者感觉针刺不尖锐或迟钝，或针刺感缺失但有触觉）； 2　重度 – 完全感觉缺失（面、上肢、下肢无触觉）	
9. 语言：命名、阅读测试 若视觉缺损干扰测试，可让患者识别放在手上的物品，重复和发音。气管插管者手写回答。昏迷者记 3 分。给恍惚或不合作者选择一个记分，但 3 分仅给不能说话且不能执行任何指令者	0　正常 1　轻 – 中度失语：流利程度和理解能力部分下降，但表达无明显受限 2　严重失语，交流是通过患者破碎的语言表达，听者需推理、询问、猜测，交流困难 3　不能说话或者完全失语，无言语或听力理解能力	
10. 构音障碍：读或重复表上的单词 若有严重的失语，评估自发语言时发音的清晰度。若因气管插管或其他物理障碍不能讲话，记 9 分。同时注明原因。不要告诉患者为什么做测试	0　正常 1　轻 – 中度，至少有些发音不清，虽有困难但能被理解 2　言语不清，不能被理解，但无失语或与失语不成比例，或失音 9　气管插管或其他物理障碍	
11. 忽视： 若患者严重视觉缺失影响双侧视觉的同时检查，皮肤刺激正常，记为正常。若失语，但确实表现为对双侧的注意，记分正常。视空间忽视或疾病失认也可认为是异常的证据	0　正常 1　视、触、听、空间觉或个人的忽视；或对一种感觉的双侧同时刺激忽视 2　严重的偏侧忽视或一种以上的偏侧忽视；不认识自己的手；只能对一侧空间定位	
总分：		

2. 运动功能评定

（1）Brunnstrom 运动功能评定法　Brunnstrom 将脑卒中偏瘫运动功能恢复分为 6 期，根据患者上肢、手和下肢肌张力与运动模式的变化来评定其运动功能恢复情况。Brunnstrom 1 期为患者无随意运动；Brunnstrom 2 期为患者开始出现随意运动，并能引出联合反应、共同运动；Brunnstrom 3 期为患者的异常肌张力明显增高，可随意出现共同运动；Brunnstrom 4 期为患者的异常肌张力开始下降，其共同运动模式被打破，开始出现分离运动；Brunnstrom 5 期为患者的肌张力逐渐恢复，并出现精细运动；Brunnstrom 6 期为患者的运动能力接近正常水平，但运动速度和准确性比健侧差。

（2）Fugl-Meyer 评定法主要包括肢体运动、平衡和感觉积分，以及关节被动活动度积分（包括运动和疼痛总积分）。其评分细则可参见相关书籍的有关内容。

3. 平衡功能评定

（1）三级平衡检测法　三级平衡检测法在临床上经常使用。Ⅰ级平衡是指在静态不借助外力的条件下，患者可以保持坐位或站立位平衡；Ⅱ级平衡是指在支撑面不动（坐位或站立位）条件下，患者的身体的某个或几个部位运动时可以保持平衡；Ⅲ级平衡是指患者在有外力作用或干预的条件下，仍可以保持坐位或站立位平衡。

（2）Berg 平衡量表　Berg 平衡量表是脑卒中临床康复与研究中最常用的量表，一共有 14 项检测内容，包括：①坐→站；②无支撑站立；③足着地，无支撑坐；④站→坐；⑤床→椅转移；⑥无支撑闭眼站立；⑦双脚并拢，无支撑站立；⑧上肢向前伸；⑨从地面拾物；⑩站立位转身向后看；⑪转体 360°；⑫双脚交替踏台阶；⑬双足前后位，无支撑站立；⑭单腿站立。每项评分 0~4 分，满分 56 分，得分越高表明平衡功能越好，得分越低表明平衡功能越差。

4. 日常生活活动能力评定

日常生活活动能力评定是脑卒中临床康复常用的功能评定。其方法主要有 Barthel 指数和功能活动问卷（FAQ）。

5. 生存质量评定

生存质量（QOL）评定分为主观取向、客观取向和疾病相关的 QOL 三种，常用量表有生活满意度量表、WHOQOL-100 量表和 SF-36 量表等。

6. 其他功能障碍的评定

其他功能障碍的评定还有感觉功能评定、认知功能评定、失语症评定、构音障碍评定和心理评定等，请参见有关章节和相关书籍。

（二）西医康复治疗

1. 康复目标与时机选择

（1）康复目标　利用一切有效的措施预防脑卒中后可能发生的并发症（如压疮、坠积性或吸入性肺炎、尿路感染、深静脉血栓形成等），改善受损的功能（如感觉、运动、语言、认知和心理等），提高患者的日常生活活动能力和适应社会生活的能力，即提高脑卒中患者的生活质量。

（2）康复时机　循证医学研究表明，早期康复有助于改善脑卒中患者受损的功能，减轻残疾的程度，提高生存质量。为了避免过早的主动活动使得原发的神经病学疾患加重，影响受损功能的改善，通常主张在生命体征稳定 48 小时后，原发神经病学疾患无加重或有改善的情况下，开始进行康复治疗。脑卒中康复是一个长期的过程，病程较长的脑卒中患者仍可从康复中受益，但效果较早期康复者差。对伴有严重并发症者，如血压过高、严重的精神障碍、重度感染、急性心肌梗死或心功能不全、严重肝肾功能损害或糖尿病酮症酸中毒等，应在治疗原发病的同时，积极治疗并发症，待患者病情稳定 48 小时后方可逐步进行康复治疗。

2.基本原则

（1）选择合适的病例和早期康复时机。

（2）康复治疗计划应建立在功能评定的基础上，由康复治疗小组共同制订，并在实施过程中酌情加以调整。

（3）康复治疗应贯穿于脑卒中治疗的全过程，做到循序渐进。

（4）综合康复治疗要与日常生活活动和健康教育相结合，并有脑卒中患者的主动参与及其家属的配合。

（5）积极防治并发症，做好脑卒中的二级预防。

3.急性期的康复治疗

脑卒中急性期通常是指发病后的 1~2 周，相当于 Brunnstrom 分期的 1~2 期。此期患者从患侧肢体无主动活动到肌张力开始恢复，并有弱的屈肌与伸肌共同运动。康复治疗是在神经内科或神经外科常规治疗（包括原发病治疗，并发症治疗，控制血压、血糖、血脂等治疗）的基础上，患者病情稳定 48 小时后开始进行。本期的康复治疗为一级康复，其目标是通过被动活动和主动参与，促进偏瘫侧肢体肌张力的恢复和主动活动的出现，以及肢体正确地摆放和体位的转换（如翻身等），预防可能出现的压疮、关节肿胀，下肢深静脉血栓形成、尿路感染和呼吸道的感染等并发症。对偏瘫侧的各种感觉刺激、对患者的心理疏导，以及其他相关的床边康复治疗（如吞咽功能训练、发音器官运动训练、呼吸功能训练等），有助于脑卒中患者受损功能的改善。同时，积极控制相关的危险因素（如高血压、高血糖、高血脂和心房纤颤等），做好脑卒中的二级预防。

（1）体位与患肢的摆放　定时翻身（每 2 小时一次）是预防压疮的重要措施，开始以被动为主，待患者掌握翻身动作要领后，由其主动完成。为增加偏瘫侧的感觉刺激，多主张患侧卧位，此时偏瘫侧上肢肩关节应前屈 90°，伸肘、伸指、掌心向上；偏瘫侧下肢应伸髋、膝稍屈、踝背伸 90°。健侧肢体放于舒适的位置。仰卧位时，偏瘫侧肩胛骨和骨盆下应垫薄枕，防止日后的后缩，偏瘫侧上肢肩关节应稍外展、伸肘、伸腕、伸指、掌心向下；偏瘫侧下肢屈髋、屈膝、足踩在床面（必要时给予一定的支持或帮助），或伸髋、伸膝、掌心背伸 90°（足底可放支持物或穿丁字鞋，痉挛期除外）。健侧肢体可放于舒适的位置，健侧卧时，偏瘫侧上肢有支撑（垫枕），肩关节前屈 90°，伸肘、伸腕、伸指、掌心向下；偏瘫侧下肢有支撑（垫枕），呈迈步状（屈髋、屈膝、踝背伸 90°，患足不可悬空）。

（2）偏瘫肢体的被动活动　本期多

数脑卒中患者的患侧肢体不能主动活动或活动很弱，肌张力低。为了保持关节的活动度、预防关节肿胀和僵硬，促进偏瘫侧肢体主动活动的早日出现，以被动活动偏瘫肢体为主。活动顺序为从近端关节到远端关节，一般每日 2~3 次，每次 5 分钟以上，直至偏瘫肢体主动活动恢复，同时，嘱患者头转向偏瘫侧，通过视觉反馈和治疗师的言语刺激，帮助患者主动参与，被动活动宜在无痛或少痛的范围内进行，以免造成软组织损伤。在被动活动肩关节时、偏瘫侧肱骨应呈外旋位，即手掌向上（仰卧位），以防肩部软组织损伤产生肩痛。

（3）床上活动 ①双手叉握上举运动：双手叉握，偏瘫手拇指置于健手拇指掌指关节之上（Bobath 握手），在健侧上肢的帮助下，做双上肢伸肘、肩关节前屈的上举运动。②翻身：向偏瘫侧翻身呈患侧卧：双手叉握、伸肘、肩前屈 90°，健侧下肢屈膝、屈髋、足踩在床面上，头转向偏瘫侧，健侧上肢带动偏瘫上肢向偏瘫侧转动，并带动躯干向偏瘫侧转，同时健侧足踏在床面用力使得骨盆和下肢转向偏瘫侧；向健侧翻身呈健侧卧：动作要领同前，只是偏瘫侧下肢的起始位需他人帮助，健侧卧的肢位摆放同前。③桥式运动（仰卧位屈髋、屈膝、挺腹运动）：仰卧位，上肢放于体侧，双下肢屈髋、屈膝，足平踏于床面，伸髋使臀部抬离床面，维持该姿势并酌情持续 5~10 秒。

（4）物理因子治疗 常用的有局部机械性刺激（如用手在相应肌肉表面拍打等）、冰刺激、功能性电刺激、肌电生物反馈和局部气压治疗等，可使瘫痪肢体肌肉通过被动引发的收缩与放松逐步改善其张力。

4. 恢复早期的康复治疗

脑卒中恢复早期（亚急性期）是指发病后的 3~4 周，相当于 Brunnstrom 分期的 2~3 期。患者从患侧肢体弱的屈肌与伸肌共同运动，到痉挛明显，能主动活动患肢，但肌肉活动均为共同运动。本期的康复治疗为二级康复，其目标除前述的预防常见并发症和脑卒中二级预防外，还应抑制肌痉挛、促进分离运动恢复，加强患侧肢体的主动活动并与日常生活活动相结合，注意减轻偏瘫侧肌痉挛的程度，避免加强异常运动模式（上肢屈肌痉挛模式和下肢伸肌痉挛模式）。同时，针对患者其他方面的功能障碍配合相应的康复治疗。

（1）床上与床边活动 ①上肢上举运动：当偏瘫侧上肢不能独立完成动作时，仍采用前述双侧同时运动的方法，只是偏瘫侧上肢主动参与的程度增大。②床边坐与床边站：在侧卧位的基础上，逐步转为床边坐（双脚不能悬空）。开始练习该动作时，应在治疗师的帮助指导下完成；床边站时，治疗师应站在患者的偏瘫侧，并给予其偏瘫膝一定帮助，防止膝软或膝过伸，要求在坐—站转移过程中双侧下肢应同时负重，防止重心偏向一侧。③双下肢交替屈伸运动，休息时应避免足底刺激，防止跟腱挛缩与足下垂。④桥式运动：基本动作要领同前，可酌情延长伸髋挺腹的时间，患侧下肢单独完成可增加难度。

（2）坐位活动　①坐位平衡训练：通过重心（左、右、前、后）转移进行坐位躯干运动控制能力训练。开始训练时应由治疗师在偏瘫侧给予帮助指导，酌情逐步减少支持，并过渡到日常生活活动。②患侧上肢负重：偏瘫侧上肢于体侧伸肘、腕背伸90°、伸指，重心稍偏向患侧。可用健手帮助维持伸肘姿势。③上肢功能活动：双侧上肢或偏瘫侧上肢肩肘关节功能活动（包括肩胛骨前伸运动），双手中线活动并与日常生活活动相结合。④下肢功能活动：双侧下肢或偏瘫侧下肢髋、膝关节功能活动，双足交替或患足踝背伸运动。

（3）站立活动　①站立平衡训练：通过重心转移进行站立位下肢和躯干运动控制能力训练，开始应由治疗师在偏瘫侧给予髋、膝部的支持，酌情逐步减少支持，注意在站立起始位双下肢应同时负重。②偏瘫侧下肢负重（单腿负重）：健腿屈髋屈膝，足踏在矮凳上，偏瘫腿伸直负重，髋、膝部从有支持逐步过渡到无支持。③上下台阶运动：患者面对台阶，健手放在台阶的扶手上，健足踏在台阶下，偏瘫足踏在台阶上，将健腿上一台阶，使健足与偏瘫足在同一台阶上，站稳后再将健腿下一台阶回到起始位。根据患者的体力和患侧股四头肌力量等情况，酌情增加运动次数和时间。

（4）减重步行训练　在偏瘫侧下肢不能适应单腿支撑的前提下可以进行减重步行训练，训练通过支持部分体重使得下肢负重减轻，又使患侧下肢尽早负重，为双下肢提供对称的重量转移，重复进行完整的步行周期训练，同时增加训练的安全性。

（5）平行杠内行走　在偏瘫侧下肢能够适应单腿支撑的前提下可以进行平行杠内行走，为避免偏瘫侧伸髋不充分、膝过伸或膝软，治疗师应在偏瘫侧给予帮助指导。如果患侧踝背伸不充分，可穿戴踝足矫形器，预防可能出现的偏瘫步态。

（6）室内行走与户外活动　在患者能较平稳地进行双侧下肢交替运动的情况下，可先行室内步行训练，必要时可加用手杖，以增加行走时的稳定性。上下楼梯训练的原则是上楼梯时健腿先上，下楼梯时患侧腿先下。治疗师可在偏瘫侧给予适当的帮助指导。在患者体力和患侧下肢运动控制能力较好的情况下，可行户外活动，注意开始时应有治疗师陪同。

（7）物理因子治疗　重点是针对偏瘫侧上肢的伸肌（如肱三头肌和前臂伸肌）和偏瘫侧下肢的屈肌（如股二头肌、股前肌和腓骨长短肌），改善患者的伸肘、伸腕、伸指功能，以及屈膝和踝背伸功能。常用方法有功能性电刺激、肌电生物反馈和低中频电刺激等。

（8）作业治疗　根据患者的功能状况选择适应其个人的作业活动，提高患者日常生活活动能力和适应社会生活能力。作业活动一般包括：①日常生活活动：日常生活活动能力的水平是反映康复效果和患者能否回归社会的重要指标，基本的日常生活活动（如主动移动、进食、个人卫生、更衣、洗澡、步行和如厕等）和应用性日常生活活动（如做家务、使用交通工具、认知与交流等）都应包括在内。②运动性功能活动：通过相应的功能活动增加患者的肌力、耐力、平衡与协调能力及关节活动范围。③辅助用具使用训练：为了充分利用和发挥已有的功能，可配置辅助用具，有助于提高患者的功能活动能力。

（9）步行架与轮椅的应用　对于年龄较大、步行能力相对较差的患者，为了确保安全，可使用步行架以增加支撑面，从而提高行走的稳定性。下肢瘫痪程度严重、无独立行走能力者，可用轮椅代步，以扩大患者的活动范围。

（10）言语治疗　对有构音障碍或失语的脑卒中患者应早期进行言语功能训练，提高患者的交流能力，有助于其整体功能水平的改善。

5. 恢复中期的康复治疗

脑卒中恢复中期一般是指发病后的 4~12 周，相当于 Brunnstrom 分期的 3~4 期。此期患者从患肢肌肉痉挛明显，能主动活动患肢，但肌肉活动均为共同运动，到肌肉痉挛减轻，开始出现选择性肌肉活动。本期的康复治疗为二级康复向三级康复过渡，目标是以加强患者的协调性和选择性随意运动为主，

并结合日常生活活动进行上肢和下肢实用功能的强化训练，同时抑制异常的肌张力。脑卒中患者运动功能训练的重点应放在正常运动模式和运动控制能力的恢复上。相当一部分偏瘫患者的运动障碍与其感觉缺失有关，因此，改善各种感觉功能的康复训练对运动功能恢复十分重要。

（1）上肢和手的治疗性活动　偏瘫上肢和手功能的恢复较偏瘫侧下肢相对滞后，这可能与脑损害的部位和上肢功能相对较精细、复杂有关。上肢和手是人体进行功能活动所必需的结构，尽管健侧上肢和手在一定程度上可起到代偿作用，但是偏瘫侧上肢和手的功能缺失或屈曲挛缩仍然对患者的日常生活活动有相当大的影响。因此，在康复治疗中，应当重视偏瘫侧手臂的功能训练。酌情选用强制性运动疗法，以提高偏瘫侧上肢和手的实用功能。

在进行偏瘫侧上肢功能性活动前，必须先降低患肢的屈肌张力，常用的方法为反射性抑制模式（RIP）：患者仰卧，被动使其肩关节稍外展，伸肘，前臂旋后，腕背伸，伸指并拇指外展。该法通过缓慢、持续牵伸屈肌，可以明显降低上肢屈肌的张力，但效果持续时间短。为了保持上肢良好的屈肌张力，可重复使用该方法。另外，主动或被动进行肩胛骨的前伸运动也可达到降低上肢屈肌张力的目的。患手远端指间关节的被动后伸、患手部的冰疗、前臂伸肌的功能性电刺激或肌电生物反馈均有助于

缓解患肢的高屈肌张力，改善手的主动活动，尤其是伸腕和伸指活动。值得注意的是，此时的肢体推拿部位应为上肢的伸肌（肱三头肌和前臂伸肌），否则将加强上肢屈肌张力。在进行上述功能性活动中，可逐步增加上肢和手的运动控制能力训练（如某一肢位的维持等）和协调性训练，为以后的日常生活活动创造条件。在进行上肢和手的运动控制能力训练时，为了防止共同运动或异常运动模式的出现，治疗师可给予一定的帮助，以引导其正确运动。

在偏瘫侧上肢和手的治疗性活动中，尤其是在运动控制能力的训练中，尤要重视"由近到远，由粗到细"的恢复规律，近端关节的主动控制能力直接影响该肢体远端关节的功能恢复（如手功能的改善与恢复）。

（2）下肢的治疗性活动 当偏瘫侧下肢肌张力增高和主动运动控制能力差时，常先抑制其异常的肌张力，再进行有关的功能性活动（以主动活动为主，必要时可给予适当的帮助）。降低下肢肌张力的方法（卧位）有腰椎旋转（动作同骨盆旋转）、偏瘫侧躯干肌的持续牵伸（通过患髋及骨盆内旋牵拉该侧腰背肌）、跟腱持续牵拉（可在屈膝位或伸膝位进行被动髋背伸）。下肢的运动控制能力训练可在屈髋屈膝位、屈髋伸膝位、伸髋屈膝位进行偏瘫侧下肢主要关节的主动运动控制活动，以促进髋背伸功能的恢复。患足的跟部在健腿的膝、胫前、内踝上进行有节律的、协调

的、随意的选择性运动（称跟膝胫踝运动）。该运动是下肢运动控制能力训练的重要内容，同时可作为评定训练效果的客观依据。由于下肢肌张力增高主要为伸肌（与上肢相反），因此，在使用推拿、针灸等方法时，应以促进下肢屈肌（如胫前肌）功能的恢复为主。

在运动控制训练中，主要练习不同屈膝位的主动伸膝运动、主动屈膝运动和踝背伸活动，可加用指压第1和第2跖骨间肌肉的方法。

下肢的功能除负重以外，更重要的是行走，人们通过行走可以更好地参与日常生活、家庭生活和社区生活，以实现自身的价值。如果患者踝背伸无力或足内翻明显，影响其行走，可用弹性绷带或踝足矫形器使其患足固定于踝背伸位，以利于行走，休息时可将其去除。对于老年体弱者，可根据具体情况，选用相应的手杖或步行架。如果患者脑损害严重，同时合并其他功能障碍（如认知功能障碍等），影响肢体运动功能恢复，使其无法行走时，可使用轮椅。在患者出院前，治疗师应教会患者及其家属轮椅的使用方法和如何进行床椅转移。

（3）作业性治疗活动 针对患者的功能状况选择适合的功能活动内容，如书写练习、画图、下棋、粗线打结、系鞋带、穿脱衣裤和鞋袜、家务活动、社区行走等。

（4）认知功能训练 认知功能障碍有碍于患者受损功能的改善，因此认知

功能训练应与其他功能训练同步进行。

6. 恢复后期的康复治疗

脑卒中恢复后期一般是指发病后的3~6个月，相当于 Brunnstrom 分期的5~6期。此期患者大多数肌肉活动为选择性的，能自主活动，从不受肢体共同运动影响到肢体肌肉痉挛消失，分离运动平稳，协调性良好，但速度较慢。本期的康复治疗为三级康复，目标是抑制痉挛，纠正异常运动模式，改善运动控制能力，促进精细运动，提高运动速度和实用性步行能力，掌握日常生活活动技能，提高生存质量。

（1）上肢和手的功能训练　综合应用神经肌肉促进技术，抑制共同运动，促进分离运动，提高运动速度，促进手的精细运动。

（2）下肢功能训练　抑制痉挛，增加下肢运动的协调性，增加步态训练的难度，提高实用性步行能力。

（3）日常生活活动能力训练　加强修饰、如厕、洗澡、上下楼梯等日常生活自理能力的训练，增加必要的家务和户外活动训练等。

（4）言语治疗　在前期言语治疗的基础上，增加与日常生活有关的内容，以适应今后的日常生活活动。

（5）认知功能训练　结合日常生活活动进行相关的训练。

（6）心理治疗　鼓励和进行心理疏导，增加患者对康复治疗的信心，以保证整个康复治疗顺利进行。

（7）支具和矫形器的应用　必要的手部支具、患足矫形器和助行器等的应用，有助于提高患者的实用技能。

7. 恢复慢性期的康复治疗

脑卒中恢复慢性期是指脑损害导致的功能障碍经过各种治疗，受损的功能在相当长的时间内不会有明显的改善，此时为恢复慢性期。临床上有的在发病后 6~12 个月，多数在发病后 1~2 年。导致脑卒中恢复慢的主要原因有颅脑损害严重、未及时进行早期规范的康复治疗、治疗方法或功能训练指导不合理而产生误用综合征、危险因素（高血压、高血糖、高血脂）控制不理想致原发病加重或再发等。脑卒中常见的后遗症主要为患侧上肢运动控制能力差和手功能障碍、失语、构音障碍、面瘫、吞咽困难、偏瘫步态、患足下垂行走困难、二便失禁、血管性痴呆等。

此期的康复治疗为三级康复，应加强残存和已有的功能，即代偿性功能训练，包括矫形器、步行架和轮椅等的应用，以及环境改造和必要的职业技能训练，以适应日常生活的需要。同时，注意防止异常肌张力和挛缩的进一步加重，避免废用综合征、骨质疏松和其他并发症的发生，帮助患者下床活动，进行适当的户外活动，注意多与患者交流和必要的心理疏导，激发其主动参与的意识，发挥家庭和社会的作用。

（三）中医康复治疗

1. 熏蒸疗法

生附子、当归各 40g，羌活 60g，

远志 20g，威灵仙 90g，乳香、琥珀各 30g，没药 50g，蒜头适量。上药共研成细末，用醋调成糊状，炒热敷于患侧劳宫、涌泉穴上，每穴用药末 5g，以麝香风湿膏固定，次晨取下。开始 10 天每天 1 次，以后隔日敷药，1 个月为 1 个疗程。

2. 浸洗疗法

当归尾、赤芍药、正川芎、桂枝尖、川牛膝、伸筋草各 10g，鸡血藤、血丹参各 15g，遗骨草 20g。上药水煎 2 次，倒入搪瓷盆中，趁热浸洗患肢，由护理者掌握温度，药温降低后可将面盆放炉上加温。一般先浸洗上肢，后浸洗下肢，并加以按摩，助其屈伸。每天 2~3 次，每次 30 分钟。注意在浸泡洗过程中勿受凉，避免烫伤。

3. 针刺疗法

（1）体针疗法 主要适用于中风恢复期。肢体瘫痪者，常取肩髃、臂臑、曲池、手三里、合谷、肩髎、天井、外关、髀关、伏兔、梁丘、足三里、解溪、内庭、环跳、风市、阳陵泉、悬钟、丘墟、秩边、殷门、委中、承山、申脉等穴位，发病 3 个月以内者，取健侧穴位为主，用泻法；发病 3~6 个月者，同时取健侧与患侧的穴位，但健侧用泻法、患侧用补法；发病 6 个月以上者，取患侧穴位为主，平补平泻。中风后以口角歪斜为主者，取地仓、颊车、哑门、合谷及通里、廉泉、承浆、风池；中风后以听觉障碍和语言障碍为主者，取曲鬓、悬厘、颔厌、率谷等穴；

中风后视力障碍、视野缺损者，取头临泣、目窗、玉枕；中风后胸腹腰背疼痛者，取正营、承灵；中风后足部疼痛，取百会、前顶；中风后痴呆和精神症状者，取百会、前顶、四神聪、神庭；中风后小便失禁者，取百会透后顶；中风后腕、指关节不能活动者，取百会、双侧太冲用泻法，取曲池、合谷、外关、中脘、中泉用补法；中风后踝、趾关节畸形者，足外翻补照海、泄申脉，足内翻泄照海、补申脉。

（2）头皮针疗法 适宜于中风各期。一般在局部消毒后，用右手持针与头皮呈 15°~30° 刺入穴位，在快速捻转 2~3 分钟得气后行补泻手法，再留针 30~60 分钟后拔出，按压止血。中风后肢体瘫痪者，取顶中线、顶颞前斜线，上肢取中 1/3，下肢取上 1/3；中风后肢体麻木，取顶中线、顶颞后斜线，头面部取下 1/3，上肢取中 1/3，下肢取上 1/3；中风后口角歪斜，取顶颞前斜线下 1/3；中风后语言不利，取额中线、颞前线及顶颞前斜线下 1/3；中风后头痛，取额中线、颞前线及颞后线；中风后眩晕，取颞后线、枕下旁线；中风后视觉障碍，取枕上旁线；中风后共济失调，取枕下旁线；中风后并发小便失禁，取顶中线。

（3）穴位注射疗法 适宜于中风后偏瘫恢复期及后遗症期。一般在局部消毒后，用注射器刺入穴位，提插得气后，将丹参注射液、香丹注射液、川芎嗪注射液、当归注射液、麝香注射液、丁公藤注射液及维生素 B_1 注射液、维生素 B_{12} 注射液等注入穴位，每个穴位的注入药量为 0.1~1ml。中风后偏瘫，常取合谷、曲池、内关、外关、肩髃、足三里、上巨虚、太冲、解溪、昆仑、阳陵泉、三阴交等穴。

4. 推拿疗法

脑梗死按摩一般每次局部按摩 10~15 分钟，全身按摩不超过 30 分钟。按摩的部位有足心、腿部，及肢体活动不方便的部位，上肢取肩井、肩贞、肩髃、曲池、尺泽、手三里、外关、鱼际、合谷穴；腰及下肢取肾俞、环跳、委中、承山、太溪、昆仑、足三里、阳陵泉、伏兔。每次按摩时可于下肢各取 3~5 个穴位，用手掌侧鱼际和中指、环指、小指掌侧背部附于治疗部位上，并紧贴治疗部位，以腕关节为轴心的屈伸动作与前臂的旋转运动相结合，用搋、揉、按、推、摩、捏、掐、搓等手法，在治疗部位上做持续不断地有节奏地前后来回边按边滚动。

5. 体育疗法

中医体育疗法，同中医学的其他康复法一样，也具有整体观念和辨证论治的特点，也是在阴阳五行、脏腑经络、病因病机、诊法治则等中医理论指导下施行的。它特强调精神修养和意念活动的锻炼，概括其特点，有以下三方面。

（1）强调主观能动性 "修性以保神，安心以存身"是中医体育康复法的第一要点。在锻炼时，首先应树立积极的人生观，对康复有坚定信心；其次应加强思想修养，善于控制自己的思想和行为，按客观规律主动调整自己的生活方式，以达到祛病康复，保健延年的目的。

（2）整体调节性 中医体育疗法不是简单地针对某个病症或某一身体局部和特异疗法，而是强调改善人体整体功能状态，增强自我调节功能，提高身体的免疫能力和防御能力，靠机体自身的稳态机制，祛疾愈病，保持康健。即所谓疏通经络、调节气血、燮理阴阳，扶正祛邪。

（3）突出顺其自然 顺其自然，体现在以下两个方面，一是指体育疗法的功法易学易练，不受外界条件环境限制；二是指这一类功法锻炼起来多在形与意上模仿、存想自然界某些情景，如鹤翔、虎扑、猿灵、鹿静、海阔、天高等，强调形似神随、动静结合，在形动的同时，疏通经络、调和气血，从而起到康复、保健、延年的作用，这与纯体力消耗性的运动锻炼有本质的不同。所以真正了解中医体育康复疗法的精髓，学练起来则毫无勉强之苦，一切顺其自然是一种轻松愉快，充满乐趣的享受。

一般来说，体质较弱和典型的虚证患者，宜选练静功或动作简单的功法，体力较好或身体较胖者，可选练五禽戏、太极拳、易筋经等肢体动作较多的功法。无论练哪种功法，都宜选择环境幽静、空气新鲜的场所，放松身心、心神宁静、专心致志，呼吸细匀深沉，即所谓调身、调心、调息。练功的时间最好每日 2 次在固定的时间内锻炼，可根据自己的情况和练后的感觉适当地增加或减少练功的时间和次数，以练功时感觉舒适，收功后感觉轻松愉快为度。若锻炼达不到应有的强度，则无相应的收效，若练之过度，又会对身体产生不良影响。

6. 中医音乐疗法

患者通过对音乐的欣赏可以达到调畅情志、理气解郁的治疗目的。适应的症状主要是心理和精神方面的，如抑郁、焦虑、失眠、情感冷漠等。根据辨证施治的原则，选取不同的音乐作品让患者欣赏。一般来说，抑郁类型的疾病，宜采用节奏明快、情绪欢乐的乐曲，焦虑、躁狂型的可用节奏舒缓、曲调圆润、响度轻柔的乐曲。

患者参与的方式可以分作被动和主动两种。被动的方式是在治疗师事先设计的音乐情景中，规定患者参与的方式。如在乐曲进行中，让患者拍击出相应的节奏，或模仿演唱、演奏等。主动的方式则是在治疗师的提示下，由患者自主完成一定的任务，如演唱（演奏）规定的曲目，或按一定的意境要求即兴表演。由于这种方式具有一定的创造性，参与者需要有相应的音乐基础才行。

六、预防调护

不良的生活习惯，包括吸烟、少活动、喝酒过量，饮食的盐分和脂肪太高，或不懂得缓解压力，身体超重都容易患上血压高、心脏病、胆固醇过高、动脉粥样硬化、糖尿病等脑梗死致病因素。因此控制血压、胆固醇含量和血糖水平，以及健康的生活与饮食习惯，预防和治疗其他相关疾病（如冠心病、高脂血症、风心病、糖尿病等），控制体重，才是预防脑梗死的关键。

1. 及时治疗可能引起卒中的疾病

如动脉硬化、糖尿病、冠心病、高血脂病、高黏滞血症、肥胖病、颈椎病等。高血压是发生中风最危险的因素，也是预防脑梗死的一个中心环节，应有效地控制血压，坚持长期服药，并长期观察血压变化情况，以便及时处理。

2. 重视先兆征象

先兆征象，如头晕、头痛、肢体麻木、昏沉嗜睡、性格反常。一旦短暂性脑缺血发作，应及时到医院诊治。

3. 消除中风的诱发因素

如情绪波动、过度疲劳、用力过猛等。要注意心理预防，保持精神愉快，情绪稳定。提倡健康生活方式，规律的生活作息，保持大便通畅，避免因用力排便而使血压急剧升高，引发脑血管病。

4. 饮食要有合理结构

饮食以低盐、低脂肪、低胆固醇为宜，适当多食豆制品、蔬菜和水果，戒除吸烟、酗酒等不良习惯。每周至少吃3次鱼，鱼类富含不饱和脂肪酸，不饱和脂肪酸能够调节血液的状态，使血液较不容易形成凝块，进而防止脑梗死。

5.注意保暖

老年人应注意保暖，尤其是户外活动时应注意保暖。应在室内逐步适应环境温度，调节室内空调温度，不宜过高，避免从较高温度的环境突然转移到温度较低的室外。注意气象因素的影响，季节与气候变化会使高血压患者情绪不稳，血压波动，诱发脑梗死。

6.防止复发

临床观察表明，即使是只出现过脑梗死先兆，一般在2~3年内，还会有约半数人再次发作。所以，一次发作后，要特别警惕再发。而且，一般的规律是一次比一次重，间隔越来越短。因此，脑梗死患者要注意检测血压、规律生活、适当锻炼、调节情绪、控制体重，防止复发。

此外，脑梗死患者还要注意平时外出时多加小心，防止跌跤；起床、低头系鞋带等日常生活动作要缓慢；洗澡时间不宜过长等。

恢复期要加强偏瘫肢体的被动活动，进行各种功能锻炼，并配合针灸、推拿、理疗、按摩等。偏瘫严重者，防止患肢受压而发生变形。语言不利者，宜加强语言训练。长期卧床者，保护局部皮肤，防止发生压疮。

主要参考文献

[1] 张玉梅，宋鲁平. 认知障碍新理论新进展[M]. 北京：科学技术文献出版，2020.

[2] 郭海英，朱震. 中医康复学[M]. 北京：中国中医药出版社，2022.

[3] 张志杰，刘春龙，宋朝. 神经动力学 徒手肌肉测试指南[M]. 河南科学技术出版社，2020.

[4] 贾建平，陈生弟. 神经病学[M]. 8版. 北京：人民卫生出版社，2018.

[5] 恽晓平. 康复疗法评定学[M]. 2版. 北京：华夏出版社，2014.

[6] 纪树荣. 运动疗法技术学[M]. 2版. 北京：华夏出版社，2011.

[7] 燕铁斌. 物理治疗学[M]. 3版. 北京：人民卫生出版社，2018.

第三节　脊髓损伤

脊髓损伤（spinal cord injury）是指由于外界直接或间接因素导致脊髓损伤，在损害的相应节段出现各种运动、感觉和括约肌功能障碍，肌张力异常及病理反射等的相应改变。脊髓损伤的发生率依各国的国情和年代的不同存在明显的差异，在脊髓损伤患者中，从伤员的年龄和性别分析，青壮年人群是脊髓损伤的高发人群，其中21~30岁的发病人数最高，男性致伤人数多于女性，这与青年人与男性多从事危险性及户外活动有关，而女性多从事家庭劳动及相对危险较小的工作，遭受外伤的可能性较男性要小。国外文献统计，该病20~40岁发病率最高，男女比例为（3~4）：1。

脊髓损伤属外伤所致"腰痛""痿证""癃闭"等病证范畴。指由于受到直接或间接暴力损伤，导致脑气震激，阳气不能上达于脑，神明失用，而致肢体失司；或血脉损伤，血溢于脉外，日久筋脉失养而致病。现代中医认为脊髓损伤的病机为督脉损伤，从而导致督脉和其他经络、脏腑、气血之间的功能紊乱，出现一系列临床表现。急性脊髓损伤后所产生的各种临床症状，乃因瘀血阻滞督脉，枢机统帅失职，三阳经气血逆乱而致。其病因为"瘀血"，病机为"督脉枢机不利"，内治必须以祛瘀通督为要点。

一、病因病机

（一）西医学认识

1. 病因

（1）外伤　是造成脊髓损伤的主要原因。包括车祸、坠落、暴力、事故及自然灾害等，也包括刀枪伤或爆炸性损伤、挥鞭性损伤。

（2）非外伤　多由感染性、血管性、退行性、发育性疾病及肿瘤等原因所致。

2. 发病机制

（1）闭合性损伤　多因车祸、坠落等外伤导致脊柱过度伸展、屈曲、扭转，造成脊柱移位，以及脊椎附件、韧带和脊髓供血血管损伤，进而引发脊髓的闭合性损伤。

（2）开放性损伤　脊髓损伤可由爆裂伤、血管损伤，也可因子弹穿过或骨折断端刺伤骨髓所致。

（3）挥鞭性损伤　是一种特殊的颈部脊髓损伤。多见于上身在高速运动时突然停止，头在惯性作用下继续向前运动，造成颈部脊髓损伤。

3. 病理变化

急性期主要归结于组织出血水肿、变性和坏死，晚期主要表现为瘢痕、囊肿、硬膜粘连、神经胶质化。由于脊髓损伤的急性期病理变化发展迅速，呈持续性，故一般认为伤后 6 小时内是抢救的黄金时期。

（二）中医学认识

脊髓损伤的病因有肺部郁热、外伤、脾胃虚弱、肝肾阴虚和肾督虚衰。

1. 肺热津伤

风热之邪侵袭人体，肺卫首当其冲。风热均为阳邪，两阳相劫，热势炽盛，肺受热灼，津液耗伤，津液缺乏，不足以敷布全身以濡养筋脉而致下肢痿软不用。《素问·痿论》有"肺热叶焦，发为痿躄"的记载。

2. 外伤督脉

脊柱突然受外力所伤，致使脊柱骨折受损，由于督脉"贯脊络肾"，所以督脉受损后肾气损伤，瘀血阻滞不通，不能濡养下肢而致下肢瘫痪不仁。

3. 脾胃虚弱

患者素体脾胃虚弱，或因病致虚，脾胃受纳运化功能失常，津液气血生化之源不足，肌肉筋脉失养，而致下肢肌肉痿弱不用。

4. 肝肾阴虚

督脉受病，肾气亦伤，肾主藏精，

肾伤则精失所藏，精血互生，精伤而血亦不足。肾阴亏虚，肝失滋养，肝血不足，筋失濡润，故筋脉拘挛而肢体瘫痪。

5. 肾督虚衰

腰脊受损日久，肾气耗伤益甚。督脉总督一身之阳，督脉受损，必致阳气虚衰，不能温煦肢体，而致肌萎肢冷、肢体瘫痪。

二、临床诊断

（一）临床表现

由于损伤部位与损伤程度不同，脊髓损伤的临床表现也各不相同，但大多具有以下共同点。

（1）运动功能障碍　颈段脊髓损伤表现为四肢瘫痪，胸段以下脊髓损伤引起躯干及下肢瘫痪，脊髓休克期呈现迟缓性瘫痪，一般持续6周以上或更长时间。脊髓休克期结束后，脊髓椎体束受损的患者出现痉挛性瘫痪。马尾神经受损出现弛缓性瘫痪。

（2）感觉功能障碍　损伤平面以下各种感觉减退或消失，完全性损伤患者鞍区（会阴区）感觉消失。

（3）膀胱功能障碍　脊髓损伤会造成脊髓反射中枢与皮质高级中枢的联系障碍，从而出现尿潴留或尿失禁。

（4）直肠功能障碍　脊髓休克期主要表现为大便失禁。脊髓休克期后，脊髓腰段以上的完全性损伤主要表现为便秘。

（5）呼吸功能障碍　①胸腰椎移行部以上的脊髓损伤时，因肋间肌麻痹而导致呼吸功能低下。②第4颈髓以上损伤因膈肌瘫痪而不能呼吸。

（6）自主神经反射障碍　主要表现为阵发性高血压、搏动性头痛、眼花、视物不清，损伤平面以上出汗、面部潮红和鼻塞等症状。

（7）性功能障碍　脊髓损伤患者多有不同程度的性功能和生育功能障碍。

（二）相关检查

1. 脊柱X线平片

脊柱常规X线检查方法有正位、侧位和斜位。正位片主要观察椎体、椎弓根、椎间隙、颈椎的钩突、胸腰椎的横突和各椎体的棘突。侧位片主要观察椎体的曲度、排列、椎体形态及棘突等。颈椎斜位片主要观察椎间孔的形态，腰椎斜位片主要观察椎体滑脱、椎体峡部崩裂等。怀疑颈1~2椎体病变需摄张口位片，主要观察第2颈椎椎体和齿状突椎体。

2. CT检查

CT检查包括CT平扫及CT增强扫描。不用造影剂增强的扫描称为CT平扫。脊柱扫描一般只做CT平扫，只有在怀疑血管性病变或肿瘤性病变时才做增强扫描。

3. 弥散加权成像检查

随着磁共振成像技术的发展，弥散加权成像的应用日益广泛。目前，在脊柱中主要用于外伤性椎体骨折和病理性骨折的鉴别诊断、脊髓损伤、脊柱与脊髓肿瘤等。弥散张量成像是在弥散加权成像基础上发展起来的，对于多发性硬化、脊髓软化、肌萎缩性侧索硬化及脊髓损伤等有较大价值，这种成像技术能显示脊髓内部纤维连接，提供直观的纤维束示踪图像。但受到脊髓横断面较小及椎管骨性结构磁敏感伪影等的影响，脊髓内质维束成像还有待于进一步研究。

4. 脊髓成像

脊髓成像主要利用水的长 T2 特性，使脑脊液保持较高信号，而其他组织呈低信号，可获得脊髓蛛网膜下腔脑脊液影像，类似脊髓造影，可显示椎管内神经根情况。

（三）诊断要点

1. 定位诊断

（1）颈脊髓损伤

①第一、二颈脊髓损伤：患者多数立即死亡，能到医院就诊者只有下列神经病学改变：A. 运动改变。第一、二颈神经发出纤维支配肩胛舌骨肌、胸骨舌骨肌和胸骨甲状肌，当其受伤时，会影响这些肌肉功能。B. 感觉改变。第一、二颈神经的前支参与构成枕大神经、枕小神经及耳大神经。当寰枢椎骨折、脱位、齿状突骨折时，患者可感到耳部及枕部疼痛、麻木。检查时可发现有局部痛觉过敏或减退。

②第三颈脊髓损伤：该部位的脊髓支配膈肌及肋间肌，损伤后不能进行自

主呼吸，患者多于受伤后立即死亡。常见的损伤原因为绞刑骨折，即第二至第三颈椎脱位，第二颈椎双侧椎弓骨折。这种骨折脱位亦可因上部颈椎于过伸位受伤引起。

③第四颈脊髓损伤：A. 运动改变。患者为完全性四肢瘫痪。膈肌受第三至第五颈神经支配，第四颈脊髓节段损伤后，创伤性反应也往往波及第三颈神经，故患者的自主呼吸丧失。创伤性反应消退后，膈肌功能可望恢复而行自主呼吸，但呼吸仍较微弱。B. 感觉改变。锁骨平面以下的感觉消失，其他如括约肌功能、性功能、血管运动、体温调节功能等均消失。

④第五颈脊髓损伤：损伤早期因第四至五颈脊髓受到创伤性水肿的影响，患者膈肌功能很差，加之创伤后患者发生肠胀气等更会加重呼吸困难。A. 运动改变。双上肢完全无自主活动而放置于身体两侧；肩部则因有提肩胛肌、斜方肌的牵拉而能耸肩。B. 感觉改变。患者除颈部及上臂前方一个三角区外，所有感觉全部消失。C. 反射改变。患者除肱二头肌腱反射明显减弱或消失外，其余腱反射全部消失。

⑤第六颈脊髓损伤：患者由于脊髓创伤性反应及肠胀气的影响，呼吸功能可受到明显干扰。A. 运动改变。胸大肌、背阔肌、肩胛下肌、三头肌瘫痪，肘部失去伸展功能。提肩胛肌、斜方肌、三角肌及肱二头肌仍可收缩，因而患者的肩部可抬高，上臂可外展90°，

前臂屈曲，手放在头部附近。桡侧腕长伸肌呈下运动单位性损害，而第六颈髓节段以下的神经所支配的手指、躯干及下肢肌肉均呈瘫痪状态。B.感觉改变。上肢的感觉，除上臂外侧、前臂背外侧的一部分外，上肢其余部分均有感觉缺失现象。C.反射改变。肱二头肌、肱桡肌反射均正常，肱三头肌反射消失。

⑥第七颈脊髓损伤：伤后膈神经功能正常，患者呈腹式呼吸。A.远动改变。上肢轻度外展，前臂屈曲于胸前，腕可向桡侧偏位。伸指总肌肌力减弱，其中以伸示指肌的肌力减弱尤为明显；旋前圆肌、桡侧屈腕肌、屈指深肌、屈指浅肌、屈拇长肌均显力弱，故手呈半握状态。肱二头肌肌力正常。B.感觉改变。躯干、下肢、上臂、前臂内侧、手的尺侧3个手指、有时示指有感觉障碍。C.反射改变。肱二头肌反射、桡骨膜反射均存在，三头肌反射消失或减退。

⑦第八颈脊髓损伤：患者可见单侧的或双侧霍纳综合征；由卧位改为直立位时，可出现血管运动障碍，即位置性低血压，经过锻炼以后，此种现象可消失。A.运动改变。屈拇长肌、伸拇短肌、骨间肌、蚓状肌、对掌肌、对指肌肌力减弱或消失；外展拇短肌完全瘫痪而呈爪形手。B.感觉改变。感觉障碍范围包括4~5指、小鱼际及前臂内侧、躯干及下肢。C.反射改变。肱三头肌反射及腹壁反射、提睾反射、膝腱反射、跟腱反射有障碍。

（2）第一胸脊髓损伤　霍纳综合征阳性，面部、颈部、上臂不出汗。①远动改变。拇收肌、骨间肌、蚓状肌部分瘫痪，拇短展肌完全无功能，肋间肌及下肢瘫痪。②感觉改变。感觉障碍发生在上臂远端内侧、前臂之内侧、躯干及下肢。③反射改变。上肢无反射改变，腹壁反射、提睾反射、膝腱反射、跟腱反射有障碍。

（3）其余胸髓损伤　仅影响部分肋间肌，对呼吸功能影响不大，交感神经障碍的平面也相应下降，体温失调也较轻微。主要表现为躯干下半部与两下肢的上运动神经元性瘫痪，以及相应部位的感觉障碍和大小便功能紊乱。

①上胸段（第二至第五）脊髓损伤：患者仍可呈腹式呼吸。损伤平面越低，对肋间肌的影响越小，呼吸功能就越好，除有截瘫及括约肌失控症状外，尚有血管运动障碍，患者坐起时常因位置性低血压而出现晕厥。A.运动改变。损伤平面以下的肋间肌、腹肌、躯干及下肢麻痹，呈截瘫状。B.感觉改变。损伤平面以下感觉消失。C.反射改变。腹壁反射、提睾反射、膝腱反射及跟腱反射发生障碍。

②下胸段（第六至第十二）脊髓损伤：A.运动改变。在第六至第九胸脊髓受伤时，上段腹直肌的神经支配未受损害，具有收缩功能，而中段的和下段的腹直肌则丧失收缩功能。在第十胸脊髓节段以下损伤时，由于腹内斜肌及腹横肌下部的肌纤维瘫痪，患者咳嗽时腹

压增高，下腹部向外膨出。下肢呈截瘫状态。B.感觉改变。第六胸脊髓受伤时为剑突水平感觉障碍，第七、第八胸脊髓受伤时为肋下感觉障碍。C.反射改变。上、中、下腹壁反射中枢分别对应第七至第八胸椎、第九至第十胸椎、第十一至第十二胸椎节段。

（4）腰髓及腰膨大损伤

①第一腰脊髓损伤：A.运动改变。腰部肌肉力量减弱；下肢肌肉瘫痪，其中包括提睾肌、髂腰肌、缝匠肌以及髋关节的外展肌；膀胱、直肠的括约肌不能自主控制。B.感觉改变。整个下肢、腹股沟、臀部及会阴部均有感觉障碍。C.反射改变。提睾反射、膝腱反射、跟腱反射、足跖反射均消失。

②第二腰脊髓损伤：A.运动改变。髂腰肌及缝匠肌肌力减弱，股薄肌隐约可见有收缩，下肢其余肌肉瘫痪。肛门、直肠括约肌失控。B.感觉改变。除大腿上1/3感觉改变外，整个下肢及会阴部鞍区均有感觉缺失。C.反射改变。提睾反射、腹壁反射阳性，膝腱反射、跟腱反射、足跖反射障碍。

③第三腰脊髓损伤：A.运动改变。下肢呈外旋畸形；股直肌力弱导致伸膝力量弱，膝关节以下肌肉瘫痪。B.感觉改变。大腿中下1/3交界处平面以下及鞍区感觉缺失。C.反射改变。膝腱反射消失或明显减退，跟腱反射及跖屈反射阴性，提睾反射可引出。

④第四腰脊髓损伤：A.运动改变。患者可勉强站立、行走，但由于臀中肌力弱，患者步态不稳，极似先天性髋关节脱位患者的"鸭步"，上楼困难；足部跖屈和外翻功能消失，但背屈和内翻功能存在；膀胱括约肌和直肠括约肌没有功能。B.感觉改变。鞍区及小腿以下感觉缺失。C.反射改变。膝腱反射消失或减弱。

⑤第五腰脊髓损伤：A.运动改变。因髂腰肌及内收肌没有拮抗肌，故患者髋关节呈屈曲内收畸形，严重者可脱位。又由于股二头肌、半腱肌、半膜肌的肌力弱或瘫痪，可出现膝过伸畸形或者膝反弓弯曲畸形。此外，由于阔筋膜张肌及臀中肌力弱，患者行走时呈摇摆步态。胫前肌及胫后肌力量较强而腓骨肌、小腿三头肌瘫痪，可导致马蹄内翻足。括约肌失控。B.感觉改变。足背、小腿外侧及偏后方、鞍区感觉缺失。C.反射改变。膝腱反射正常，跟腱反射消失。

（5）骶髓损伤

①第一骶脊髓损伤：A.运动改变。小腿三头肌及屈趾肌瘫痪而伸肌有力；大腿的股二头肌瘫痪或有少许肌力；半腱肌、半膜肌肌力减弱；膀胱括约肌及直肠括约肌仍无功能。B.感觉改变。足跖面、足外侧、小腿外侧、大腿后侧及鞍区感觉减退。C.反射改变。膝腱反射存在，跟腱反射消失。

②第二骶脊髓损伤：A.运动改变。屈趾长肌及足部小肌肉瘫痪，患者不能用足尖站立。由于足内在小肌肉瘫痪，足趾呈爪状。括约肌失控。B.感觉改

变。小腿后上方及大腿后外侧，足跖面及鞍区感觉缺失。C.反射改变。跟腱反射可能减弱。

③脊髓圆锥损伤：骶髓3~5和尾节称脊髓圆锥，损伤后，会阴部皮肤感觉减退或消失，呈马鞍状分布。由于膀胱逼尿肌受骶2~4椎支配，可引起逼尿肌麻痹而成无张力性膀胱，形成充盈性尿失禁。大便也失去控制。有患者性功能障碍。肛门反射和球海绵体反射消失。

2. 定性诊断

依据损伤的严重程度可分为四级。

（1）脊髓横贯性损伤　此类型见于严重的脊柱骨折脱位、椎管贯通伤等，骨折片侵入椎管内损伤脊髓。

（2）完全性脊髓损伤　此种损伤较多见，创伤本身决定了脊髓损伤的严重程度，脊髓解剖上连续，但传导功能完全丧失，临床表现为完全截瘫。

（3）不完全性脊髓损伤　此类损伤类似于完全损伤的改变，但损伤本身相对较轻，脊髓解剖连续性完好，传导功能部分丧失，临床表现为不全截瘫。依据损伤部位不同，有中央型脊髓损伤、前脊髓损伤、后脊髓损伤与脊髓半横贯伤。

（4）脊髓震荡　是最轻微的脊髓损伤，临床表现为不完全截瘫。多不遗留神经系统的后遗症。

三、鉴别诊断

1. 与上运动神经元损伤鉴别

（1）短暂脑缺血发作（TIA）　是指一过性脑缺血引起的一种短暂而局限的脑功能丧失。其上运动神经元性的特点是症状突起又迅速消失，一般持续数分钟至数十分钟，并在24小时内缓解，不留任何后遗症，可反复发作。

（2）脑出血　是指原发于脑实质内血管破裂引起出血。出现典型的上运动神经元瘫痪，患者有高血压和动脉粥样硬化病史，以55岁以上中老年人居多，多在动态和用力状态下发病。出现前数小时至数日常有头痛、眩晕及意识模糊的先兆症状。起病急，进展快，常出现意识障碍、偏瘫、早期呕吐和其他神经系统局灶症状。脑脊液压力增高，80%脑脊液中混有血液，50%患者呈血性外观，CT检查可见颅内血肿高密度阴影。

（3）脑血栓　是急性脑血管病中最常见的一种。常于安静状态下出现上运动神经元瘫痪症状和体征，25%患者有TIA病史。起病较缓慢，多逐渐进展，或呈阶段性发展，多见于动脉粥样硬化，也可出现于动脉炎、血液病等。一般发病后12天内意识清楚或有轻度意识障碍。脑脊液检查正常，颅部CT或MRI检查可显示梗死位置和范围。脑血管造影可显示病变动脉狭窄或闭塞。

（4）脑栓塞　是指来自身体各部的栓子，经颈动脉和椎动脉进入颅内，阻塞脑血管，引起脑功能障碍。其特点是有栓子来源的原发病，如风湿性心瓣膜病、亚急性细菌性心内膜炎、急性心肌梗死、心房纤颤等。起病急骤，多无前驱症状，症状于几秒钟或几分钟内达到高峰。患者神志多清楚或有短暂的意识障碍。

（5）脑肿瘤　大脑皮质运动区肿瘤可引起对侧肢体局限性癫痫作用和不同程度的瘫痪，额叶、顶叶与颞叶肿瘤有时也可呈现上运动神经元性瘫痪的表现，脑干肿瘤常引起交叉性瘫痪。多数起病缓慢、有头痛、呕吐和视乳头水肿的"三主征"，以及肿瘤所在部位的局部神经功能紊乱症状。脑脊液中蛋白含量增高，细胞数正常。但颅内压增高者禁忌腰穿，以免并发脑疝。CT和MRI检查可以确诊。

（6）散发性脑炎　是神经科常见的中枢神经系统感染性疾病，当锥体束损害时则出现偏瘫或两侧肢体的阳性锥体束征等。但本病有病前感染史，有弥漫性脑实质损害的症状和体征，多数患者伴有不同程度的精神异常。

2. 与下运动神经元损伤鉴别

（1）急性感染多发性神经炎　又称畸形多发性神经根炎或格林－巴利综合征。病前1~3周内常有非特异感染史。呈畸形起病，先有下肢肌力减退，很快向上发展，于1~2日内出现四肢瘫。瘫痪呈弛缓性，腱反射减弱或消失。肌肉有按压痛。远端肌肉萎缩，无明显感觉障碍。常伴有脑神经损害，以一侧或双侧面神经损害多见。严重者可有声音嘶哑、吞咽困难等延髓麻痹的症状，并可有呼吸肌麻痹。

（2）臂丛神经炎　急性期起病，上肢疼痛为本病的特点，受限在颈根及锁骨上部，以后迅速扩展到肩后部、臂及手，疼痛开始为间歇性，以后转为持续性。多在1~2周内消失。受累的上肢肌力减弱，腱反射减低或消失，手和手指的浅感觉减退，肌肉萎缩不明显。查体时可见神经干有压痛，其特征是上臂丛受损主要表现为上臂瘫痪，手及手指肌功能正常；下臂丛受损主要表现为上肢远端瘫痪，手部各小肌萎缩呈"鹰爪手"。

（3）桡神经麻痹　桡神经麻痹的主要表现是腕、手指及拇指不能伸直外展，即腕下垂、拇指和第一、二掌骨间隙背面感觉减退或消失。按损伤部位不同，出现不同影响，腋部损伤时除腕下垂外，因肱三头肌瘫痪而肘关节不能伸，因肱桡肌瘫痪而前臂呈旋前位不能屈曲肘关节。

（4）尺神经麻痹　尺神经麻痹时，手指桡侧偏斜，向尺侧外展减弱或小指的运动障碍，小鱼际肌及骨间肌萎缩。手掌及手背的尺侧及整个小指和环指的尺侧半部感觉障碍。

（5）腕管综合征　可因骨折、外伤或腕部横韧带增厚压迫正中神经引起，主要表现为手指屈曲功能减弱，拇指、食指不能弯曲，拇指不能做对掌动作，大鱼际肌明显萎缩。第1~3指与第4指的一半、手掌桡侧感觉障碍。有局部皮肤干燥、变冷、指甲变脆等自主神经障碍症状。

（6）腓总神经麻痹　受伤后产生腓骨肌及胫骨前肌群的瘫痪。表现为足下垂、足和足趾不能背屈，用足跟行走困难。步行时，举高足，当足落地时足尖下垂后整个足底着地，类似鸡的步态，称为跨阈步态。小腿前外侧和足背感觉障碍。

四、康复治疗

（一）康复评定

1.肌张力评定

上下肢肌张力增高及肌痉挛对上肢和手的精细动作和行走功能有明显影响，故上下肢功能评定时应对肌张力及痉挛状态进行评定。

肌张力的分级　一般按对关节进行被动运动时所感受的阻力进行肌张力及肌痉挛状态的评价。通常将肌张力分为以下几种类型（表5-2）。

表5-2　肌张力分级

等级	肌张力	标准
0	软瘫	被动活动肢体无反应
1	低张力	被动活动肢体反应减弱
2	正常	被动活动肢体反应正常
3	轻、中度增高	被动活动肢体有阻力反应
4	重度增高	被动活动肢体有持续阻力反应

2.痉挛评定

若患者出现肌张力增高，为了进一步评定痉挛程度，通常采用Ashworth痉挛量表和改良Ashworth量表，两者

是应用最多的评定痉挛的量表，具有良好的效度和信度，二者的区别在于改良Ashworth量表在等级1与2之间增加了一个等级1⁺，其他完全相同。见表5-3。

表5-3　改良Ashworth痉挛量表

等级	标准
0	肌张力不增加，被动活动患侧肢体在整个范围内均无阻力
1	肌张力稍增加，被动活动患侧肢体到终末端时有轻微的阻力
1⁺	肌张力稍增加，被动活动患侧肢体时在前1/2ROM中有轻微的"卡住"感觉，后1/2ROM中有轻微的阻力
2	肌张力轻度增加，被动活动患侧肢体在大部分ROM内均有阻力，但仍可以活动
3	肌张力中度增加，被动活动患侧肢体在整个ROM内均有阻力，活动比较困难
4	肌张力高度增加，患侧肢体僵硬，阻力更大，被动活动十分困难

3.踝关节痉挛评定

Ashworth痉挛量表和改良Ashworth痉挛量表评定上肢痉挛的信度优于下肢，对下肢痉挛可以采用综合痉挛量表（CSS），其包括3个方面：跟腱反射、肌张力及踝阵挛。

评定方法及评分标准如下：

（1）跟腱反射　患者取仰卧位，髋外展，膝屈曲。检查者使患者踝关节稍背伸，保持胫后肌群一定的张力，用叩诊锤叩击跟腱。0分：无反射；1分：

反射减弱；2分：反射正常；3分：反射活跃；4分：反射亢进。

（2）踝跖屈肌群肌张力 患者取仰卧位，下肢伸直，放松。检查者被动全范围背伸踝关节，感觉所受到的阻力。0分：无阻力（软瘫）；2分：阻力降低（低张力）；4分：正常阻力；6分：阻力轻到中度增加，尚可完成踝关节全范围的被动活动；8分：阻力重度（明显）增加，不能或很难完成踝关节全范围的被动活动。

（3）踝阵挛 患者取仰卧位，下肢放松，膝关节稍屈曲。检查者手托患者足底快速被动背伸踝关节，观察踝关节有无节律性的屈伸动作。1分：无阵挛；2分：阵挛1~2次；3分：阵挛2次以上；4分：阵挛持续，超过30秒。

结果判断：7分以下为无痉挛，7~9分（不含7分）为轻度痉挛；10~12分为中度痉挛；13~16分为重度痉挛。

（二）西医康复治疗

1. 时间分期和康复目标

（1）卧床期 一般是发病后6~8周内，此阶段压疮、痉挛及呼吸道问题的预防是最重要的。可以启动日常生活活动能力（ADL）训练，开始对患者及家属着重于未来治疗项目的教育，监测神经损伤水平变化。保持呼吸道清洁与畅通，保持关节活动度和瘫痪肌肉长度，加强失神经瘫痪肌及膈肌的力量，预防压疮。

（2）坐位期 一般指发病后8~12周。此期目标、评估方法基本同前，训练重点是获得姿势控制和平衡能力。康复目标：同急性期，进一步得到改善。康复评定：继续定期进行急性期评定项目，由于允许进行较大的活动度，应完成肌力、关节活动度、功能性技巧等特殊检查。一旦能进行轮椅活动，要进行心血管耐力的评定（应考虑年龄、性别、心脏病史等）。

（3）离床期 一般指发病后的12~16周，此期目标、评估方法基本同前，训练重点是获得姿势控制和平衡能力。康复目标：同急性期，进一步改善症状。康复评定：继续定期进行急性期评定项目，由于允许进行较大的活动度，应完成肌力、关节活动度、功能性技巧等特殊检查。

（4）步行期 一般指发病后的16~20周，此期目标、评估方法基本同前，训练重点是获得姿势控制和平衡能力。体位已能平衡及重心转移时可步行训练，同时进行上肢功能训练，如有失语症、认知功能障碍，应同时训练。同时进行日常生活训练。

（5）恢复期 一般为发病20周以后。

2. 康复方法

康复治疗是脊髓损伤综合治疗策略的重要组成部分，是促进脊髓损伤患者功能改善、提高生活质量、回归家庭和社会必不可少的方法。脊髓损伤康复分为早期康复及中后期康复。早期康复的目的是根据脊髓损伤的情况来确定具体康复程序，在病情许可情况下逐步增加康复训练的时间及康复内容，同时不断修改和完善训练方法，适当增加强度。临床实践研究提示，进行早期康复对脊髓损伤患者预防各种早期并发症及改善预后有着重要意义，早期接受系统、规范康复治疗的脊髓损伤患者，可以促进神经功能恢复及功能代偿，运动功能、步行能力、日常生活活动能力及独立性均能够得到明显改善，预防或减少并发症（如感染、压疮、关节挛缩等）的发生，进一步降低致残率，提高患者生活自理能力和生活质量，有助于尽可能提前回归家庭和社会。

（1）功能恢复预测　在开始康复治疗之前，治疗师需要为整个康复过程设定治疗目标。康复目标是整个康复流程的方向，也能够为治疗师和患者提供康复治疗是否有效的判定标准。在功能目标的设定过程中要注意以下几个方面。

①脊髓损伤的康复过程是让损伤后丧失肢体功能的患者重新获得独立生活能力的过程，所以在治疗目标的设定过程中必须让患者主动参与，能够有机会确定自己的治疗目标，只有这样才能保证治疗目标和康复过程是有意义的。

②康复过程是一个主动过程，需要患者的积极参与。脊髓损伤后的功能重获，需要长期艰苦的功能训练。设定一个对于患者有价值的目标是能够最大程度地鼓励患者参与到训练中去，这才能保证漫长艰苦的训练能够持续，保证治

疗师的康复治疗不是浪费时间、精力和金钱。

③在功能目标设定的过程中，治疗师不能把自己的想法强加于患者之上。每一个患者都是独立的个体，有独特的背景和个人经历，有时候治疗师基于经验设定的目标并不适合患者，对于患者来说并没有意义，如果这时治疗师忽视患者的想法和主观意愿，忽视患者主观参与的重要性，就有可能将目标设定和功能训练过程置于无价值的境地。

（2）急性期康复措施

①呼吸道护理：深呼吸技术、震动、叩击、间歇性正压呼吸、辅助咳嗽技术均可适时应用。

②主动或被动活动关节，维持关节功能位。

③定时转换体位，预防压疮。

④选择性肌力训练。

⑤直立活动：X线检查示骨折已趋稳定或充分的内固定后可进行直立活动。为防止体位性低血压，可利用摇床、斜床渐进性适应。一般从倾斜20°开始，角度逐渐增加，8周后达到90°。采用弹性绷带包扎或穿弹力袜，加速下肢静脉淋巴回流。

（3）痉挛期康复措施

①去除诱因：在治疗肌痉挛之前，要尽量消除增加肌痉挛发作的各种诱因，如发热、结石、尿路感染、肾盂积水、压疮、骨折、内生趾甲、便秘和加重肌痉挛的药物等。诱因解除后，肌痉挛往往会明显减轻。

②物理治疗：某些姿势可减轻肌痉挛，如脊髓损伤患者的斜床站立等。不同的温度包括浅冷、深冷、浅热、深热会对肌张力产生抑制或兴奋的不同的结果。冷热疗可使肌痉挛产生一过性放松，也可缓解疼痛，在运动治疗之前使用。冷疗方法是将手足直接泡在冰水中20秒，然后用毛巾擦干，反复5~6次至皮肤发红。热疗方法是将布带在热水中升温至70~80℃，然后用毛巾包裹患处。蜡疗可以达同样的效果。

③痉挛肌的拮抗肌：适度的主动运动对痉挛肌产生交互性抑制作用，如肱二头肌痉挛可练习肱三头肌的主动和抗阻收缩，股内收肌痉挛可练习髋外展肌的主动和抗阻收缩等。另外，手法包括被动运动与按摩。深而持久的肌肉按摩，或温和地被动牵张痉挛肌，可降低肌张力，有利于系统锻炼的进行，但效果仅能维持数十分钟。被动运动不能用力过大，容易产生肌肉、肌腱损伤。被动运动时，结合利用某些反射机制来降低肌张力，如被动屈曲足趾可降低肌张力，利于被动屈膝。患者做痉挛肌等长收缩后主动放松，再被动牵张，牵张阻力会明显降低。

④电刺激对肌痉挛作用明显，利用松弛性肌电生物反馈可能有利于放松痉挛肌。肌电生物反馈可减少静止时肌痉挛的活动及其相关反应，也可抑制被动牵伸时痉挛肌的不自主活动。肌电生物反馈存在转换问题，即某项运动在反馈训练条件下向无反馈训练条件下转换，某项训练过的运动向速度更快、幅度更大的变异运动转换，以及截然不同的运动模式之间的转换。在进行肌电生物反馈治疗时，应注意这些转换的训练。另外，利用肌电生物反馈再训练痉挛肌的拮抗肌，也能起到交替抑制的作用。

（4）恢复期康复措施

①穿脱矫形器：在进行独立的功能步行之前，患者需要学会独立穿脱矫形器。如果上肢保留完整的神经支配并有良好的躯干坐位平衡，实现独立穿脱矫形器并不困难。患者可以选择床上坐位或轮椅坐位进行矫形器的穿脱。在穿戴矫形器之前需要将所有扣带和鞋带解开并放置于下肢一侧，然后患者将下肢提起，放入矫形器中，膝关节屈曲，足跟沿矫形器慢慢下滑，穿进鞋中。然后系上矫形器扣带和鞋带。脱矫形器的过程相反。需要注意的是，在矫形器的使用过程中患者需要监控骨突的压力情况，特别在脱去矫形器后，需要检查皮肤情况。

②坐－站转移：患者可以利用轮椅在平行杆中进行坐－站转移训练。在站起之前，患者需要移动躯干至轮椅坐垫前缘、解锁矫形器。患者可以通过双上肢在平行杆的支撑和头颈、上躯干的摆动站起。在训练之初，患者可能没有足够的上肢力量支撑体重，可以渐进性地在轮椅扶手上进行支撑训练进行过渡。

③维持站立平衡：站立平衡是进行步行训练的基础，在步行训练之前，患者需要掌握维持躯干直立姿势的能

力。脊髓损伤患者，双下肢瘫痪，膝踝足矫形器可以帮助其控制膝关节和踝关节，要维持站立平衡，患者需要控制髋关节。在缺失髋周围肌肉主动收缩的情况下，患者可以通过髋关节的过伸维持躯干的平衡。在这种姿势中，患者头颈后仰、肩胛内收下沉、骨盆前挺、髋关节过伸，躯体的重力线从髋关节后方通过，而走行于髋关节前侧的髂股韧带因为髋关节的过伸而拉长，髂股韧带产生的张力与重力形成平衡力矩，保证髋关节的稳定。因为缺乏肌肉的神经支配，患者往往无法主动前挺骨盆、后伸髋关节，可以考虑的代偿方式是利用头－髋关系，后仰头颈而代偿性的前挺骨盆、后伸髋关节。对于长期使用轮椅的患者，可能存在髋屈肌的挛缩，对于这类患者要通过髋关节的过伸实现站立平衡，需要先恢复髋屈肌的长度。

④平面步行训练：在矫形器和拐杖辅助下的平面步行训练方式。

四点步：在四点步的步行模式中，患者每次只提一只拐或迈一侧下肢，所以最少有三点保留于地面进行支撑，这保证了较大的支撑面积和步行的安全性，但步行速度较慢。在步行过程中，患者可以先将重心移离一侧拐杖，并将该拐杖提起迈出，然后将重心移离对侧下肢并迈对侧下肢，紧接着以相同的方式迈出另一只拐和对应的下肢，四点步的迈步顺序：左拐→右下肢→右拐→左下肢。

两点步：两点步和四点步比较，步行速度更快。在两点步的步行模式中，拐和对侧下肢同时迈出，另一侧拐和下肢留于地面支撑，两个过程交替进行。两点步的迈步顺序：左拐加右下肢→右拐加左下肢。

摆过步：摆过步比四点步及两点步都快，但对患者的力量及平衡控制要求更高，能量消耗更多，也有更大摔倒的风险。

摆至步：摆至步与摆过步的操作过程相似，区别是摆至步每次迈步双下肢都不会超过双拐的位置。摆至步与摆过步相比，步行速度较慢，但摔倒的风险也较小。拖至步：拖至步是一种不需要上提躯干和下肢的步行方式，在整个步行过程中，双下肢都保留于地面，患者通过交替地拖拽下肢实现步行。这种步行模式，速度较慢，因为不需要上提躯干，所以能量消耗和力量要求较低，适用于损伤水平较高的患者。步行前，患者先以髋过伸方式实现站立平衡，然后患者向前迈出双拐，身体前倾，将重心转移至双拐，并通过双上肢支撑来减轻双下肢承重，之后通过上肢头颈的摆动将下肢拖拽向前。患者停止拖拽时，再次通过肩胛后撤、头颈后仰、前挺骨盆、过伸髋关节实现身体平衡。

后方、侧方迈步：后方及侧方迈步可以用于后方和侧方步行，也可以用调整单侧足的位置，当患者需要从站立位坐回轮椅时候需要掌握这些技术。在向后方或侧方迈步之前，患者需要上提该侧下肢。上提一侧下肢主要通过上肢的支撑、背阔肌、腰方肌及腹肌的收缩上提该侧骨盆。上提该侧下肢之后，患者需要将足重新放置于后方或侧方，主要通过该侧骨盆的运动实现足的位置重置。患者可以通过头颈和上躯干的位置变化调整骨盆的位置。

⑤过障碍物训练：平面步行技能的掌握，可以帮助患者实现独立的室内步行。社区的步行环境较室内更为复杂，步行的支持面往往高低不平，患者要实现独立的社区步行需要掌握过障碍物技能。

坡道：对于需要矫形器辅助进行步行的脊髓损伤患者，上下斜坡时遇到的最大挑战便是无法控制重心而向下坡方向摔倒。因为下肢矫形器的限制，患者无法调整膝、踝关节的角度，同时又缺乏髋关节的主动控制，在斜坡上，患者很容易失去重心而倒向下坡方向。患者在上斜坡时，要尽可能地将骨盆前挺、身体重心前移，最大程度地实现髋关节的过伸控制，尽可能地保证身体的重心在双足之前。始终使用摆至步，防止重心靠后而摔倒。在下斜坡时使用摆过步，通过斜坡使骨盆前挺，髋关节过伸，保证髋关节控制。

路沿石、路缘石、路崖：这是社区中的常见障碍物，脊髓损伤患者要实现独立社区步行，需要掌握独立上下路崖技能。上路崖之前，患者正对路崖并将双足尽可能靠近放置。患者通过髋关节过伸的方式实现站立平衡，之后将双拐提起并迈上路崖，之后患者前倾将重心

转移至双拐，通过双肘支撑肩胛下沉后撤、头颈前下方扭转，将骨盆和下肢抬离地面，迈上路崖。下路崖时，患者正对路面，通过髋关节过伸的方式实现平衡，之后将双拐迈下路崖，身体前倾将重心移至双上肢，通过上肢支撑将下肢提起迈出，双足迈出路崖时将其放下。

楼梯：在很多社区的公共建筑或私人建筑中都有楼梯而无电梯，患者想独立进出这些建筑需要掌握独立上下楼梯的技能。考虑到并非所有楼梯都有扶手，上下楼梯技能是通过双拐的辅助实现的，并未包括楼梯扶手的利用。上楼梯的过程和上路崖相似。患者通过髋关节过伸实现站立，将双足靠近楼梯放置，将双拐提前并迈上楼梯，身体前倾将重心转移至双拐，通过双上肢支撑和头颈前下方扭转将骨盆和下肢提起，迈上楼梯，完成迈步后当双足触地，患者后仰头颈，后撤肩胛，前挺骨盆、后伸髋关节实现站立控制。下楼梯的过程和下路崖相似。不同之处在于下楼梯时拐杖向前下方迈出的范围有限（楼梯较窄），患者在下楼梯时，需要控制步长。

⑥摔倒：脊髓损伤患者通过下肢矫形器和辅助工具的帮助，步行总有摔倒的风险。摔倒可能会对患者的身体造成伤害，为了尽可能减少伤害，患者需要掌握安全摔倒的方式，并在摔倒后掌握从地面站起的技能。有两种方式可以在一定程度上减少摔倒造成的伤害。第一，在摔倒的过程中将拐杖甩开，避免倒落过程中拐杖对躯干或上肢带来伤

害。第二，在摔倒时可以考虑用手掌触地，并通过肘、肩关节的支撑来缓冲地面对身体的反作用力。患者在摔倒之后要掌握独立从地面站起的技能，从地面站起对于脊髓损伤的患者来说是个挑战，但如果患者双上肢神经支配完全且力量强大，独立从地面站起也可以实现。患者在地上先将身体调整为俯卧位，并将双拐放置于身体两侧。然后患者将双手置于肩关节下方，通过上肢支撑和头颈运动将骨盆抬离地面，患者双手交替后行，并将头颈向前下扭转抬升骨盆，使重心向后上方转移，直至下肢和地面垂直。在这个过程中，患者要尽可能地通过上肢的后行使下肢与地面垂直。一旦双下肢已经和地面垂直，患者可以向一侧上肢转移重心，并用非负重侧上肢抓起拐杖并通过拐杖负重，然后患者转移另一侧上肢重心并抓起拐杖支撑。在患者利用两侧拐杖达到平衡之后，便通过双侧上肢的支撑实现直立体位。

3. 并发症的康复

（1）神经源性膀胱 神经源性膀胱是指中枢神经和周围神经疾患引起的排尿功能障碍。正常排尿有赖于膀胱逼尿肌和括约肌的松弛，两者相互协调。神经源性膀胱的临床表现为排尿功能紊乱，包括：①运动障碍，即反射性尿失禁、急迫性尿失禁、压力性尿失禁；②感觉障碍，即尿频、尿急、膀胱充盈感，排尿后有不同程度缓解。治疗可采用膀胱训练、膀胱引流等。人工体神经 – 内脏神经反射弧手术可解决由神经源性膀胱引起的排尿功能障碍。人工体神经 – 内脏神经反射弧（人工反射弧）通过重建膀胱、直肠的局部神经支配和中枢控制，能较好地解决脊髓神经损伤引起的大小便失禁。

（2）大便功能障碍 脊髓损伤后，大便功能障碍是脊髓损伤后常见的并发症，主要表现为顽固性便秘、大便失禁及腹胀。可以采取饮食治疗，要定时、定质、定量多食含纤维素较多的食物，如蔬菜、水果。可促进肠道蠕动和液体分泌，使肠内容物增加，形成硬粪块的机会减少，还可顺结肠走向进行按摩，促进肠蠕动，帮助排便。还可灌肠以促进胃肠蠕动而排便。

（3）压疮是截瘫患者最常见的并发症之一。截瘫患者长期卧床，皮肤感觉丧失，骨隆突部位的皮肤长时间受压，发生神经营养性改变致皮肤出现坏死即为压疮。最常发生的部位为骶部、跟结节后方、坐骨结节区等。防治办法：2 小时翻身一次、采用局部皮肤按摩、使用气垫床，或用红外线灯烘烤等。

（4）深静脉血栓及肺栓塞 截瘫患者下肢无自主活动，特别是腓肠肌部受压不动，可发生静脉血栓，导致下肢深静脉血栓形成，血栓多发生在股静脉及髂静脉。临床表现为瘫痪肢体出现肿胀，伴不明原因的发热和白细胞计数增高。肢体深静脉造影可明确诊断。深静脉血栓脱落可发生肺栓塞，较大者可突然死亡。预防办法：每日活动下肢数次，定时翻身，不使腓肠肌持续受压。

（5）体温失调 截瘫患者交感神经受损，皮肤排汗功能及体温调节功能丧失，常出现高热，可达 39~40℃ 以上。预防办法：调节室温，对体温过高者可采用物理降温。

五、预防调护

1. 疾病预防

本病是由于外伤性因素引起，故有效的预防措施应注意生产生活安全，避免创伤是防治本病的关键。对于手术治疗的患者，应积极预防并发症的发生，还需注意在经过最初期的紧急治疗后，一定要及时接受康复治疗，争取让自己的康复效果达到最佳。早期进行功能锻炼，可从被动锻炼开始，逐步用主动锻炼代替，促使肢体保持最佳状态，提高康复后的生活质量。

主要加强废用和误用综合征的预防。废用综合征包括废用性肌无力及肌萎缩、关节挛缩、废用性骨质疏松等，全身废用引起的症状及治疗体位性低血压（直立性低血压）、精神、情绪及认知的改变等。误用综合征包括不适当的关节被动活动训练会导致关节损伤；康复方法的错误可导致原有的异常运动模式加强；不适宜的刺激会使肌张力增高；过早的步行训练可导致膝反张；用肌力训练代替运动控制和协调的训练常使异常运动模式加强等。通过教育，要

尽量避免以上各种废用和误用综合征的发生。

2. 饮食调养

（1）水果、蔬菜、豆类、糙米、全麦都蕴含丰富的纤维，脊髓损伤患者多吃这些食物能够通肠道、防便秘，减少软便剂的需要量。高纤食物一定要每天同时搭配 3000ml 的水，才能有效达到健康饮食的要求。

（2）每天要喝足 3000ml 水，有助于脊髓损伤患者膀胱定时排空，并预防泌尿道感染，有助于通便。水质一定要干净，如果不干净，就应煮沸 20 分钟，冷却后再喝。

（3）牛奶提供的蛋白质及多种维生素与矿物质，也是很重要的。但一天不要喝超过 600ml，喝太多牛奶会造成肾脏的问题。

（4）烹调时应避免使用猪油，减少蛋黄、内脏类、过量的海鲜等高胆固醇之食物。

3. 注意体温调节

体温调节中枢位于下丘脑，通过自主神经介导。脊髓损伤后体温调节中枢对于体温的调节作用失去控制，因而可能出现变温血症，即体温受环境温度的影响而变化。老年患者的体温较低。35℃ 的体温并非罕见。对于这类患者体温达到 37.5℃ 便可能为明显高热。损伤后早期的低体温也相当常见，并可以导致机体功能的明显下降，因此要注意定期测定体温。此外在炎热季节，由于汗腺功能障碍，脊髓损伤患者可以出现高

热。预防及治疗措施如下。

①注意在气温变化时采取适当的衣着。四肢瘫患者当气温在 21℃时，如果没有保暖衣物，体温有可能在 35℃左右。患者外出时尤其要注意保暖。

②保持皮肤干燥，防止受凉。麻痹肢体由于散热障碍，所以会出现麻痹平面以上出汗，而平面以下受寒的情况。

③天气炎热时要注意散热。

④原因不明的发热首先要考虑是否发生感染。患者由于感觉障碍，所以发热常常是感染最早或唯一的表现。此时应该针对感染进行治疗。退热药物治疗效果不佳，一般以物理降温为主。

4. 加强锻炼

首先应帮助患者充分调动有活动功能的肌肉。如下肢瘫痪的患者，嘱其刻苦锻炼上肢肌肉；下肢部分瘫痪的患者，让存在功能的肌肉得到充分的锻炼，使其尽量减少肌肉萎缩，同时也有利于预防各种并发症的发生。对不能主动活动的关节，则需护理人员帮助被动活动，以防畸形的发生。防止足下垂，两下肢可用软枕垫起，保持肢体功能位，足背屈 90°。也可将足部用带子牵拉，让膝关节保持屈曲 10°~15° 的功能位置。每日活动关节，如趾关节、踝关节、膝关节、髋关节等，按摩肌肉，每日 2 次，每次 15 分钟左右，促进淋巴和血液循环，防止关节僵硬、强直和肌肉萎缩。同时要注意充分调动患者主观能动性，让患者充分认识靠自己刻苦锻炼的重要性，积极主动地参与锻炼。

六、研究与展望

目前已证实每周规则功能性电刺激诱导下的下肢踏车运动能明显增加 SCI 患者下肢肌肉的横截面积和肌肉组织与脂肪组织的比率，可使肌力更好地恢复。有学者认为，药物和电刺激相结合可能是未来完全性 SCI 患者康复的研究发展方向之一。步行功能的恢复主要靠正确合理地应用步行矫正器训练。行走时要求上体正直、步态稳定、步速均匀。过去胸段及胸段以上的完全性截瘫患者大部分终生是靠轮椅活动，只有 L_1 水平以下的完全性截瘫经过训练才获得站立及实用性步行的可能。近年来由于康复工程，康复生物力学、康复训练、康复器械，特别是步行矫形器的发展与进步，使 T_4 以下的截瘫患者站立起来，并具有实用性步行能力，使患者回归社会及参与社会活动成为可能。

综上所述，目前 SCI 的治疗越来越全面，越来越有效与先进。而且合理地利用多种治疗手段治疗 SCI，更见有效，也已经成为治疗发展的一种趋势。还有很多 SCI 患者不能完全地康复，这些不仅是对患者心理有不可磨灭的影响，对其家庭及社会也都有一定的负担。当然，这些影响及所谓的负担，因个体及康复程度而异。但随着当今社会的不断进步，随着医学领域的不断高速发展以及医学基础研究的不断深入，不久的将来，SCI 患者的康复治疗会有进一步的突破性进展，从而使 SCI 患者不仅能够站起来，而且重新成为真正意义上的正常人。

主要参考文献

[1] 唐强，王艳．脊髓损伤的中西医康复治疗［M］．北京：科学出版社，2012.

[2] 恽晓平．康复疗法评定学［M］．2版．北京：华夏出版社，2014.

[3] 纪树荣．运动疗法技术学［M］．2版．北京：华夏出版社，2011.

[4] 燕铁斌．物理治疗学［M］．3版．北京：人民卫生出版社，2018.

[5] 吴庆连．康复医学科管理规范与操作常规［M］．北京：中国协和医科大学出版社，2018.

[6] 余瑾．中西医结合康复医学［M］．北京：科学出版社，2017.

第四节 小儿脑瘫

小儿脑性瘫痪（CP）简称脑瘫，是一种出生前到出生后1个月以内各种原因所致的非进行性脑损伤综合征，主要表现为中枢性运动障碍、肌张力异常、姿势及反射异常。可同时伴有癫痫、智力低下、语言障碍、视觉及听觉障碍等。

小儿脑性瘫痪属于中医学"五迟""五软"的范畴，其并发症可见于痫证、痴呆、失语、耳聋、口偏视等证中。古代中医典籍中有关"五迟""五软"的记载颇多，早在《诸病源候论·小儿杂病诸候》中就记载有"齿不生候""数岁不能行候""头发不生候""四五岁不能语候"。《小儿药证直诀·杂病证》云："长大不行，行则脚细；齿久不生，生则不固；发久不生，生则不黑。"记载了"五迟"的某些典型症状。《张氏医通·婴儿门》指出其病因是"皆胎弱也，良由父母精血不足，肾气虚弱，不能荣养而然"。《活幼心书·五软》指出："头项手足身软，是名五软。"并认为："良由父精不足，母血素衰而得。"《保婴撮要·五软》指出："五软者，头项、手、足、肉、口是也。……皆因禀五脏之气虚弱，不能滋养充达。"有关其预后，《活幼心书·五软》明确指出："苟或有生，譬诸阴地浅土之草，虽有发生而畅茂者少。又如培植树木，动摇其根而成者鲜矣。由是论之，婴孩怯弱不耐寒暑，纵使成人，亦多有疾。"

一、病因病机

（一）西医学认识

脑性瘫痪是一组持续存在的中枢性运动和姿势发育障碍、活动受限的症候群，这种症候群由发育中的胎儿或婴幼儿发育不成熟的大脑（产前、产时或产后）、先天性发育缺陷（畸形、宫内感染），或获得性（早产、低出生体重、窒息、缺氧缺血性脑病、胆红素脑病、外伤、感染）等非进行性脑损伤所致，患病率为每1000活产儿中有2.0~3.5个。主要表现为运动障碍，伴或不伴有感知觉和智力缺陷。运动障碍常伴有感觉、知觉、认知、交流和行为障碍，以及癫痫和继发性肌肉、骨骼问题。脑缺氧是本病的主要发病机制。脑部的病理改变主要是脑白质损伤、脑部发育异常、颅内出血、脑部缺氧引起的脑损伤等。

出生前的脑损伤以脑发育不全为主，出生后以脑软化、脑瘢痕、脑硬化或脑萎缩、脑穿通等为主，未成熟儿可出现脑组织缺氧性坏死或白质软化。除脑萎缩或坏死外，还有脑水肿、脑出血等。由于损伤的部位不同，临床表现也不一样。皮层运动区白质及脑室周围白质受累可造成锥体束损伤。临床表现为痉挛型；胆红素增高（超过 300mmol/L）时，就有可能发生胆红素脑病，引起基底核受损，表现为手足徐动型。早产儿（25~36 周）的受损部位往往较深，足月儿多波及浅层皮质。引发小儿脑瘫的直接病因是脑损伤和脑发育缺陷，造成脑损伤和脑发育缺陷的时间可划分为三个阶段：出生前、围生期、出生后。从原因分析病理变化主要有发育障碍和脑损伤，中枢神经系统发育障碍或损伤类型主要累及锥体系、锥体外系和小脑三大体系。

（二）中医学认识

"五迟""五软"的病因主要有先天禀赋不足，亦有后天失于调养者。先天因素包括父精不足，母血气虚，禀赋不足；或母孕时患病、药物受害等不利因素遗患胎儿，以致早产、难产，生子多弱，先天精气未充，髓脑未满，脏气虚弱，筋骨肌肉失养而成。后天因素包括小儿生后护理不当，或平素乳食不足，哺养失调，或体弱多病，或大病之后失于调养，以致脾胃亏损，气血虚弱，筋骨肌肉失于滋养所致。"五迟""五软"的病机总为五脏不足，气血虚弱，精髓不充，导致生长发育障碍。肾主骨，肝主筋，脾主肌肉，人能站立行走，需要筋骨肌肉协调运动。若肝、肾、脾不足，则筋骨肌肉失养，可出现立迟、行迟；头项软而无力，不能抬举；手软无力下垂，不能握举；足软无力，难于行走。齿为骨之余，若肾精不足，可见牙齿迟出。发为血之余、肾之苗，若肾气不充，血虚失养，可见发迟或发稀而枯。言为心声，脑为髓海，若心气不足，肾精不充，髓海不足，则见言语迟缓、智力不聪。脾开窍于口，又主肌肉，若脾气不足，则可见口软乏力、咬嚼困难，肌肉软弱、松弛无力。

二、临床诊断

（一）临床分类

1. 按瘫痪部位分类

（1）四肢瘫　指双上肢、下肢及躯干都发生瘫痪，多为重症患儿。

（2）双瘫　为四肢瘫的一种类型，指双下肢瘫痪重、躯干与上肢较轻，为脑瘫的典型类型。

（3）偏瘫　指一侧上肢、下肢、躯

干的瘫痪，一般上肢瘫痪比较明显。

（4）双重偏瘫　为四肢瘫的一种特殊类型，指一侧上肢、下肢障碍重于另一侧上肢、下肢，或上肢瘫痪重于下肢。

（5）截瘫　指双下肢局限性瘫痪，但上肢或躯干完全正常者极少。

（6）单瘫　指只有1个肢体的瘫痪，临床较少见。

（7）三肢瘫　指患儿3个肢体均有障碍，一般为双下肢加1个上肢。

（8）双重瘫　是四肢瘫的一种特殊类型，指双侧上肢障碍重于双侧下肢。这种类型多见于手足徐动性脑瘫。

2. 按运动障碍类型分类

（1）痉挛型脑瘫　主要病变在锥体系，是临床上最常见的脑瘫类型，以肌肉紧张亢进、肌肉痉挛为主要特征，按痉挛程度可分为轻、中、重3级。一般新生儿窒息与低体重儿易患该型脑瘫，占脑瘫患儿的60%~70%。

（2）不随意运动型脑瘫　主要病变在大脑深部基底核及锥体外系，以不随意运动为主要临床特征，表现为手足徐动、震颤、扭转痉挛、舞蹈样动作和肌张力不全等。该型脑瘫由于损伤范围广，颜面肌肉、舌肌、发音器官肌肉都有不同程度的受累，故患儿常伴有发声、构音及语言障碍；有的患儿表现张口、流涎及摄食障碍；有的患儿因颜面肌肉不规则局部收缩，可表现为面部表情怪异。

（3）共济失调性脑瘫　病变主要在小脑，以运动时出现震颤为特征。

（4）肌张力低下型脑瘫　临床主要表现为缺乏抗重力伸展能力，患儿肌肉呈低紧张状态，多为某些类型脑瘫的早期表现，1岁以后肌张力逐渐增强，可变为痉挛性脑瘫或手足徐动型脑瘫。

（5）强直性脑瘫　主要病变在锥体外系，临床特点为伸肌和曲肌肌张力均增强，被动运动时有抵抗，呈均匀的铅管状或齿轮状状态。

（6）混合型脑瘫　在患儿身上同时有两种类型以上脑瘫的特点，临床上最多见于痉挛型脑瘫与手足徐动型脑瘫的混合型脑瘫。

（二）专科检查

1. 神经系统的原始反射

（1）吸吮反射　检查方法：检查者用手指轻轻碰触小儿的嘴角或上下唇，或将手指放入小儿口中，小儿会出现吸吮动作。饱餐后该反射不易引出，饥饿时会呈亢奋状态。该反射出生后即出现，2~4个月后消失。检查意义：脑损伤、小儿脑瘫患者和早产儿反射会减弱、消失或持续存在或重新出现。

（2）觅食反射　检查方法：检查者用手指轻擦小儿一侧口角的皮肤，小儿出现头转向刺激侧并张口的动作。此反射出生后即出现，1个月左右消失。检查意义：早产儿及脑损伤、小儿脑瘫患者反射减弱或消失；持续存在提示脑损伤。

（3）咬合反射　检查方法：检查

者将手指放入小儿口内并触摸其牙床的咬合面，小儿会做出上下牙床咬合的动作。此反射出生后即出现，6个月后随咀嚼运动的出现而消失。检查意义：此反射持续存在提示脑损伤。

（4）拥抱反射　检查方法：小儿取仰卧位，检查者拉小儿双手上提，使其头部后仰，然后突然放开双手，小儿双上肢会先向两侧伸展，手张开，然后双上肢向胸前屈曲回收呈拥抱状。可伴有哭闹。此反射出生时即出现，3个月时最明显，以后逐渐减弱，6个月后消失。检查意义：若在新生儿期此反射减弱或消失，提示中枢神经系统功能低下。两侧肢体反应不对称提示有偏瘫等。6个月后仍不消失，提示有脑损伤。

（5）握持反射　检查方法：小儿取仰卧位，上肢呈半屈曲状态，检查者用一个手指放入小儿一侧手掌中并稍加压迫，小儿会出现该侧的手指屈曲握紧检查者手指的动作，如检查者上提手指，小儿脑瘫患者会短暂地被拉起。此反射出生时即出现，且十分明显，2个月后逐渐减弱，4个月后逐渐被有意识的抓握所取代。检查意义：若在新生儿期该反射减弱或消失，提示有上运动神经元的损伤；一侧减弱或消失，多见于臂丛神经损伤。持续存在提示有脑损伤。

（6）非对称性颈紧张反射　检查方法：小儿取仰卧位，头位于正中位，上下肢伸直。检查者将小儿头部向一侧转动，小儿颜面所向的一侧上下肢会出现伸展的动作，而另一侧上下肢会出现屈曲的动作。该反射出生后1周出现，2~3个月时最明显，之后随着神经系统的发育而消失。检查意义：4个月后仍持续出现则提示有脑损伤。这种原始反射的持续出现，会严重影响小儿脑瘫患者的姿势和运动发育，是脑瘫的典型特征。

（7）对称性颈紧张反射　检查方法：检查者用一手托起小儿的胸腹部，使小儿俯卧在检查者的手掌上，当用另一只手使小儿的头前屈时，会出现双上肢屈曲、双下肢伸展的动作；使小儿的头部后仰，则出现双上肢伸展、双下肢屈曲的动作。此反射出生后即出现，3~4个月后逐渐消失。检查意义：若该原始反射持续出现，则提示有脑损伤。与非对称性颈紧张反射一样，会影响小儿脑瘫患者的姿势及运动发育。

（8）紧张性迷路反射　检查方法：①仰卧位紧张性迷路反射。小儿取仰卧位，当使其头部轻度后仰时，会出现四肢伸展的动作。②俯卧位紧张性迷路反射。小儿取俯卧位，当使其头部前屈时，可出现四肢屈曲的动作，双下肢屈曲于腹部下面，出现臀高头低的特殊体位。检查意义：该反射出生后即出现，1~2个月时最明显，4个月后消失，若持续存在则提示脑损伤。与非对称性和对称性颈紧张反射一样，若其持续存在会影响小儿脑瘫患者的运动发育。

2. 神经系统的感觉运动反射

（1）视觉颜面反射　检查方法：小

儿取仰卧位，头正中位。在小儿面前15~30cm处约30°角的地方，出示红光或红色的玩具，小儿的头部会转向光源或玩具一侧。检查意义：此反射缺如提示有脑损伤或视力障碍。

（2）听觉颜面反射　检查方法：小儿取仰卧位，头正中位。在小儿的一侧耳朵附近发出声响，小儿的头部会转向声源或玩具一侧。意义：此反射缺如提示有脑损伤或听力障碍。

3. 神经系统的调正反射

（1）颈调正反射　检查方法：小儿取仰卧位，头正中位，上下肢伸展。当检查者把小儿的头部转向一侧时，小儿的整个身体会随即向转头的方向侧转。此反射出生时即存在，6个月左右消失。检查意义：此反射在完成翻身动作上起重要作用，若持续出现则提示脑损伤。

（2）视调正反射　检查方法：检查者将小儿竖直抱起，分别做前后左右倾斜，倾斜时小儿会调整头部的位置以保持头部竖直，两眼位置保持在同一水平。3~5个月的小儿出现该反射。检查意义：6个月的小儿脑瘫患者仍不出现该反射，提示神经系统发育迟缓。

（3）迷路调正反射　检查方法：蒙住小儿双眼，检查者竖直抱起小儿，分别做前后左右倾斜。小儿反应同视调正反射。出生后2~3个月出现该反射。检查意义：4~6个月仍不出现为异常。

（4）降落伞反射　检查方法：检查者双手从小儿腋下将其抱起，然后突然将其头部和上身快速向前屈曲，小儿立即出现双臂和双手伸展，向下呈支撑保护状。出生后6个月开始出现该反射。检查意义：10个月后仍不出现为异常。

4. 神经系统的平衡反射

神经系统的平衡反射是指当倾斜小儿身体的支撑面或移动其身体的重心时，为了保持平衡，小儿的躯干和肢体发生代偿性动作，以保持整体正常姿势的反应。正常的卧位、坐位和站立位的平衡反射应该在1岁左右出现，并维持终生。如平衡反射延迟或不出现，提示神经系统损伤或发育迟缓。

（1）卧位平衡反射　检查方法：小儿仰卧或俯卧在平板上，检查者慢慢抬高平板的一侧，使小儿的身体倾向一侧失去平衡，小儿会迅速地把头和上身移向抬高侧，同时抬高侧的双下肢也迅速地向外伸展以保持身体的平衡。该反射在出生后6个月左右出现。

（2）坐位平衡反射　检查方法：小儿取坐位，检查者用手向一侧轻推小儿的身体使其失去平衡，小儿的头部和上身会向与推力相反的一侧倾斜，该侧的上下肢会迅速向外伸展以保持身体的平衡。出生后8~10个月出现该平衡反射。检查意义：1岁后仍不出现为异常。

（3）站立位平衡反射　检查方法：小儿取站立位，检查者分别向前、后和两侧轻推小儿，使其失去平衡。向前后推时，小儿会主动向前后迈步；向两侧推时，小儿被推侧的下肢会向外伸展，以保持身体的平衡。正常情况下，前方平衡反射在 12~15 个月出现；侧方平衡反射在 18 个月左右出现，后方平衡反射在 24 个月左右出现。检查意义：应当出现该反射时段半年以上仍未出现提示异常。

（三）诊断依据

1 中枢性运动障碍持续存在

婴幼儿脑发育早期（不成熟期）发生抬头、翻身、坐、爬、站和走等大运动功能和精细运动功能障碍，或显著发育落后。功能障碍是持久性、非进行性，但并非一成不变，轻症可逐渐缓解，重症可逐渐加重，最后可致肌肉、关节的继发性损伤。

2. 运动和姿势发育异常

运动和姿势发育异常包括动态和静态，以及俯卧位、仰卧位、坐位和立位时的姿势异常，应根据不同年龄段的姿势发育判断。运动时出现运动模式的异常。

3. 反射发育异常

反射发育异常主要表现有原始反射延缓消失和立直反射（如保护性伸展反射）及平衡反应的延迟出现或不出现，可有病理反射阳性。

4. 肌张力及肌力异常

大多数脑瘫患儿的肌力是降低的；痉挛型脑瘫肌张力增高、不随意运动型脑瘫肌张力变化（在兴奋或运动时增高，安静时减低）。可通过检查腱反射、静止性肌张力、姿势性肌张力和运动性肌张力来判断。主要通过检查肌肉硬

度、手掌屈角、双下肢股角、腘窝角、肢体运动幅度、关节伸展度、足背屈角、围巾征和跟耳试验等确定。

参考条件：有引起脑瘫的病因学依据，可以头颅影像学佐证。

三、鉴别诊断

脑瘫的临床表现非常复杂，很容易与其他症状相似的疾病相混淆。因此，必须认真加以鉴别，以使患儿得到正确、有效的治疗。

1. 与代谢性疾病鉴别

（1）苯丙酸酮尿症　该病是一种较常见的氨基酸代谢病，属于常染色体隐性遗传病。主要由于肝内苯丙氨酸羟化酶（PAH）的缺陷，不能将苯丙氨酸（PA）变为酪氨酸，致使 PA 及其代谢物蓄积体内，引起一系列的功能异常。临床主要表现为智力低下、多动、肌痉挛或癫痫发作，病程为进行性，CT 和 MRI 检查可见弥漫性脑皮质萎缩，易与脑瘫混淆。但该病患儿因黑色素合成不足，常见皮肤苍白、头发淡黄等。通过检测患儿血中 PA 水平和酪氨酸的生化定量可以确诊。

（2）中枢神经海绵样变性　该病属于常染色体隐性遗传。成纤维细胞内天冬氨酸氨基转移酶缺乏。病理改变主要为脑白质，其内充满含有液体的囊性空隙，似海绵状。患儿出生时正常，出生后 2~4 个月开始出现智力发育迟缓，肌张力低下，头不能竖直。出生后 6 个月开始有明显的进行性头围增大，以后肌

张力逐渐增高，出现癫痫发作、视神经萎缩，脑脊液正常。该病呈进行性神经功能衰退、巨头征、视神经萎缩。CT和MRI可见脑白质有囊样改变。生化检查可见尿中N-乙酰天冬氨酸增多，患儿多在5岁内死亡。

（3）异染性脑白质营养不良　该病又名硫酸脑苷脂沉积病，属常染色体隐性遗传性疾病。由于磷脂代谢障碍，使大量半乳糖硫酸脑苷脂在中枢神经系统、周围神经和一些脏器内贮积。患儿出生时表现为明显的肌张力低下，随病情的发展逐渐出现四肢痉挛、肌张力增高、惊厥、共济失调、智力进行性减退等。其与脑瘫的鉴别要点在于病情呈进行性发展，检测血清、尿或外周血白细胞中芳香硫酸酯酶A的活性可确诊。

2. 与神经系统变性疾病鉴别

（1）进行性脊髓性肌萎缩　该病是一种常染色体隐性遗传病，是由脊髓前角细胞和脑干运动神经核退变而引起继发性神经根和肌肉的萎缩，大多数患儿出生时活动正常，到3~6个月或更晚时才出现症状。躯干、肩胛带、骨盆带及下肢均呈对称性无力，近端较重。仰卧时，髋关节外展、膝关节屈曲，如蛙腿姿势，病程呈进行性，最后呈完全弛缓性瘫痪，可累及呼吸肌而死亡。肌电图可检出肌纤维纤颤电位，肌肉活组织检查显示明显肌萎缩和神经变性。该病患儿一般智力正常，腱反射消失，肌电图和肌肉活组织检查异常。

（2）少年型家族性进行性脊肌萎缩症　该病属常染色体隐性或显性遗传，病变仅累及脊髓前角，而不侵及锥体束。多发于儿童和青少年，表现为四肢近端肌萎缩、肌无力，步态不稳似鸭步，逐渐发展至远端肌肉萎缩。腱反射减弱或消失，但智力正常。肌电图检查可见肌纤颤电位，肌肉活检可见横纹肌纤维萎缩。

（3）扭转性肌张力不全　该病是一组较常见的锥体外系疾病，其特点是在开始主动运动时，主动肌和拮抗肌同时发生持续性不自主收缩，呈现特殊的扭转姿势或体位。可为常染色体显性或隐性遗传或X-连锁遗传。神经生化检查可见脑的神经递质分布异常。本病为慢性进行性，起病年龄因遗传而不同，早期症状多从某一局限部位的肌张力不全的症状开始。显性遗传型者，早期多表现为中轴肌肉的异常姿势，特别是斜颈，也有的以躯干或骨盆肌的扭曲姿势为主要特征。隐性遗传型者多以一侧下肢的步态异常或手的姿势异常为首发表现，走路时呈内翻足体位，书写困难，最后可进展至全身性肌张力不全。与脑瘫的鉴别点为该病有家族史，围生期正常，无智力低下，无惊厥发作，无锥体束征，无感觉障碍。

3. 与神经-肌肉接头及肌肉疾病鉴别

（1）重症肌无力　该病是由于神经-肌肉接头传递障碍所致。临床以与眼球运动、颜面表情、咀嚼、吞咽、呼吸等有关的肌肉易疲劳，经休息或应用抗胆碱酶后缓解为特征。肌电图检查和新斯的明试验可与脑瘫鉴别。

（2）进行性肌营养不良　该病是一种遗传性神经肌肉性疾病，多发于儿童和青少年。患儿独立行走较迟，往往3~4岁时还不能跑跳。由于肌张力低，患儿走路呈鸭子步态。其从仰卧位起立时须先翻身呈俯卧位，然后用双上肢支撑下肢，逐渐将躯体伸直而站起。检查可见腱反射消失、肌萎缩、假性肌肥大、智力正常、血清肌酸肌酶增高，肌活检可见肌纤维肥大呈玻璃样变。

4. 与其他疾病鉴别

（1）风湿性舞蹈病　典型症状为全身或部分肌肉呈不自主的运动，以四肢动作最多，还可出现皱眉、耸肩、闭眼及缩颈，动作大多为双侧，也可限于一侧，在兴奋或注意力集中时加剧，入睡后消失。肌力和感觉常无障碍。好发年龄多在6岁以后，女孩多见，常在链球菌感染后2~6个月出现，一般病程为1~3个月。该病发病年龄较晚，伴风湿症状，病程呈自限性，无智力及其他运动障碍。

（2）良性先天性肌张力低下　出生时即有肌张力低下，随着年龄的增长，肌张力低下得到改善，延迟到2~2.5岁才开始站立、走路，50%在8~9岁时几乎与正常儿童相仿。无家族史，无中枢神经系统及末梢神经病变，反射正常，无异常姿势，肌肉活检和肌电图正常，

智力正常，预后良好。

四、辨证治疗

小儿脑瘫的分型论治，古人没有系统的论述，根据其临床表现，主要可分为以下几种证型。

1. 肾虚髓亏型

临床证候：智能低下，反应迟钝，目无神采，动作发育落后，翻身、坐、爬、立、行等均迟于正常同龄儿童。舌质淡，苔少，脉细弱。

治法：补肾生精，填髓益脑。

方药：补肾地黄丸加减。熟地、山药、茯苓、泽泻、山萸肉、牡丹皮、枸杞子、补骨脂、怀牛膝、鹿茸、益智仁等。

2. 脾肾亏虚型

临床证候：腰脊不举，坐立不稳，肌肉痿弱不实，行走迟缓，多卧少动，面黄形瘦。舌淡苔薄白，脉无力。

治法：益气健脾，补肾壮骨。

方药：补天大造丸加减。当归、龟甲、黄芪、人参、白术、茯苓、紫河车、鹿茸、枸杞子、补骨脂等。

3. 心血不足型

临床证候：智力低下，神情呆滞，语言发育迟缓或见言语不清，或数岁不语，面色无华，发稀枯萎。舌淡苔少，脉细弱。

治法：益气养心。

方药：菖蒲丸加减。人参、石菖蒲、麦冬、远志、当归、茯神、川芎、白芍、熟地、山萸肉、鹿角胶等。

4.痰瘀阻窍型

临床证候：关节强硬、屈伸不利，运动落后，或下肢交叉，脚尖着地，手紧握拳，头反张，语言不利，或失聪失语。舌质暗，苔腻，脉滑。

治法：化痰活瘀，开窍通络。

方药：强力愈瘫片。全蝎、蜈蚣、乌蛇、僵蚕、菖蒲、郁金、胆星、白附子、白芥子、川芎、沉香等。

五、康复治疗

（一）康复评定

在对脑瘫患儿实施康复治疗措施之前，要进行康复评定。康复评定是康复医学中的一项重要手段。由于康复的对象是脑瘫患儿，康复的目的是最大限度地改善患儿的功能，因此康复评定不是寻找疾病的原因和进行诊断，而是通过徒手或使用仪器的一系列测量评估来客观准确地评定功能障碍的性质、部位、范围、严重程度、发展趋势、预后、转归等，为制订科学的康复治疗计划打下牢固的基础。评定至少应在治疗前、中、后各进行1次，根据评定的结果制订、修改康复治疗计划，并对康复治疗效果做出客观评价。全面评定的内容一般包括小儿体格发育状况、神经发育综合评定、神经肌肉基本情况评定（包括肌张力及痉挛程度、肌力及瘫痪程度、原始反射和自动反应评定、运动的协调性等）、肢体功能评定（包括姿势及平衡能力评定、步行能力及步态评定）、智力评定、适应性行为评定、言语功能评定、综合功能评定、感知觉评定、口腔运动功能评定、功能独立性评定等。

1.运动功能评价方法

小儿运动功能评价方法在20世纪80年代后期开始引起人们的关注，但目前尚缺乏公认的评价标准。运动发育落后是脑瘫运动障碍的主要表现之一，脑瘫的治疗目的是最大限度地促进患儿潜在功能的充分发挥，恢复和促进随意运动功能的发展，故如何判断患儿能否独立完成其运动功能显得十分重要。粗大运动功能评定（GMFM）是用来评价脑瘫患儿在康复治疗中大运动功能状态改变的一种极有价值的评价方法。该评价方法较为敏感，能体现康复治疗的效果，不仅适用于脑瘫患儿，也适用于其他瘫痪患儿在康复治疗中的疗效评价，解决了以往对脑瘫患儿疗效判断上的争议。它能定量测量脑瘫患儿的粗大运动状况，以及随时间出现或由于干预而出现的运动功能改变，具有良好的效度、信度，适合在康复临床中应用。

2.重度脑瘫疼痛评定量表

由于很多重度脑瘫患儿不能口头表达疼痛的程度，进行疼痛程度的评定非常困难，因此有学者设计了一种脑瘫疼痛评定量表（PAICP）。研究对象使用面部表情疼痛定级法（FPS，分数按疼痛程度从1~7分，一般能产生疼痛情况的平均评分≥3分，不产生疼痛的评分＜3分）来对每项活动相关的疼痛程度进行分级评定。它具有良好的信度和结构效度，适用于重度脑瘫的疼痛评定。见表5-4。

3. 婴儿异常运动功能评定量表

该量表由15项运动功能检查项目构成：1. 俯卧抬头，2. 手拿盖头手帕，3. 手指抓握，4. 爬，5. 坐，6. 站与走，

7. 不对称颈肢反射，8. 拥抱反射，9. 下肢交叉伸展反射，10. 踏步反射；11. 躯干一侧抬高矫正反应，12. 立位悬垂反应，13. 俯卧位悬抱反应，14. 仰卧位拉起反应，15. 侧卧悬垂反应。至少有1项运动异常，同时有1项原始反射或

表5-4　脑瘫疼痛评定量表

项目	疼痛	不疼痛	可能疼痛
被门夹住	是 / 否	是 / 否	是 / 否
异物入眼	是 / 否	是 / 否	是 / 否
从皮肤上揭去胶布	是 / 否	是 / 否	是 / 否
口腔注射	是 / 否	是 / 否	是 / 否
穿裤子	是 / 否	是 / 否	是 / 否
喝热茶	是 / 否	是 / 否	是 / 否
刷牙	是 / 否	是 / 否	是 / 否
吃面包	是 / 否	是 / 否	是 / 否
烫手	是 / 否	是 / 否	是 / 否
听诊器听诊	是 / 否	是 / 否	是 / 否
梳头	是 / 否	是 / 否	是 / 否
咬自己的舌头	是 / 否	是 / 否	是 / 否
从床上被搬起	是 / 否	是 / 否	是 / 否
穿运动衫	是 / 否	是 / 否	是 / 否
听音乐	是 / 否	是 / 否	是 / 否
躺在床上	是 / 否	是 / 否	是 / 否
下肢的物理治疗	是 / 否	是 / 否	是 / 否
碰踢脚趾	是 / 否	是 / 否	是 / 否
抽血	是 / 否	是 / 否	是 / 否
坐在轮椅上	是 / 否	是 / 否	是 / 否
被蜂叮咬	是 / 否	是 / 否	是 / 否

总分：

姿势反应异常，是脑瘫的判断标准。该评定量表具有较高的信度和效度，对脑瘫患儿的区别能力达 100%，为婴儿期筛查脑瘫提供了简便、可行的工具。

4. 痉挛的评定量表

痉挛的评定量表是通过观察和手法检查来判断痉挛程度的方法，不需要任何辅助仪器，简便易行。临床常用的有：①改良的 Ashwotrh 量表法（0~4级），是根据患儿关节进行被动活动时所遇到的阻力大小定级。②Penn 评分法（0~4级），通过记录痉挛发作的频率来判定痉挛轻重。③踝阵挛法（0~4级），以引发的踝阵挛持续时间长短来判定痉挛轻重。

5. 仪器辅助评定方法

应用仪器做客观评定，可以克服主观因素对评定的影响，使结果更为可靠，但是痉挛的表现形式多样，影响因素多，因此量化较为困难。常用的如被动牵张，指用仪器带动肢体做被动关节活动，记录活动过程中的阻力及关节活动角度，以此表达痉挛程度。

6. 手功能评定

手是人们工作、玩耍和自理的工具，对接触环境、感受外界刺激具有非常重要的作用。精细运动功能障碍的孩子不能进行有效的手的活动，因而接触外界感觉信息的机会明显减少，影响其认知发育水平。很多脑瘫患儿都有精细运动功能障碍，这些障碍又反过来影响他们的认知和总体运动功能康复。手功能常采用的是神经－肌肉测试法，如关节活动度和肌力测试，但其很难全面反映手的实际功能。九孔柱测试能反映手的灵活性，是可靠、有效、简便、省时和价廉的，适用于临床的评价手操作功能的一种方法。主要器具：九孔柱板、小柱、容器、秒表。测试方法：从患儿拿起第一根小柱到拔出最后一根小柱放回到容器为止，记录每次操作的时间。先测利手，再测非利手，分别计时。

7. 智能精神行为评定

（1）儿童神经心理量表测量，广泛应用的成套儿童神经心理量表有两种：哈斯坦－瑞德儿童量表（HRCNB）和鲁尼利亚－尼布拉丝卡儿童神经心理量表。

（2）评定认知功能障碍的方法，主要有认知评定成套检测（SPMSQ）和认知偏差问卷（CBQ）。

（3）儿童适应行为量表（CABS），能有效地评价患儿的功能水平。

（4）适应商数（ADQ），其采用量化形式，排除年龄因素的影响，有利于更客观地进行横向对比和康复前后纵向比较。

脑瘫患儿智能评定存在的问题：①后天环境因素。如患儿不能协调适应周围环境而造成对脑瘫患儿智能的错误评定，患儿的智力在所处的环境中不能充分地表现出来而对其能力作出过低的评价，其原因是评定者未看到患儿智能构造的不均衡性。②患儿有言语障碍即认为智力有问题，如手足徐动型患儿有运动性构音障碍，却错认为有智力低下或因着重患儿肢体障碍而忽略患儿所潜在的智力水平等。③智力测试方法的局限性。对有言语障碍的患儿容易对其智力评价过低，言语无障碍的患儿又易对其智力评价过高。有的方法操作课题比重大，肢体障碍严重的患儿其智力水平不能充分表现出来而使智力评价偏低等。因此智力测试的结果很易受目前检测方法自身存在的许多问题的影响，但是即使存在各方面的许多问题，对脑瘫患儿的智力仍有评价的必要。④智能包括许多方面，其发育也不是均衡的。如言语会话，有的人能力较低，但不一定是智力问题。在脑瘫患儿中动作性智商普遍低于言语性智商，故对脑瘫患儿用目前的智测方法不能作出正确判断，只是作为诊断的参考。⑤智能发育过程中的再障碍。脑损伤造成的智能障碍是患儿的一次性障碍，但患儿在发育成长过程中由于环境因素、周围人的态度及错误评价、对患儿的过于保护或者歧视等会造成患儿的进一步心理发育障碍，这更增加了康复的难度。

（二）西医康复治疗

1. 康复原则

（1）早发现、早治疗　越早越好，不仅能促进神经系统的正常发育，改善异常姿势和运动，抑制异常反射，还可防止肌腱挛缩和骨关节畸形等继发症，减轻致残率。

（2）综合治疗　根据神经发育规律及运动学原理，采用 Vojta 法和 Bobath 法，配合手的精细运动及语言训练，加上适当的物理疗法，结合中医的推拿及药物辅助治疗。年龄较大的部分患者需在康复的基础上，结合必要的外科手术。

（3）康复、教育与游戏玩耍相结合　少儿时期是成长发育和接受启蒙教育的重要阶段，互相结合有助于身心潜能获得最大可能的发展。

（4）家长参与康复疗法　脑瘫康复是一个长期的过程，仅靠治疗师每天 1~2 小时的训练不可能解决全部问题，为保证患者得到切实有效的治疗，必须让家长学会并参与部分常用的康复方法。

（5）坚持长期治疗　脑瘫康复是一个长期、复杂的过程，必须持之以恒，切忌中断。康复训练要由专业康复师对患者进行功能障碍诊断，再通过专业的训练器材开展针对性治疗，主要以肢体功能锻炼为主。开始得越早越好，即使接受手术治疗的患者，术前、术后康复训练也很必要。

（6）制订合理的康复目标和方法　由于患儿处于发育中，月龄和年龄不同，临床表现不同，故应将患儿发育程度与正常小儿进行对照，结合异常姿势和运动情况，制订合适的康复目标和训练方法。

婴儿早期的脑瘫患儿康复训练：生后 3~4 个月或 6~9 个月前，以训练方法促进正常发育为主。

婴儿及幼儿期的脑瘫患儿康复训

练：此时脑瘫症状明显，但挛缩和变形尚未形成，是治疗的关键时期，除采取相应的治疗方法外，还要在日常生活护理中，注意防治畸形，以促进其站立行走。

幼儿期以后的脑瘫患儿康复训练：主要为功能训练，此时脑瘫症状几乎固定，挛缩变形等已经产生，功能障碍也已显著，要一边继续进行运动功能训练，一边配合器具（如靴、杖、椅子、轮椅等）进行治疗。重型者可配合矫形外科手术疗法。

年长脑瘫患儿康复训练：对患儿要实行综合治疗和培养，包括教育、职业培训等各领域的适应，以及交通手段、居住环境改善等。

2. 小儿脑瘫康复

（1）头部控制能力的训练

1）仰卧起坐训练

①仰卧起坐训练，是通过抗重力活动的过程来增加头部控制能力。

②仰卧 Bobath 球、滚桶上轻轻滚动引出患儿躯干屈曲的保护性反应。

③患儿取仰卧位，用各种玩具诱导患儿左右转头，增加患儿头部自由转动时的控制能力。

④患儿仰卧于吊床上，使患儿躯干及四肢呈屈曲位，以此来抑制由于伸肌张力增高所致的角弓反张（受仰卧位紧张性迷路反射 TLS 的影响）。

2）俯卧位训练

①患儿俯卧于楔形枕上，提高头、颈部抗重力伸展上抬的控制能力及肩部和双上肢的支持能力（注意：髋关节保持伸展位）。

②患儿俯卧于 Babath 球、滚桶、平衡板上，利用重心不断地变换，诱发患儿保护性伸展反应，来提高头颈部抗重力上抬的能力。

3）爬行训练：通过患儿主动运动来增加头部的控制能力。

4）坐位训练

①利用盘腿坐、长坐位，增加患儿头部控制能力，同时提高腰部力量及坐位平衡训练。

②患儿骑跨于母亲胸前，母子面对面进行头部控制能力的训练（注意：母子目光均应平视），同时可以增进母子间感情交流。

5）采用颈部操来调节颈部的肌张力，增加颈部肌肉力量，达到增强颈部控制能力。

具体方法：操作者双手轻托患儿双下颌面，做头部的屈曲、伸展、侧屈、侧旋及环转来调整患儿的颈部肌群张力。

6）还可采用学步车带行走，在患儿行走过程中，逐渐自我调整异常的张力，恢复肌力，达到控制能力增强的目的。

最后，在实际工作中，根据以下三种方法来衡量头部是否在对称的中线上：患儿仰卧向上看时，头不向两边转动，与躯干正中线保持一致；患儿取俯卧位（如楔形枕、Bobath 球、滚桶）时，头身呈一条直线；患儿取坐位，侧面看头在正中，不向前后倾倒，与躯干中线一致。

（2）上肢及手功能的训练

1）肩关节屈曲、内收、内旋的训练

①患儿取屈曲位，仰卧，术者一手握其前臂，沿身体中线慢慢上举，接近耳朵为止，反复操作。

②患儿取内收位、仰卧位或坐位，一手握其上臂，另一手握其前臂，沿水平方向移至90°时（外展），手心朝上方再继续上移，直至耳根部，反复操作。

③患儿取内旋位、坐位或仰卧位，术者一手按其肩，另一手握其腕部将肘关节屈曲后，做外旋下压动作，反复操作。

④上肢负重训练，可做哑铃操、棒操、拉沙袋训练，以增加患儿上肢肌力，扩大关节活动范围，恢复运动功能。

2）肘关节屈曲的训练

主动、被动肘关节的屈伸运动：上肢负重，伸肘抓物训练。屈伸肘关节（采荷挎篮），展肩屈肘（力拔千钧），肩肘屈伸（白猿献果），双手上举（举火烧天）。

3）腕指关节屈曲，拇指内收训练

①被动腕手操：术者双手并列于患儿腕关节下端，两拇指并列于患儿腕背侧，指端朝向前臂，另四指托于患儿手掌，将患儿手腕做屈、伸、抖、牵等手法，然后从指根到指端，用捻法和牵指法交替操作，最后用捋法在指端收尾，反复操作。

②手掌抓握训练：双手互握，手心向上抓握（金龙探爪）。

③桡侧抓握（握笔）训练：用拇食指指尖捏物，如扣子、黄豆、绿豆、汤勺等，或拿钥匙开门。

④腕关节伸展（背屈）、屈曲（掌屈），手指外展、内收的训练（五指分开，合拢动作）。

4）拇指内收的训练

拇指内收、外展、伸直训练：进行拇指屈曲、对掌、对指、双手交叉训练。

手功能训练遵循由简到繁，由易到难，由粗大到精细的过程。

（3）下肢站立及步行训练

1）下肢屈膝的训练

①采用仰卧、俯卧位压膝整足法，或直腿抬高的方法，牵拉挛缩的肌腱，缓解痉挛的肌肉。

②站立弯腰拾物训练：牵拉痉挛的腘绳肌群，缓解张力，同时增强腰肌力量。

③弓箭步下压、膝关节伸展、应用股四头肌训练椅，以提高股四头肌肌力，拮抗痉挛的腘绳肌群，提高膝关节自主控制能力。

④双杠－阶梯及站立挺膝训练：可以提高膝关节自主屈伸的能力，协调四肢运动功能。

⑤功率车、学步车训练：可以提高下肢主动运动的功能，增大关节运动范围。

2）膝反张的训练

"膝反张"的原因有3个：第一，膝关节本身骨性变化，致膝关节位置不正常。第二，负重情况下，膝关节控制能力较差，表现为膝关节本体感觉消失，关节周围韧带松弛，股四头肌及腘绳肌肌力较弱或不呈正常比值收缩。第三，底屈肌挛缩或肌张力较高时也可导致膝关节过度伸展。脑瘫患儿膝反张的主因是肌张力不全。主要训练方法如下。

①压膝整足法、牵踝法、摇踝法、底屈肌牵拉训练。

②膝关节屈伸、足背屈训练，可以提高伸肌力量，协调拮抗肌张力。

③爬行训练，此时膝关节为屈曲位，有利于纠正反张，同时增加膝关节运动的控制能力，协调其运动功能。

④上、下阶梯训练，对于纠正膝反张及协调步态有较大的作用。

⑤健侧膝关节跪位支撑在床垫上，患侧膝关节做屈伸训练，为配合协调运动，两膝也可交替屈伸进行训练，随着症状的好转，变为仰卧位或站立位进行。

严重者行下肢矫正或手术矫正。

3）尖足，足内、外翻的训练

①自我牵拉法：患儿面对墙壁站立，然后缓慢前趴，直到跟腱处感觉牵拉为止；还可把双足尖转向外侧（似卓别林）做相同的动作。

②足背屈肌肌力训练和坐式踝关节训练椅：可以拮抗痉挛的小腿肌，增大踝关节活动范围，纠正畸形。

③上、下台阶和跑步车训练：可以在运动中牵伸痉挛的肌肉，加大活动范围，恢复功能，协调步态。

4）站立及平衡训练

①跪立平衡及负重训练：跪位平衡训练开始时，可让患儿用双手握住床栏或椅子背、桌上固定棒等，家长把双手放在患儿骨盆两侧，以帮助患儿控制骨盆保持充分伸展的位置。之后，家长要不断诱导患儿学会自我控制好骨盆的位置，直到患儿双手可以不需扶持，自由自在地玩耍眼前的玩具为止。

②被动站立训练：对于那些痉挛型或其他类型的脑瘫患儿来说，被动站立不仅能降低肌张力，预防骨质疏松，而且能给患儿双足正确的负重感觉。同时，也可避免一些像足内翻、外翻等的现象出现。

方法：利用斜板、站立柜或固定膝关节支具等把患儿双脚分开，将脚尖对正前方，摆放于地面固定好，让患儿在这种体位下，每日持续站立15~20分钟。

③单脚站立训练：当患儿主动站立位可基本维持后，就可以逐步着手开始患儿单脚站立的训练，这也是立位动态平衡训练的开始。

方法1：徒手方法，就是不利用任何辅助器具，只靠家长双手来诱导患儿身体重心的移动。

横向移动：家长双手放于患儿骨盆两侧，当身体重心移向一侧时，家长用放在该侧的手通过骨盆向下肢施加一个向下的压力，另一只手通过上提患儿的骨盆来诱导患儿放松该侧下肢，把身体重心移向对侧。

纵向移动：患儿呈一脚前一脚后的姿势站立，身体重心移向前脚时，家长把一只手放在该侧的臀部，给患儿一个向前的推力，另一只手放在患儿对侧肩膀，以确保身体也随之前移。反之，当患儿身体重心向后移时，家长的双手由推力变为向后拉。

方法2：让患儿站于自制的平衡板上，家长用双手扶着患儿骨盆两侧，一则可保护患儿，以免摔倒，二则可通过对骨盆的推拉动作，来诱导患儿学会如何把身体的重心从左移到右，从前移到后。

方法3：让患儿站在家中的地秤上，让双脚踩在上面，然后身体重心慢慢由一侧移向另一侧。通过地秤，我们可从秤上看出患儿单脚负重能力的大小。

④单脚移动的训练方法

方法1：徒手方法。家长让患儿手扶一把椅子站定后，让患儿把身体重心移到一侧，家长把一只手放在患儿膝关节前部，另一只手放于同侧膝关节周围，然后让患儿屈膝上抬，脚尖勾起，然后再慢慢伸直脚，脚跟先着地。如此反复地由前向后，再由后向前的练习，直到患儿能自我掌握这一动作。

方法2：让患儿双手扶床栏站立后，把身体重心移向另一侧，另一只脚可踩一小木车、旱冰鞋或球、木棒之类可滚动的物体，然后让患儿把脚向前、向后摆动。

（4）四肢不随意动作和姿势异常的训练　本着"提高肌力，降低肌张力，抑制异常原始反射"的原则，结合患儿实际病情，采用相应的训练方法。

1）应用梯背架、条形床、方凳训练患儿在坐、卧、跪、站、行走时，身体维持中线位对称姿势，抑制不自主的徐动，强化自身正常运动模式的建立。

2）台阶器、功率车、股四头肌训练椅的使用，有增加下肢肌力，降低异常肌张力，抑制不自主动作，强化正常运动模式的作用。

3）双杠－阶梯训练，可以协调四肢肌张力及运动功能。

4）上肢、手粗大及精细动作的训练，有加强手—眼协调能力，抑制异常模式和不自主运动，恢复上肢及手的运动功能。

5）"行走三部曲"。根据患儿病情选用悬吊学步车、学步带、手推学步车，来达到提高肌力、纠正肌张力不全、协调运动功能的作用，之后再针对出现的尖足，足内、外翻等畸形予以矫正。

对于年龄较大，病情严重的患儿，以手足徐动为主的混合型患儿，往往由于受紧张性迷路反射（TLS）的影响，患儿处于全身性痉挛不断增强的恶性循环中，同时因受到非对称异性紧张性颈反射（ATNR）的影响，导致躯干及四肢部分旋转的现象。可见一侧背部肌肉挛缩，并且躯干短缩，一侧骨盆上提，出现髋关节屈曲、内收、内旋的姿势，双上肢不能合拢放于胸前，同时头部偏向一侧，时间长久可致胸锁乳突肌肥厚。此时，术者可采用手法或颈部操放松痉挛的肌肉，逐渐使患儿头部控制能力增强，纠正脊柱侧弯，放松紧张的肌肉，加强拮抗肌肌力，预防产生更严重的畸形，充分活动关节，牵拉痉挛的上肢或下肢，抑制不自主的徐动（可采取下肢固定，上肢夹板约束），从而达到抑制不正常的原始反射，建立正常的运动模式的目的。

（5）步态训练

1）剪刀步态和训练

①患儿仰卧位，采用牵拉手法被动屈曲患儿双腿，做髋关节屈伸动作：采用摇髋法、分髋法对内收肌群进行牵伸，降低张力，保持片刻，反复操作。

②采用直腿加压坐位训练：固定双下肢外展位约60°，以牵拉痉挛的肌肉，降低肌张力，此为静态训练。

③重锤式髋关节训练椅：将患儿双下肢做外展—内收—外展的训练，在运动的同时达到牵拉肌肉，活动髋关节的目的，此为动态训练。

④"骑马"训练：用滚桶、木马、木椅等均可，牵拉痉挛的肌肉，降低张力，恢复功能。

⑤"爬高"及"爬行"训练：采用蛙式，即双腿尽量外迈。

⑥患儿扶杠侧行：让其主动运动，

逐渐缓解痉挛，扩大关节活动范围，达到下肢分合动作的熟练和矫正剪刀步态的目的。

2）几种常见的辅助脑瘫患儿行走的方法：对于属于偏瘫型的脑瘫患儿来说，如果其患侧肌张力较高，在行走时家长可以用手牵住其患手，那么，一方面可被动地使其患侧上肢得到充分伸展，另一方面也避免了在行走中，患侧上肢肌张力的增高。反之，患侧肌张力较低或接近正常时，我们牵拉患儿的健手行走时要比牵拉患手行走有益得多。因为患儿的患侧在行走中，可逐步学会正常的行走姿态。如在迈步时，体位的旋转、向前摆动手臂等。

脑瘫、智力低下等患儿多因脑细胞损伤而引起的，神经细胞的损伤是无法恢复的，但是人的大脑细胞有90%以上处于休眠状态，如何动员休眠状态的细胞（潜能细胞）发挥作用是治疗脑瘫、智力低下的重要手段之一。

从人类进化过程看，运动的发展是从原始的蠕动到爬行，再进化到哺乳类四肢爬，最后才是人类的站立及行走。在人的个体发育过程中，也有和这一系列过程类似的重演。美国医生根据这一规律，设计了一套模拟爬行被动运动，用它来促进正确爬行的出现及纠正错误的爬行姿势。整个中枢神经系统，从脑干—脑桥—中脑—大脑都能得到功能改善。通过一定数量的正确模式运动及主动爬行训练，就可向大脑不断输入正确信息，促进脑功能恢复。同时对脑损伤儿童常见的斜视、眼球会聚功能差、发育障碍、动肩困难等障碍得到改善，并提高注视能力。因为人类 12 对脑神经中有 10 对是起源于脑干，脑干功能的恢复能使脑神经功能得到改善。如果脑损伤，脑瘫儿出生后不久就开始接受此训练，其中大部分可恢复到接近正常，个别的还可超常。

因为大脑的 80% 发育在 2 岁以前，4 岁时大脑发育基本定型，所以要抓紧时间对脑损伤儿童进行康复训练，包括爬行在内。训练的最佳年龄为 6 个月内，次佳年龄为 1~4 岁，康复训练越早越好。治疗与练爬相结合会得到事半功倍的效果。

学爬的操作方法和要求：

美国医生 Temple F、Doman RI 和 Doman G 推出的类似俯爬的被动运动，通过一定数量的四肢、头颈部有节律的运动及摩擦向脑部输送信息，可有效促进正确爬行动作的出现及纠正错误的运动姿势，改善感知觉，通过被动模式运动结合斜坡爬行训练患儿匍匐爬，然后可进行越障碍爬，再过渡到手膝跪爬。

被动运动模式开始每次做 150 个（根据具体病情而定），之后每 2 天递增 50 个至每次 250 个，一天做 6 次，每做完一次让患儿俯卧于斜板上向下爬，爬 10 余次后再做模式运动。斜坡板高逐渐向下降，经过一段时间（轻者 1~2 周，重者 1~2 个月），斜坡板降至水平位时患儿已能较顺利地进行匍匐爬。这时即可练习越障碍爬，如爬过妈妈的腿，爬过小滚筒、枕头等，使患儿自然过渡到手膝跪爬。

被动运动模式的操作要求操作人员之间一定配合协调，形成有规律的被动运动。注意掌面、足底与床面的摩擦，不断向脑部输送信息，还要注意顺水推舟，动作柔和，有节律，不可突然用力，以免造成关节损伤，对于肌张力较高的患儿应将节律放慢，以后再逐渐加快。

针对主要症状，突出重点，训练先后顺序应掌握一抬头，二挺腰，三练四肢，四体操的原则。根据不同的体征，参照痉挛型或手足徐动型的方法进行训练。

（6）面部训练

①颞下颌关节训练：患儿被动（或主动）做下颌骨上提、下降、前进、后退及侧方运动，协调面部肌肉张力，增强关节灵活性，恢复功能。

②面部表情肌训练：做呲牙咧嘴、咀嚼泡泡糖等动作锻炼面部肌肉的协调性。手法拿捏面部肌肉点揉相关穴位（垂前、听会、翳风、地仓、承浆穴），调节肌肉张力。照镜子练习口型、发音、吹气球等。

（7）医疗体操 医疗体操是运动疗法的基本形式和主要措施。

①上肢操（被动、主动运动）

预备姿势：患儿取仰卧位，术者面对患儿，双手握患儿双腕，术者拇指放在患儿双腕上，术者拇指放在患儿掌心处，将其双臂放于体侧。按顺序做扩胸运动、伸展运动、屈肘运动、环转运动。适用范围：上肢关节活动受限的脑瘫患儿。

②下肢操（被动、主动运动）

预备姿势：患儿取仰卧位，双下肢伸直，术者双手握患儿双踝。按顺序做屈膝屈髋运动，双髋外展运动，髋内、外旋运动，屈、伸膝运动，牵踝、摇踝运动，屈、伸踝运动。适用范围：各型脑瘫患儿的下肢运动障碍。

（8）感觉障碍训练 感觉统合是进入大脑的各种感觉信息（触觉、前庭平衡觉、本体感觉、视觉、听觉）等在中枢神经系统形成有效的整合过程。感觉统合训练的关键是同时给予儿童前庭、肌肉、关节、皮肤触摸、视、听、嗅等多种刺激，并将这些刺激与运动相结合。感觉统合训练器材包括触觉球、羊角球、秋千、滚筒、陀螺、滑板、平衡板、蹦床、脚踏车等。有提高中枢性协调障碍康复、利于稳定缺氧缺血性脑病患儿情绪、改善患儿睡眠和进食能力、提高患儿康复训练依从性、促进患儿运动和认知行为等方面功能发育的作用。

3. 功能恢复预测

（1）根据脑瘫类型预测 痉挛型双瘫 85%~90% 会行走，痉挛型偏瘫 100% 会行走，四肢瘫 1/4~1/3 会行走，徐动型脑瘫 3/4 会行走。

（2）根据年龄预测 双瘫患儿年龄超过 6~7 岁还不能独立行走，将来能独立行走的可能性不大。偏瘫患儿 100% 在 3 岁前会行走。四肢瘫预后最差，是足月儿持续性缺氧脑损伤造成，常伴有严重智力障碍。徐动型约 1/2 在 3 岁前会行走，尚有部分患儿在 8~9 岁，甚至 14 岁后还会行走的，与双瘫儿 6~7 岁界限有明显区别。

（3）根据 4 岁前患儿运动能力预测 9 个月能抬头，24 个月能坐稳，30 个月会爬，提示脑瘫儿将来会行走。1 岁半到 2 岁能坐稳，提示将来有社区行走能力。2~4 岁能独立坐稳，提示将来有在室内移动的能力，或在助行器帮助下有在室外短距离移动能力。4 岁仍不能坐的患儿将不具备辅助下行走能力。

（三）中医康复治疗

1. 熏蒸疗法

目的与作用：中药熏蒸是利用温热效应、经络效应、药物渗透效应于一体的物理治疗方法。药物主要由透骨草、防风、当归、红花等中药组成，借助药力、热力、生物电场三种功能，作用于患处，使局部皮肤的血管扩张、充血、血液循环加速，新陈代谢过程加强，局部的肌肉营养得以改善，肌张力降低，缓解痉挛。

特点：内证外治，由表透里，通经活络。

适应证与方法：痉挛型运动障碍、肌张力低下型运动障碍、偏瘫型运动障碍、肢体功能障碍者和肌腱挛缩者。将病变部位置于熏蒸机上，温度设定在 40℃ 左右，时间 15~25 分钟。

疗程与注意事项：每 20 天为一疗

程。经治疗后患儿的肌张力可明显降低，痉挛缓解。由于局部皮肤微循环的改善，对肌肉的营养状况和肌力的提高有肯定疗效，对肌腱挛缩有改善作用。注意设定好温度，防止烫伤。患儿有感冒发热时应暂停治疗。

2. 针灸疗法

针灸疗法具有疏通经络、调理气血、调节阴阳、扶正祛邪的作用。方法简便安全，无副作用，易于家长与患儿接受。

（1）头针疗法

目的与作用：头针疗法是中医学的经络学说与西医学大脑皮层功能定位理论相结合，经过医疗实践发展起来的一种针刺疗法。它可反射性地增加大脑皮层相应部位的血流量，改善大脑皮层缺血、缺氧状态，以减轻组织损伤，使肢体肌力和关节功能得以改善或恢复。

适应证：运动障碍，智力低下，语言发育迟缓，行为障碍。

取穴原则：根据国际标准化头针定位，取双侧运动区（上、下肢区），双侧足运感区，额中带（自神庭向下刺1寸），额顶带（从神庭穴至百会穴左右旁开0.5寸的条带，此条带的中1/3），顶枕带（从百会至脑户左右各旁开0.5寸的条带，此带的后1/3）。以上五个区域为基本穴位选区，主治四肢运动障碍及颈软、腰软等。下肢瘫选顶前斜线（百会穴至通天穴），上肢瘫选顶后斜线（百会至络却穴）。伴有平衡功能差者配伍国际标准头针定位的平衡区，伴有精细动作差者配伍国际标准化头针定位的应用区，伴有语言障碍者配伍国际标准化头针定位的语言一、二、三区，伴有智力低下者配伍四神针（百会前后左右各1.5寸处）及额五针（神庭穴、双头维穴至神庭穴连线中点双侧各一针，共五针）。

针刺方法与疗程：选用30~40号长40mm的毫针，针体与头皮成15°~30°角快速进针，刺入帽状腱膜下，将针与头皮平行推进一定深度，留针4小时。在留针期间，捻针3次，每30分钟捻针1次，每次捻针3~5分钟，速度180~200转/分。然后用韩氏电针仪通电治疗20分钟，隔日针刺1次，治疗10次休息15天，30次为一疗程。

注意事项：电针刺激量应从小到大，根据每个患儿的体质、敏感度而定。痉挛型、手足徐动型患儿不宜采用强刺激。若针刺后，患儿异常姿势加剧者，应停用；头针留针期间，应加强肢体的功能锻炼，重症患儿可做被动活动；由于头皮血管丰富，因此起针速度应快，针孔用干棉球按压数秒，避免出血；小于6个月婴儿忌用，患儿癫痫发作期慎用；防止晕针，极个别患儿发生晕针，表现为面色苍白、木呆、四肢发凉出冷汗，出现这种情况应立即拔针，让患儿平卧休息，给予相应的对症处理即可。

（2）体针疗法

目的与作用：用毫针刺激躯体及四肢的穴位，通过针感的传导以达到疏通经络、调整肢体功能的目的。

适应证：脑性瘫痪性肢体瘫痪等。

取穴原则：基本穴位选择督脉十三针（百会、风府、大椎、陶道、神道、身柱、至阳、筋缩、脊中、悬枢、命门、腰阳关、长强），华佗夹脊穴（颈、胸、腰骶段）。若下肢瘫配伍环跳、殷门、委中、髀关、阳陵泉、解溪、三阴交、足三里、承山、太溪；若上肢瘫配伍肩三针、外关、合谷、曲池、手三里等。

针刺方法与疗程：选择督脉十三针或华佗夹脊穴。每次选3~5穴，上述穴位交替使用，每次留针30分钟，不捻针，拔针后重要腧穴给予艾灸，以调节脏腑功能。每周治疗2次，每治疗10次休息10~15天，治疗30次为一疗程。

注意事项：对于体质虚弱的患儿，每次针刺穴位不宜过多，根据病情可不留针；痉挛型患儿不宜采用强刺激手法，手足徐动型患儿不宜留针；留针期间，注意让患儿保持安静，不能乱动，防止断针、弯针、滞针的发生。

（3）水针疗法

目的与作用：水针疗法是将中医学的整体观与西医学的局部疗法相结合，通过针刺、物理、化学、药理以及穴位开阖与传导等作用，来对人体产生强烈刺激而恢复机体正常功能。

适应证：脑损伤后遗症，如失语、智力低下、运动功能障碍、语言功能障碍。

取穴原则：取哑门、肾俞、风池、足三里、大椎、内关。下肢瘫配伍委中、解溪、后血海、急脉、脑清、跟平、悬钟、昆仑、申脉等；上肢瘫配伍肩井、肩三针、曲池、手三里、外关等穴。

注射方法与疗程：选用麝香注射液、复方丹参注射液、维生素 B_1 注射液与维生素 B_{12} 注射液。每次选一组主要穴位，每穴注射 0.5~1ml 药液，配穴根据病情每次选 3~5 穴，每穴注射药液 0.5ml。隔日注射 1 次，治疗 10 次休息 10~15 天，30 次为一疗程。与头针或体针联合应用，效果更佳。

注意事项：穴位局部常规消毒，严格无菌操作，防止感染；严禁在关节腔内注射药物；严禁将药物注入血管内；注射前必须定准穴位和阳性反应点；注射时针深刺达神经根，得气后，应稍退针，抽针无回血后再注射药物；初次注射药物宜少，注射胸背部穴位时，刺入宜浅，刺入时针尖应斜向一侧，避免直刺而误入肺部，引起气胸，最好平进针；穴位注射时，最好选用卧位，深部注射时，必须考虑该部位解剖组织和相邻脏器的安全；饭后、服药后、小儿过度疲劳及发热时不要施予穴位注射。

3. 推拿疗法

推拿又称按摩，是以力的作用为基础，通过各种手法，刺激患儿的经络腧穴，使之气血流通，阴阳调和，从而达到治疗的目的。

（1）节段性按摩法

治疗目的：节段性按摩的主要作用

是反射性地刺激脊髓的节段性装置（感受装置包括肌肉、韧带、肌腱的感受器），使其和脊柱肌的营养和血供同时得到改善，同时亦能间接影响中枢神经系统活动。达到促进粗大运动（坐、站、爬、行）恢复的目的。

适用的运动障碍类型及部位：对痉挛型和弛缓－起立不能型有较好疗效，上肢痉挛性瘫按摩颈、胸部，下肢痉挛性瘫按摩腰骶部。运动障碍的节段性按摩部位是沿脊柱从骶部到颈部，同时也按摩肩胛外缘、臀部、肩胛周围和肋间隙。

常用的手法：①移动法。术者用拇指指面或中指指面上下移动。按摩脊柱棘突两侧，手指尽力触及椎间隙，并在此部位进行冲击运动。其冲击的力度据患儿病情、体质而定。②钻法。术者拇指与其余四指分居脊柱两侧，用拇指或中指在脊神经根出口处做环状或螺旋状运动，从一个脊髓节段至另一个脊髓节段，按摩手指与支持手指同时移动。③锯法。双手横跨脊髓棘突，两手指间形成按摩区的皮肤突起，双手做拉锯样运动，一个水平进行1~2次后，上移一个水平进行。④牵拉法。术者用一手的两个手指（常是中指和食指），沿脊柱两侧从患儿骶部直到颈部以同等速度进行牵引，为了作用有力，可用另一手增加负荷。⑤震颤法。术者手附着于患儿脊柱或肋间隙，使治疗局部产生高频率震颤，是节段性按摩的结束性手法。

疗程与注意事项：以上每种特殊手法治疗3~5次，每次20~30分钟，每日1~2次，3~6个月为1个疗程。按摩时必须将手指甲剪短并修理圆滑以免划伤患儿。按摩时应在按摩部位及双手蘸些滑石粉以减轻摩擦；在治疗过程中，应随时注意患儿对手法治疗的反应，若有不适，如刺激性紧张、哭闹等，应及时进行调整；体质虚弱，或极度疲劳，或过饥过饱者应慎用。

（2）健脾益气按摩法

目的：运动障碍患儿多伴有营养不良，健脾益气按摩手法可以消食和中，调节阴阳，理气血，和脏腑，改善胃肠蠕动及吸收功能，从而提高患儿体质。

适应的运动障碍类型与部位：对于各型运动障碍患儿伴有营养不良者皆可使用本法。按摩部位常选腹部、背部及手和腿部的相关穴位，

常用的手法：①摩腹。患儿取仰卧位，术者用一手四指腹或全掌着力于患儿前腹壁，以脐部为中心顺时针旋摩5分钟，此法能健脾和胃，常与捏脊、按摩足三里合用，是小儿保健手法。②分推腹阴阳。患儿取仰卧位，术者用双手拇指自剑突下分沿肋弓下缘分推100~200次，或自肋弓下缘分推至脐部两侧5~10次，此法适用于消化不良、夜啼、腹胀等。③推揉中脘。患儿取仰卧位，术者用指端或掌根按揉中脘穴称揉中脘；用掌心或四指旋摩中脘穴称摩中脘；用食指、中指自喉

下直推至中脘称推中脘，又称推胃脘。揉100~300次，摩5分钟，推100~300次。此法能用于小儿食欲不振、食积、嗳气等。揉摩中脘能健脾和胃，消食和中，多与按揉足三里、推脾经合用。④补脾经：术者用大拇指旋揉患儿拇指螺纹面100~200次，此法能健脾和胃、补气血，用于脾胃虚弱，气血不足所致的食欲不振、肌肉消瘦、消化不良等。⑤推胃经（补胃经）。术者用拇指旋揉患儿拇指近端指节100~200次，此法能健脾胃、助消化，常与补脾经、摩腹、按揉足三里合用。⑥补肾经。术者用拇指离心性直推患儿小指螺纹面，此法为补肾经，有补肾益脑、温养下元之功，可用于先天不足、久病体虚的运动障碍患儿。⑦捏脊：患儿取俯卧位，术者双手食指紧贴皮肤向上推，拇指向下按压。沿督脉由下（长强穴）至上（大椎穴）缓慢推拿7次，在推至脾俞、肾俞穴时进行点压数次，以健脾益肾。此法有调阴阳，理气血，和脏腑，强身健体的功能，主要用于小儿先天不足，体质虚弱，颈软不能竖头，腰背软弱不能独坐等。多与补脾经、摩腹、按揉足三里合用。

疗程与注意事项：以上各法，每次15~20分钟，每日1~2次，3~6个月为1个疗程。按摩时必须将手指甲剪短并修理圆滑以免划伤患儿；以上按摩手法适用于5岁以下的小儿，3岁以内疗效较好，1岁以内疗效更好；注意手法的操作方向、次数、频率和强度。

六、预防调护

（一）疾病预防

1. 出生前

（1）孕妇要积极进行早期产前检查，做好围产期保健，防止胎儿发生先天性疾病。

（2）戒除不良嗜好，如吸烟、饮酒，不滥用麻醉剂、镇静剂等药物。

（3）预防流感、风疹等病毒感染，不接触猫、狗等。

（4）避免与放射线等有害、有毒物质接触，以及频繁的B超检查。

2. 出生时

因分娩引起的胎儿窒息和颅内出血是造成小儿脑瘫的一个重要原因，故应预防早产、难产。医护人员应认真细致地处理好分娩的各个环节，做好难产胎儿的各项处理。

3. 出生后

婴儿出生1个月内要加强护理、合理喂养，预防颅内感染、脑外伤。

4. 有下列情况的孕妇应尽早做产前检查

①大龄孕妇（35岁以上）或男方50岁以上；②近亲结婚；③有不明原因的流产、早产、死胎及新生儿死亡史；④孕妇智力低下或双方近亲有癫痫、脑瘫及其他遗传病史。如果怀孕早期发现胎儿异常，应尽早终止妊娠。

（二）饮食调养

脑瘫儿童由于身体缺陷，体质较

弱，容易感染疾病而影响功能的康复，因此要合理饮食，注意营养均衡。脑瘫儿童饮食有五不、五要，具体介绍如下。

1. 五要

（1）食物要容易消化吸收，营养丰富，选择高蛋白质食物。蛋白质是智力活动的基础，与大脑的记忆、思维有密切的关系，牛奶、豆浆、鸡蛋、酸奶、肉类等都是富含蛋白质的食物。还应多选维生素含量高的食物，维生素 A 能增强身体的抵抗力，促进大脑的发育；维生素 B 族能提高机体各种代谢功能，增强食欲；维生素 D 能帮助钙的吸收和利用。

（2）要以碳水化合物，如米饭、面食、馒头、粥、粉为主食，过多杂食会影响食欲，造成营养障碍。

（3）多吃蔬菜和水果，少吃脂肪肥肉。蔬菜和水果含有维生素和膳食纤维，能保持大便通畅，如小孩不吃蔬菜，可以把菜剁烂，做成菜肉包子、菜肉饺子、菜泥、菜汤，教育孩子养成吃蔬菜的习惯。

（4）饮食要定时，一般早、午、晚各进食一次，有条件者可以在上下午各增加点心一次，按时进食，可以增加食欲。

（5）每日要适当进行户外活动，让阳光照射皮肤，可增进食欲，帮助吸收。

2. 五不

（1）不吃油炸、辛辣、油腻、高热等刺激性食物和难消化的食物，因小儿体质多热，再食油炸等辛热食品易引起热病。

（2）不宜滥食温补，因小儿为纯阳之体，只宜滋养清润食物。

（3）不要过多食糖，因口腔内的细菌会使糖发酵，易患蛀齿而影响食欲。

（4）不要偏食，因偏食会造成营养不良。

（5）不要过多食用姜、葱、味精、胡椒、酒等调味品。

七、研究进展

中枢神经系统损伤后康复治疗技术和相关理论的不断完善，使康复训练受到青睐，是目前治疗小儿脑瘫的主流方法。西医学者形成各自许多学派，如 Bobath 法、Vojta 法、Rood 法等。康复训练主要是针对患儿的运动障碍、语言障碍和听力障碍等进行治疗。通过训练有利于启动脑瘫患儿的大脑代偿功能，改善患儿症状。如姚军等通过头部控制、坐姿、爬行、上肢、下肢、立行走、智力以及 Vojta 法、Bobath 法中的诱导疗法，结合针灸、推拿来抑制异常姿势反射和肌张力，引出和促进正常的肌张力，姿势反射和平衡反应。

除了上述方法外，还有许多治疗手段应用在脑瘫领域，如针对患儿足畸形，陈秀恩等在脑瘫松解术后患儿进行康复训练的同时佩戴踝足矫形器，患儿痉挛和挛缩得到明显改善；桂华等应用高压氧治疗小儿脑瘫，治疗后患儿脑电图异常率明显降低，认为在高压氧的状态下脑组织氧代谢旺盛，对可逆转的脑细胞有促进转化作用，并可促进侧支循环的建立；此外，音乐疗法作为一门新兴的集音乐、医学和心理学为一体的边缘交叉学科，能改善脑组织微循环，调整中枢神经系统的兴奋性，还有不同程度的镇静、镇痛作用；而神经干细胞移植作为干细胞移植领域的主要一员，用于治疗脑瘫前景广阔，但尚不完善，有待深入研究。

主要参考文献

［1］李晓捷. 实用小儿脑性瘫痪康复治疗技术［M］. 2 版. 北京：人民卫生出版社，2016.

［2］张淑芬. 小儿脑瘫康复 800 问［M］. 北京：人民军医出版社，2010.

［3］恽晓平. 康复疗法评定学［M］. 2 版. 北京：华夏出版社，2014.

［4］燕铁斌. 物理治疗学［M］. 3 版. 北京：人民卫生出版社，2018.

［5］纪树荣. 运动疗法技术学［M］. 2 版. 北京：华夏出版社，2011.

［6］余瑾. 中西医结合康复医学［M］. 北京：科学出版社，2017.

第六章　骨科常见疾病的康复

第一节　骨折

一、病因病机

（一）西医学认识

1. 生理

骨皮质的完整性或连续性被中断或破坏，即为骨折。由外伤引起者为外伤性骨折；发生在原有骨病（肿瘤、炎症等）部位者为病理性骨折。骨折端与外界相通为开放性骨折，如与外界不通则为闭合性骨折。此外，还可根据骨折的程度、稳定性和骨折后的时间作出其他分类。骨折发生后常在局部出现疼痛、压痛、肿胀、淤血、畸形、功能障碍及纵向叩击痛、异常活动等，一般多可据此作出诊断。如果骨折损伤了血管、神经等，则会出现相应的表现，故应注意是否有其他器官同时损伤。骨折经过适宜的治疗，如复位和固定，在骨折段有良好血液供应的条件下，经过一段时间多可自行愈合。

骨折与年龄也有一定关系，儿童骨质韧性大而强度不足，易发生青枝骨折。老年人骨质疏松，脆性大，加之行走协调性差，易发生骨折，尤其是股骨颈骨折，且骨折后不易愈合。

2. 病理

骨折的愈合是一个连续不断的过程，是一边破坏清除，一边新生修复的过程，新生修复的过程是由膜内骨化与软骨化共同完成。骨折愈合的过程也是暂时性紧急连接过程到永久性坚固连接的过程。

（二）中医学认识

1. 病因

（1）直接暴力　骨折发生于外来暴力直接作用的部位，如打伤、压伤、枪伤、炸伤及撞击伤等。这类骨折的特点多为横断骨折或粉碎性骨折，骨折处的软组织损伤较严重，多为开放性骨折；若打击物由外向内穿破皮肤则感染率高；若发生在前臂或小腿则骨折在同一平面。

（2）间接暴力　包括传达暴力及扭转暴力等。指骨折发生于远离外来暴力作用的部位，即不发生在直接受到外力打击的部位，而是在其他部位。如由高处摔下，臀部着地而引起的腰椎压缩性骨折。这类骨折的特点多为斜形或螺旋形骨折；骨折处的软组织损伤较轻；若为开放性骨折，多为骨折断端由内向外穿破皮肤，故感染率较低；若骨折发生在前臂或小腿，则骨折的部位不在同一平面。

（3）肌肉牵拉 由于肌肉急骤收缩和牵拉而发生骨折，如髌骨骨折、肱骨干骨折、第5跖骨基底部骨折。

（4）疲劳骨折（持续性骨折） 多为骨骼过度疲劳所致，易发生在长途跋涉后或行军途中，以足部第2、3跖骨及腓骨干下1/3处的疲劳骨折为多见，这种骨折多无移位，但愈合缓慢。

2.病机

中医认为人是由脏腑、经络、皮肉、筋骨、气血与津液等共同组成的一个整体，人体生命活动是脏腑功能的反映，脏腑功能活动的物质基础是气血津液，局部和整体之间相互作用。认为外伤疾患多由于皮肉筋骨损伤而引起气血瘀阻、经络阻塞，或津血亏损，或瘀血邪毒由表入里，而致脏腑不和，亦可由于脏腑不和，由里达表引起经络、气血、津液病变，导致皮肉筋骨病损。所以伤科疾病的发生和发展与气血筋骨、脏腑经络等都有密切关系。伤骨不是单纯的损伤，损骨能伤筋，伤筋亦损骨，且常累及气血伤于内，使脉络受损，血瘀气滞，为"肿"为"痛"。凡伤后出现肿胀、疼痛、活动功能障碍，可因骨折断端位置的改变而有畸形，骨的位置不正常，可使附着之筋紧张而出现弹性固定的情况。

二、临床表现

1.全身表现

（1）休克 对于多发性骨折、骨盆骨折、股骨骨折、脊柱骨折及严重的开放性骨折，患者常因广泛的软组织损伤、大量出血、剧烈疼痛或并发内脏损伤等而引起休克。

（2）发热 骨折处有大量内出血，血肿吸收时体温略有升高，但一般不超过38℃，开放性骨折者，体温升高时应考虑感染的可能。

2.局部表现

骨折的局部表现包括骨折的特有体征和其他表现。

（1）骨折的特有体征

①畸形：骨折端移位可使患肢外形发生改变，主要表现为缩短、成角、延长。

②异常活动：正常情况下，肢体不能活动的部位，骨折后出现不正常的活动。

③骨擦音或骨擦感：骨折后，骨折端相互摩擦撞击，可产生骨擦音或骨擦感。

以上三种体征只要发现其中之一即可确诊，但未见此三种体征者也不能排除骨折的可能，如嵌插骨折、裂缝骨折。一般情况下不要为了诊断而检查上述体征，因为这会加重损伤。

（2）其他表现

①疼痛与压痛：骨折发生以后，均有不同程度的疼痛与压痛。

②局部肿胀：骨折时，骨组织或软组织血管破裂出血、局部肿胀，甚至出现瘀斑。血肿的大小和部位对判定骨折损伤程度有帮助。

三、鉴别诊断

本病依据骨折的基本临床表现——畸形、异常活动、骨擦音等特殊的临床体征，基本可以确定为骨折，也可以借助影像学检查，如 X 线等进行确诊，无需和其他疾病进行鉴别。

四、康复治疗

（一）西医康复治疗

骨折治疗的最终目的是使患者最早、最大限度地恢复功能，任何手术绝不可能是治疗的全部，故康复护理在骨折患者的治疗中占有举足轻重的地位。康复护理可以有效地改善和促进血液循环、消除肿胀、加速骨折愈合，避免组织粘连、瘢痕形成、肌肉萎缩、关节僵硬等，通过护理干预，将康复训练实施于患者整个患病过程中，有计划地对患者在住院期间及院外进行康复护理以达到促进骨折康复和提高生活质量的目的。

1. 一期康复（伤后 1~2 周）

此时伤肢肿胀、疼痛、骨折断端不稳定，容易再移位。因此，功能锻炼的主要目的可以肌肉锻炼为主。在骨折早期，康复的主要目标在于保持肌肉张力和减轻局部肿胀，防止出现关节僵硬和肌肉萎缩，使骨折愈合与功能恢复相结合。早期卧床休息，将患肢置于舒适位置，并保持其略高于心脏水平，可促进静脉的回流，并做向心性按摩以利于

肿胀消退。进行伤肢的等长收缩，即在关节不动的前提下，肌肉做有节奏的收缩和放松，即我们平时所说的绷劲和松劲，通过肌肉的等长收缩可以预防肌肉萎缩或粘连。每日 4~5 次，每次约 5 分钟，以不使患者感到伤肢劳累为原则。并结合患肢的主动背伸及跖屈运动。以上运动不能干扰骨折的固定，更不能做不利于骨折愈合的活动，尤其不能做肢体的内外旋运动。

此期的康复训练，原则上除了骨折的上下关节不运动外，身体的其他部位均应进行正常的活动。手术患者术后 4~6 小时轻轻按摩伤口以外的患肢肌肉，以促进患肢静脉回流，加速肿胀的消退，预防深静脉血栓的形成，鼓励患者深呼吸、有效咳嗽，同时上肢外展，以扩胸增强体力和心肺功能。手术后 1~2 周，主要帮助患者做肌肉自主收缩和放松。术后密切观察患肢血运及活动情况，伤口渗血情况、伤肢肿胀程度和伤肢动脉情况；对髋部骨折，手术后几天内的翻身和患肢活动均由医护人员指导和协助。

2. 二期康复（伤后 2~4 周）

这一时期，骨、关节、肌肉、韧带等组织的损伤及手术切口正在愈合，手术部位疼痛、肿胀明显缓解或消失，骨折端已有纤维连接，并正在形成骨痂。在此期间，可进行关节活动，指导患者在床上做患肢不负重活动，进行膝关节、踝关节以及足部小关节的主动伸屈锻炼，踝关节的内外伸展练习，股四头

肌的等长收缩，利用牵引床进行上臂锻炼，训练臂力，以便下地时用拐，增加髋关节的伸屈活动。对术前牵引或石膏固定时间较长、关节有一定程度僵硬的患者应给予 CPM 机锻炼，再逐渐过渡到关节的主动功能锻炼。逐渐增加锻炼强度和活动范围，使全身关节达到或接近正常的活动功能，恢复患肢的大部分功能。但此期活动量仍需限制。

3. 三期康复（伤后 5~6 周）

该期要锻炼关节和肌肉，扩大关节各方向的活动范围，恢复肌力，增加肢体运动功能。在此期间应继续加强患肢关节的主动训练，使患肢功能恢复正常的活动范围。根据骨折的情况，可扶双拐下床活动，尤其是活动患侧膝关节及髋关节，但是伤肢严禁负重。

4. 四期康复

康复训练的后期指从骨关节等组织已经愈合到恢复全身和局部正常功能的时期，此时骨折已达到临床愈合或已经去除外固定，此时骨性骨痂已形成，X线检查已显影，骨骼有了一定的支撑力，但大多存在邻近关节的关节活动度下降、肌肉萎缩等功能障碍。此期康复的目的是恢复受累关节的关节活动度、增强肌肉的力量，使肢体功能恢复。训练方式以抗阻力活动、加强关节活动范围为主，进行伤肢关节的主动活动和负重练习，再加上肌力恢复训练，训练次数、时间及强度均高于前期，可使各关节迅速恢复正常活动范围和肢体的正常

力量，对仍有不同程度障碍的关节、肌肉，给予有针对性的训练，并利用器械加强活动，做器械操或徒手操，配合理疗、按摩、针灸等，使肢体功能得到恢复。

（二）中医康复治疗

骨折术后韧带粘连和肌肉萎缩，还有骨折损伤以后，周围的软组织损伤，血肿吸收后局部会有一些粘连或者积累的损伤，西医治疗方式需要二次手术把肌腱、肌肉的粘连处进行手术分离，但是手术之后可能还会出现新的粘连。中医可以选择运动康复和常规手法推拿两种方法，二者结合使用可以达到更好的康复效果。

1. 运动康复

骨折愈合后，可以逐渐增加活动强度和范围，如在助步器帮助下锻炼，活动相邻关节，防止关节僵硬和肌肉萎缩。运动康复有助于恢复关节活动范围、增强肌肉力量和协调性。

2. 常规手法推拿

推拿可以促进局部血液循环，缓解肌肉紧张和疼痛，减轻肌肉萎缩。但在受伤后 24 小时之内，较大手术的 72 小时之内，不宜在创伤局部进行推拿治疗。

五、调护

1. 心理康复

良好的心理素质是骨折康复的必备条件，大量实践证明，保持豁达乐观的

情绪，树立良好的自信心，能够减弱骨折及康复锻炼带来的身体不适。反之，忧心忡忡、思虑过度会使身体不适加剧，抵抗力降低，康复时间延长。同时建立良好的护患关系，会取得患者的信任，防止产生被动、依赖心理和不积极配合治疗的情形。

2. 饮食指导

骨折后的康复过程还需要各种营养素，包括蛋白质、维生素、钙等，适当地喝骨头汤、牛奶，吃新鲜的蔬菜、水果、肉类、豆制品等十分有益，同时要求患者戒烟。

3. 院外康复

向出院患者及家属讲解功能锻炼的方法，并把各种康复知识及注意事项写成一张卡片交给患者，每周电话随访，患者也可电话咨询。嘱其定期门诊复查，以保证康复锻炼的连续性和有效性。

主要参考文献

[1] 陈金水. 中医学 [M]. 9版. 北京：人民卫生出版社，2018.

[2] 黄桂成，王拥军. 中医骨伤科学 [M]. 5版. 北京：中国中医药出版社，2021.

[3] 恽晓平. 康复疗法评定学 [M]. 2版. 北京：华夏出版社，2014.

[4] 燕铁斌. 物理治疗学 [M]. 3版. 北京：人民卫生出版社，2018.

[5] 纪树荣. 运动疗法技术学 [M]. 2版. 北京：华夏出版社，2011.

[6] 余瑾. 中西医结合康复医学 [M]. 北京：科学出版社，2017.

[7] 张路，高铸烨，徐峰，等. 全身关节松动术 [M]. 北京：北京科学技术出版社，2019.

第二节　膝骨关节炎

膝骨关节炎是膝关节的常见疾病，是指膝关节关节面软骨发生原发性或继发性退变及结构紊乱，伴随软骨下骨质增生、软骨剥脱，从而使关节逐渐破坏、畸形，最终发生膝关节功能障碍的一种退行性疾病，又称退行性关节炎。其具体发病机制还未被西医学完全解释清楚，但根据患者对膝关节症状的感受描述，一般认为是骨性关节炎，大部分学者认为膝骨关节炎的主要病因有软骨退行性病变和关节边缘骨赘的形成两种。影像学检查可见关节间隙变窄，软骨下骨质致密，骨小梁断裂，有硬化和囊性变；关节边缘有唇样增生；后期骨端变形，关节面凹凸不平；关节内软骨剥落，骨质碎裂进入关节，形成关节内游离体。

一、病因病机

（一）西医学认识

1. 生理

膝关节是由股骨内、外侧髁和胫骨内、外侧髁以及髌骨组成，是人体最大的关节且构造最复杂，容易受损伤。

关节囊薄而松弛，周围有韧带加

固，附着于各骨关节软骨的周缘。关节囊的滑膜层广阔，除关节软骨及半月板的表面无滑膜覆盖外，关节内所有的结构都被覆着一层滑膜。在髌上缘，滑膜向上方呈囊状膨出，称为髌上囊。关节腔内的辅助结构有膝交叉韧带（前、后交叉韧带）和内、外侧半月板。前方是叫髌韧带，是股四头肌肌腱的延续，从髌骨下端延伸至胫骨粗隆。在髌韧带的两侧，有髌内、外侧支持带，为股内侧肌和股外侧肌腱膜的下延，并与膝关节囊交织。后方有腘斜韧带加强，由半膜肌的腱纤维部分编入关节囊所形成。膝关节内有两条交叉韧带。前交叉韧带附着于胫骨髁间前窝，斜向后外上方，止于股骨外侧髁内面的后面，有制止胫骨前移的作用。后交叉韧带位于前交叉韧带的后内侧，较前交叉韧带短，起自胫骨髁间后窝及外侧半月板的后端，斜向前上内方，附于股骨内侧髁外面的前面，具有限制胫骨后移的作用。膝关节内侧有胫侧副韧带，为宽扁带状，起自内收肌结节，向下放散编织于关节囊纤维层；外侧为腓侧副韧带，是独立于关节囊外的圆形纤维束，起自股骨外上髁，止于腓骨小头。

2. 病因

（1）慢性劳损　长期姿势不良，负重用力，导致膝关节损伤重要原因。

（2）肥胖　体重的增加和膝骨关节炎的发病呈正相关性。体重下降可以减少膝骨关节炎的发病。有研究表明，女性平均减重 5kg，膝骨关节炎的风险下降 50%。

（3）骨密度　当软骨下骨小梁变薄、变僵硬时，其承受压力的耐受性减少，因此，骨质疏松者容易出现骨性关节炎。但也有研究显示，骨密度与膝骨关节炎无关或呈负相关性。

（4）外伤和力的承受　膝关节损伤，如骨折、软骨、韧带损伤等可以导致本病的发生。膝骨关节炎与多种关节损伤有明确的相关性，包括关节面骨折、韧带和半月板损伤等。研究显示，前交叉韧带或半月板损伤、半月板切除会提高膝关节炎的发病率。

（5）年龄　膝骨关节炎的发病率与年龄有关。流行病学研究显示，本病的患病率随年龄增长而增高，这种相关性是关节随年龄增长而产生的生物学改变的结果。随着年龄的增长，软骨细胞对刺激修复的生长因子等的敏感性下降，同时软骨内糖基化终产物的累积也影响了软骨细胞的合成和修复功能。此外，年龄的增长还可能伴有肌力的下降及本体感觉敏感性的下降。这些关节保护机制的退行性改变，以及膝关节软骨的减少增加了本病的风险。

（6）性别及激素水平　本病的患病率、发病部位及严重程度存在着性别差异，而导致性别差异的关键因素就是激素水平的不同。研究表明，女性膝部关节炎的患病率和严重程度明显高于男性。造成这种性别差异的可能原因有很多，包括不同的职业劳动强度、不同的生活习惯及不同的生物力学特点等，但激素水平尤为重要。有研究显示，女性关节炎患病率从围绝经期开始明显升高，且与男性之间的差异逐渐变大，这提示围绝经期以后女性体内雌激素的缺乏与本病有关。

3. 病理

骨性关节炎是一种较少的有炎症因素的退变性疾病，包括关节软骨的退变、软骨下骨改变、骨赘形成、软组织的改变等病理改变。

（1）关节软骨的退变　或由于营养物质在基质内渗透扩散受阻，使代谢废物聚集在关节内，从而导致软骨细胞死亡，使透明软骨局部表面不光滑，甚至出现龟裂，再因重力摩擦的作用，软骨光滑的关节面变得粗糙不平，最后关节面增厚并裸露粗糙面。影像学检查可关节间隙变窄。

（2）软骨下骨改变　中央部位软骨下骨小梁数目明显增加，软骨密度增加，关节间距变窄，骨小梁与关节表面垂直，而厚度无改变，呈"象牙样"改变，外围部位软骨下骨质发生明显萎缩，或出现囊性改变。软骨下囊泡发生骨质疏松，骨小梁消失，骨髓呈纤维黏液样物质，囊腔内有死骨、软骨碎片和非定形物。

（3）骨赘形成　在软骨的边缘或肌腱附着处，软骨或其他物质骨化，形成骨赘，临床上称骨质增生。骨质增生可以是人体生理性代偿功能，也是可以是人体为适应应力的变化而产生的一种防御性反应，它既是生理的，但也可造

成对周围神经及血管的压迫，形成病理状态。

（4）软组织的改变　关节囊与周围的肌肉可产生纤维变性和增厚。周围肌肉因疼痛产生保护性痉挛。

（二）中医学认识

膝骨关节炎属于中医学"痹证""骨痹""膝痹"范围，其病因主要由于年老体虚，加以外邪侵袭而发病；外邪主要指风、寒、湿等自然界的气候变化。《内经》曰："病在骨，骨重不可举，骨髓酸痛，名曰骨痹。"《张氏医通》曰："膝为筋之府，膝痛无有不因肝肾虚者，虚则风寒湿气袭之。"本病的主要病机为经络闭塞，气血不通。中医认为当人近50岁时，肝肾气血衰少，而肝主筋、肾主骨，而此与筋骨的关系密切，肝血不能养筋、肾精不能充骨，加以正气虚弱，不能抵抗风、寒、湿等外邪，风、寒、湿三气夹杂乘虚而入，导致发病。治疗上应予以补肝肾、强筋骨、活血化瘀、祛风除湿、温通经络、益气养血等治则，采用中医疗法，取得很好的疗效。

1. 病因

风寒湿邪内搏于骨所致骨节疼痛、肢体沉重，多因骨髓空虚，致邪气乘隙侵袭。《素问·长刺节论》曰："病在骨，骨重不可举，骨髓酸痛，寒气至，名曰骨痹。"

骨痹不完全属于始发病证，故其病因病机较为复杂。《张氏医通》和《类

证治裁》均提到："骨痹，即寒痹、痛痹也。"这种提法有一定的道理。因为寒痹、痛痹的疼痛症状都很剧烈，容易演变为肢节废用的骨痹。骨痹的外因并不只限于感受寒邪，六淫之邪皆可致病。至于感邪的诱因可以多种多样，或饮酒当风，或水湿浸泽，或露宿乘凉，或淋雨远行，或嗜食辛辣厚味等。

2. 病机

（1）正气亏虚

①肝肾亏虚型：痹痛虽为筋骨间病，但与肝肾关系密切。华佗在《中藏经》中说："骨痹者，乃嗜欲不节，伤于肾也。"阐明了骨痹与肾脏受损有关。肾虚所致痹证比较明显。肾虚骨不能充髓，而腰为肾之府，故肾虚则腰痛。肝肾同居下焦，乙癸同源，肾气虚则肝气亦虚，肝虚则无以养筋，关节不利。《黄帝内经》有云："肝主筋，肾主骨。"又云："膝者筋之府，屈伸不能，行则偻附，筋将惫矣。"肝主筋，膝者筋之府，肝气虚则膝痛，且以夜间为著。肾又为寒水，寒与湿之邪合并，与之同气相感，侵袭入骨，经络气血受阻不行，关节闭塞，筋骨失养，渐至筋挛，关节变形，不得屈伸。

②气血亏虚型：人体气血不足，筋脉、骨骼濡养失司，导致痹证。痹证日久，内舍脏腑，往往伤及真阴，阴伤亦可致血脉涩滞不利，筋脉日益痹闭，邪气日益痼结。

③脾胃虚弱型：脾居中焦，主运化、升清和统血，主四肢肌肉。脾为后天之本，为气血生化之源，故"五脏六腑皆禀气于胃"。脾虚运化功能降低后，不仅影响肝肾功能，使筋骨血脉失于调养，还会造成水湿不化，内生痰饮，湿浊内聚，流于四肢关节，引起关节疼痛、重着、晨僵、肿胀等病症。

（2）外邪侵袭

①风寒湿夹杂：《素问·痹论》中说："风、寒、湿三气杂至，合而为痹。"湿性重浊而黏腻，所谓"湿胜则肿"，称为痹，或痹而不仁，或沉着麻木。蕴而化热，则发为湿热，红肿热痛是其主要表现。肾气旺于冬季，寒为冬季主气，冬季感受三邪，肾先应之，故寒气伤肾入骨，使骨重不举，酸削疼痛，久而关节变形、功能障碍，形成骨痹。

②劳损及外伤致证：《素问·宣明五气论》中说："久视伤血，久卧伤气，久坐伤肉，久立伤骨，久行伤筋。"即所谓的五劳所伤。《素问·阴阳应象大论》说："气伤痛，形伤肿。"说明损伤气血可导致作肿、作痛。由于膝关节外伤或长期劳损可致膝关节损害，脉络受损，血溢于外，阻塞经络，致气滞血瘀，经络受阻，膝关节及周围组织失养，渐成痹证。

二、鉴别诊断

（一）西医学鉴别诊断

1. 与类风湿关节炎鉴别

两者都累及膝关节，然而类风湿关

节炎以近指关节和掌指关节的病变更为突出，且关节肿痛、滑膜炎症远较骨性关节炎明显，很少出现赫伯登结节，且类风湿因子阳性，血沉增快。

2. 与髌骨软化症鉴别

该病主要表现为膝关节活动量越大，疼痛越明显，且有过伸痛，行走无力。膝前侧、下端、内侧、外侧及腘窝均有压痛，按压髌骨时伸膝可触及摩擦感及疼痛。髌骨研磨试验阳性。

3. 与假性痛风鉴别

假性痛风为焦磷酸钙晶体沉着于关节软骨、滑膜、包膜、韧带而引起局部关节（其中以膝受累多见）的肿痛。X线显示关节软骨面有钙化线，关节液中可找到焦磷酸钙的结晶。后两者可与膝骨关节炎鉴别。

4. 与膝关节侧副韧带损伤鉴别

该病在韧带损伤部位有固定压痛，常在韧带的上下附着点或中部。膝关节呈半屈曲位，活动关节受限。侧方挤压试验阳性。

5. 与膝关节半月板损伤鉴别

膝关节半月板损伤有外伤史，伤后关节疼痛、肿胀，有弹响和交锁现象，膝内外间隙压痛。慢性期股四头肌萎缩，以股四头肌内侧尤明显。麦氏征和研磨试验阳性。

（二）中医学鉴别诊断

与痿证鉴别

痹证是由风寒湿热之邪流注肌腠经络，痹阻经脉关节而致。痹证久治不愈，肢体关节或因痛剧，或因屈伸不利，或因变形而活动减少，肌肉废用而渐萎瘦，而与痿证相似。鉴别要点首先在于痛与不痛，痹证以关节疼痛为主，而痿证以肌肉软弱无力或萎缩为临床特征，表现为肢体力弱，无疼痛症状；其次要观察肢体的活动障碍情况，痿证是无力运动，痹证是因痛而影响活动；第三，部分痿证初起有肌肉萎缩，而痹证是由于疼痛甚或关节僵直不能活动，日久废而不用导致肌肉萎缩。

三、康复治疗

（一）康复评定

根据患者的临床症状、体征、影像学检查等确定患者的膝关节损伤程度，并对膝关节骨性关节炎导致的感觉、运动、平衡、功能障碍及日常活动进行康复评定。

1. 影像学评定

X线片的 Kellgren 和 Laerence 分级标准，根据 X 线表现，膝骨性关节炎可以分为四个等级：

Ⅰ级：显著性可疑的小骨赘。

Ⅱ级：明确的骨赘，但关节间隙没有损坏。

Ⅲ级：关节间隙中等程度减小。

Ⅳ级：关节间隙明显减小，伴软骨下骨硬化。

2. 膝关节评分

（1）Lysholm 膝关节评分　从评分内容上看，跛行、交锁、疼痛、支持、不稳定、肿胀、上楼困难、下蹲受限都是膝关节相关韧带、半月板损伤以及膝软骨疾病所出现的症状，Lysholm 评分表（表6-1）简单、明了、直接、全面地评述了患者的局部功能，而且询问方式简便，占用患者时间短，不具有创伤性，易于被患者所接受。Lysholm 评分表不仅能评价患者对最重要的日常活动的功能感知，而且对患者不同强度的运动功能等级也能做出初步评估。该表由 8 项问题组成，分值为 0~100 分，包括疼痛 25 分，不安定度 25 分，闭锁感 15 分，肿胀度 10 分，跛行 5 分，楼梯攀爬 10 分，蹲姿 5 分，使用支撑物 5

表 6-1　膝关节 Lysholm 评分表

项目	程度	分值	评分	项目	程度	分值	评分
跛行 （5分）	无	5分		肿胀 （10分）	无	10分	
	轻度或间歇跛行	3分			过度用力后肿胀	6分	
	严重或持续跛行	0分			平时用力后	2分	
					持续肿胀	0分	
支持 （5分）	无	5分		上楼 （10分）	无问题	10分	
	手杖或拐杖	2分			轻度减弱	6分	
	不能负重	0分			每一步都困难	2分	
					不能上楼	0分	
绞锁 （15分）	无绞锁或卡感	15分		下蹲 （5分）	无问题	5分	
	有绞锁但无卡感	10分			轻度减弱	4分	
	绞锁偶然	6分			不大于90度	2分	
	绞锁经常	2分			不能下蹲	0分	
	体检时绞锁	0分					
不稳定 （25分）	从无打软	25分		疼痛 （25分）	无	25分	
	运动或费力时偶有打软	20分			不常疼痛或用力时轻微疼痛	20分	
	运动或费力时常有打软	15分			用力时显著	15分	
	日常生活偶有	10分			步行2公里后显著	10分	
	日常生活常发	5分			步行2公里内显著	5分	
	每一步	0分			持续疼痛	0分	

分。该标准的设计最初是为了评价膝关节韧带损伤，后被广泛作为一种软骨损伤患者的自我评价措施在外科研究中被广泛应用，因此，该标准也适用于膝关节骨关节炎。该评分符合现代心理学标准，不受性别干扰，治疗医师评定或患者自我完成均可。

（2）牛津膝关节评分（Oxford Knee Score） 该评分对评价全膝关节置换具有较好的效果，由患者自我完成。该评分由12个项目组成。5项关于疼痛（40%），包括疼痛的自我描述及在既定情景中的关节疼痛状况。7项关于功能（60%），包括日常情景下（如洗澡、乘车、步行、跪坐及攀爬楼梯）的关节功能状况。每个项目评分1~5分：1分为最低限度反应（如没有疼痛感）；5分为最剧烈反应（如剧烈疼痛）。最终得分是将12项得分相加，总分12~60分。当然，该评分有许多不足之处：①对于患者情况设置得过于简单，很难让患者准确而正确地完成评分。②在该评分系统中没有涉及并存病，做全膝关节置换术的患者大多是老年人，很少有不患其他疾病或关节炎而影响其他关节功能的。③没有一个公布的人群得分标准，所以对得分的评价完全取决于医生的临床经验。

（3）美国膝关节协会评分 该评分系统问题得分采用变量加权方法，由"关节性评分"和"功能性评分"两大部分组成。关节性评分是对膝关节的疼痛、稳定性、活动度进行评估。最高得分为100分，满分的标准为无疼痛感，膝关节牢固结合并能进行125°以上的活动，没有任何前后内外的不稳定感。俯屈挛缩、主动伸展不全、力线不良则要在总分中进行相应的扣除。功能性评分是对步行距离和攀爬楼梯进行评估。最高得分也为100分，可以不受限地行走和正常上下楼梯者可以得满分。用拐杖或腋杖要在总分中进行相应的扣除。关节性评分已被证实与关节成形术的状况有密切相关性，不受患者年龄以及身体健康状况的影响。功能性评分则会受到患者年龄和医疗条件的影响。本问卷是1989年由美国膝关节协会提出的，对评价全膝关节置换及膝关节成形术的状况评价具有较好的效果。与牛津膝关节评分相比，对治疗5年以上的患者临床评估有更高的有效性。

（4）膝关节损伤和骨关节炎结果评分 膝关节损伤和骨关节炎结果评分系统由患者自评，用于描述疼痛或其他各种症状，进行日常生活、休闲娱乐、体育运动时的关节功能状况，以及与膝关节有关的日常生活质量。该评分系统由5个大项共42个单独的小项组成。5个大项为症状（7项）、疼痛（9项）、日常生活活动（17项）、娱乐及运动功能（5项）、与膝关节相关的生活质量（4项）。每一项得分为0~4分。0分最差，4分最好。将每个大项得分与最后的KOOS总得分都标准化到0~100分。这样，100分即最好结果。KOOS由WOMAC发展而来，在长期或短期的原发或由关节损伤继发的骨关节炎评价中具有显著的优势。因为它的可靠、有效及高应答性，在相关论著中，该评分在与膝关节相关的临床实践和研究设定被誉为最适用的健康评价系统。该评分用于评估患有膝关节损伤、软骨损伤或处于各个阶段的骨关节炎的年轻人及活跃患者短期或长期的症状及功能，也可用于矫形手术如前交叉韧带重构、半月板切除术及全膝关节置换的术后评估。

（5）高活性关节成形术评分　多数膝关节功能评分系统将评分重点放在"疼痛"与"日常生活活动"两方面，这对于评估患者的膝关节术前功能状态是非常必要的，因为此时患者的活动大多被严格限制，症状以疼痛为主。但是，这样就不能精确区分出运动能力较强的患者的关节状况，如参加娱乐及体育运动的患者。针对这种情况，通过减少"疼痛"与增加"运动"评分，该评分系统致力于评估年轻患者和运动能力较强患者真切的关节功能状况。该评分由患者自我完成。

本评分包含4个项目：①步行（最高5分），涉及道路状况、步行距离及是否用支持物。②跑步（最高4分），涉及允许距离。③攀爬楼梯（最高3分），涉及攀登能力及是否用支撑物。④活动能力（最高6分），涉及体育及娱乐活动。总分值0~18分。

（6）膝骨关节炎突发评分　疼痛与功能障碍是膝骨关节炎主要的临床表现评分，研究证明本评分也可以用于膝骨关节炎突发的标准化诊断。其作为一种专一性膝骨关节炎突发情况的判断标准，具有重要的参考价值。

本评分将分数分配到6项症状：①晨僵大于20分钟（1分）。②疼痛导致夜间惊醒（2分）。③膝关节有水流感（2分）。④跛行（3分）。⑤关节隆起（3分）。⑥关节逐渐变热（3分）。有症状得相应分数，无症状不得分。总分0~14分。

（7）AKS评分　AKS评分系统是1989年由美国膝关节协会提出的另一种膝关节综合评分标准。AKS评分分为膝关节评分和功能评分两大部分。膝关节评分又分为疼痛、活动度和稳定性；功能评分包括行走能力和上下楼能力的评价。AKSS评分全面评估了膝关节整体功能和形态，更精确地评价了关节自身条件。自1989年提出以来被广泛运用于全膝置换患者术前、术后评分。它还有效地解决了HSS评分中年龄相关疾病引起的评分下降的问题，在患者长期随访的过程中避免了更大的偏倚。通过KSS评分，我们能了解到术后患者长期的恢复情况。有研究表明，患者在术后10~12年中，在无并发症的情况下，AKS评分能非常显著地检测出随着年限的增长人工关节的损耗程度，这无疑为改良人工关节材料和手术方式提供了依据。AKS评分在近年已逐渐取代HSS评分，成为评估人工全膝关节置换术最有效的评分。

（8）WOMAC骨关节炎指数评

分　从统计资料看，WOMAC 评分（表
6-2）在骨关节炎及类风湿关节炎的文
献中使用频率相对较高。从内容上看，
此评分从疼痛、僵硬和关节功能三方面
来评价膝关节的结构和功能，根据患者
相关症状和体征来评价膝关节炎的严重
程度及其治疗疗效。WOMAC 评分的
有效性体现在能准确地反映患者治疗前
后的一些情况，如患者对治疗的满意程
度。相对而言，此评分对于骨关节炎的
评估有着较高的可靠性。

表 6-2　WOMAC 问卷

项目	评分
疼痛	整数分值 （MM）
（1）在平坦的路上行走	
（2）上楼梯或下楼梯	
（3）晚上，在床上时，就是说打扰您睡觉的疼痛	
（4）坐着或躺着	
（5）挺直身体站着	
僵硬	整数分值 （MM）
（6）您的僵硬状况在早晨刚醒来时有多严重	
（7）您的僵硬状况在坐、卧或休息后有多严重	
进行日常活动的程度	整数分值 （MM）
（8）下楼梯	
（9）上楼梯	
（10）由坐着站起来	
（11）站着	

续表

项目	评分
（12）向地面弯腰	
（13）在平坦的地面上行走	
（14）进出小轿车或上下公交车	
（15）出门购物	
（16）穿上您的短袜和长袜	
（17）从床上站起来	
（18）脱掉您的短袜或长袜	
（19）躺在床上	
（20）走出浴缸	
（21）坐着的时候	
（22）坐到马桶上或从马桶上站起来	
（23）做繁重的家务活问题	
（24）做轻松的家务活	

（二）西医康复治疗

1.药物治疗

（1）控制症状

①非甾体抗炎药（NSAIDs）：是最
常用的一类骨关节炎治疗药物，其作用
在于减轻疼痛及肿胀，改善关节的活
动。罗非昔布、塞来昔布及美洛昔康等
选择性环氧化酶 -2 抑制剂更为适用。
药物剂量应个体化，同时注意对老年患
者合并的其他疾病影响。

②其他止痛剂：对乙酰氨基酚对骨
关节炎有良好的止痛作用，费用低。每
日剂量最多不超过 4000mg。该药是一
种弱阿片类药物，耐受性较好，成瘾性

小，平均剂量每日 200~300mg，但应注意不良反应。

（2）改善病情　此类药物具有降低基质金属蛋白酶、胶原酶等的活性作用，既可抗炎、止痛，又可保护关节软骨，有延缓骨性关节炎发展的作用。一般起效较慢。主要的药物包括硫酸氨基葡萄糖、葡糖胺聚糖、S-腺苷蛋氨酸及多西环素等。双醋瑞因也可明显改善患者症状，保护软骨，缩短病程。

（3）保护软骨　骨性关节炎的软骨损伤可能与氧自由基的作用有关，研究发现，维生素 C、D、E 可能主要通过其抗氧化机制而有益于骨性关节炎的治疗。为防止软骨损伤，还可应用以下药物。

①透明质酸钠膝关节腔注射：透明质酸钠为膝关节腔润滑液的主要成分，为软骨基质的成分之一，对关节起到润滑作用，减少组织间的摩擦，关节腔内注入后可明显改善滑液组织的炎症反应，增强关节液的黏稠性和润滑功能，保护关节软骨，促进关节软骨的愈合与再生，缓解疼痛，增加关节的活动度。常于关节内注射，1 次 25mg，1 周 1 次，连续 5 周，须严格无菌操作。

②氨基葡萄糖：氨基葡萄糖为构成关节软骨基质中聚氨基葡萄糖（GS）和蛋白多糖的最重要的单糖，在骨关节炎者的软骨细胞内 GS 合成受阻或不足，会导致软骨基质软化并失去弹性，胶原纤维结构破坏，软骨表面腔隙增多，使骨骼磨损及破坏。氨基葡萄糖可

阻断骨关节炎的发病机制，促使软骨细胞合成有正常结构的蛋白多糖，并抑制损伤组织和软骨的酶的产生，减少软骨细胞的损坏，改善关节活动度，缓解关节疼痛，延缓骨关节炎病程。口服 1 次 250~500mg，每日 3 次，随餐服用最佳。

③透明质酸：透明质酸是关节液的主要成分，多用于关节腔内注射，可缓解关节炎疼痛等症状，同时透明质酸有诱导内源性透明质酸的产生，恢复滑膜正常功能的作用。透明质酸是一种大分子酸性脂多糖，存在于人体结缔组织外基质中。人体透明质酸主要由滑膜细胞、软骨细胞和成纤维细胞产生，与机体生理活动有密切关系。目前认为骨性关节炎的发生与免疫学、生物机械和生物化学等多种因素都密切相关，透明质酸可帮助恢复关节滑液和关节组织基质的流变学特性，缓解滑膜炎症，减轻软骨破坏，改善关节功能。透明质酸溶液有高度的黏弹性，以及极强的分子屏障作用，对骨关节内结构有化学保护作用，可以限制关节腔内炎性介质的扩散。

2. 物理治疗

物理治疗在膝关节骨性关节炎的康复治疗中起到了举足轻重的作用。物理治疗主要包括低、中、高频电治疗，超短波治疗，超声治疗等，主要的应用机制是人体组织吸收由体外穿透的电磁波，使机体局部温度升高，血管扩张，从而改善局部毛细血管的血液循环，促

进炎症的吸收和受损细胞的修复，以及增加白细胞、巨噬细胞等的免疫作用。另外，物理治疗还可以使人体组织的酶类恢复正常的工作，保证人体正常的新陈代谢。

（1）低频电疗法 应用频率1000Hz以下的电流用于治疗疾病的方法，称为低频电疗法，大多用于治疗急、慢性疼痛。

1）生理作用和治疗作用

①促进皮肤伤口愈合。

②止痛效果明显。

③促进周围血液循环。

④抗菌消炎。

2）适应证和禁忌证

①适应证：各种急慢性疼痛、因疼痛引起的肌肉痉挛、废用性肌萎缩、血液循环不良性疾病。

②禁忌证：不能用于兴奋大的肌肉群以及失去神经支配的肌肉。

（2）中频电疗法 应用频率为1~100kHz的脉冲电流治疗疾病的方法，称为中频电疗法。临床常用的有干扰电疗法、调制中频电疗和等幅正弦中频（音频）电疗法3种。

1）生理作用和治疗作用

①镇痛作用：中频电疗法有良好的镇痛作用，尤其是低频调制的中频电作用最明显。其镇痛作用有即时止痛及后续止痛作用。即时止痛（直接止痛）的作用机制尚不完全明确，科学界有几种假说，这里不详细介绍。后续止痛（间接止痛）的作用机制，目前认为主要是因为其改变了局部的血液循环，使组织间、神经纤维间水肿减轻，组织内张力下降，使因缺血所致的肌肉痉挛得到缓解，缺氧状态改善，促进了钾离子、激肽、胺类等病理致痛化学物质的清除，从而达到间接止痛效果。

②促进血液循环：中频电流，特别是50~100Hz的低频调制中频电流，有明显的促进局部血液和淋巴循环的作用，可使皮肤温度上升，小动脉和毛细血管扩张，开放的毛细血管数目增多等。作用机制：中频电流刺激皮肤感受器，冲动一方面传入神经元，一方面经同一轴突的另一分支逆行到小动脉壁，引起局部血管扩张。中频电流刺激感觉神经，使神经释出小量的"P"物质和乙酰胆碱等血管活性物质，引起血管扩张反应。肌肉收缩的代谢物产物如乳酸、ADP、ATP等均有明显的血管扩张作用。中频电流促进局部血液循环作用可能与抑制交感神经有关。

③锻炼骨骼肌：低频调制的中频电流与低频电流的作用相仿，能使骨骼肌收缩，因此常用于锻炼骨骼肌，而且对皮肤感觉神经末梢的刺激小，又无电解作用，人体对此电流耐受性好，电流进入深度大，特别对深部病变效果好。较有利于长期治。

④软化瘢痕：等幅中频电流（音频电）有软化瘢痕和松解粘连的作用，临床上广为应用，其作用机制尚研究不够。

2）中频电流的特点：中频电流是

正弦交流电。由于是交流电，作用时无正负极之分。亦不产生电解作用，所以使用时操作简单。中频电流可以克服机体组织电阻，而达到较大的作用深度。中频电流单一周期不能引起一次兴奋，由于哺乳动物运动神经每次兴奋后有一个绝对不应期，持续时间约1ms，因此为使每个刺激都能引起一次兴奋，频率不能大于1000Hz，为此将1000Hz以下的频率定为低频电流。而中频电流频率在1000~100000Hz之间，已不能每次刺激都引起一次兴奋，需综合多个刺激的连续作用才能引起一次兴奋，即所谓中频电刺激的综合效应。中频电流对皮肤感觉神经刺激引起的是一种舒适的振动感（大强度时患者有不适的束缚感），这种刺激不会引起痛纤维的兴奋。因此中频电流作用时可以使用较大的电流强度来引起深部肌肉强烈地收缩，但不致引起电极下的烧灼刺痛感。目前认为，低频感应电流只能兴奋正常的神经肌肉，而中频交流电（尤其频率为6000Hz者）仍有可能兴奋变性的神经肌肉。有人提出6000~8000Hz的中频电流作用时，肌肉收缩阈与痛阈有明显的分离现象，即在此频率内，使肌肉发生强烈收缩而不引起疼痛。

3）对某些部位频率的选择：不同差频干扰电电流治疗作用如下。

①对运动神经和肌肉：1~10Hz可引起肌肉单收缩；25~50Hz可引起肌肉强直收缩；100Hz可引起肌肉收缩减弱或消失。

②对感觉神经：50Hz震颤感明显；100Hz止痛。

③对自主神经：4~10Hz兴奋交感神经；20~40Hz兴奋迷走神经；100~150Hz抑制交感神经。

④对血管：1~20Hz提高血管张力；50~100Hz扩张血管。

（3）高频电疗法

1）生理作用：应用高频电作用人体达到防治疾病目的方法称高频电疗法。其中包括短波、超短波、采用微热量、温热量。频率大于100kHz（100000Hz）的交流电称为高频电流。它以电磁波形式向四周传播。电磁波在空间传播的速度等于光速，为3×10^8米/秒。高频电流的频率与波长成反比关系，可以用公式表示：$C=\lambda V$。式中V为频率，λ为波长，C为光速。所以，知道高频电的频率就可以算出它的波长，知道波长也可求出它的频率。高频电可以改善血液循环、解除肌肉痉挛、消除炎症。

2）适应证和禁忌证

①适应证：炎症、疼痛、急性损伤等。

②禁忌证：恶性肿瘤患者、孕妇的腰腹部、心脏起搏器携带者、体内局部金属异物、出血或有出血倾向者。

（4）超声疗法　利用频率多在800~1000kHz之间的超声波作用于人体来治疗疾病的方法，称为超声疗法。超声波在均匀的人体组织中的传播路径呈直线，但遇上界面则发生折射或反射。超声波可用多种方式进入人体，人体对超声波反应的大小取决于超声波的能量大小和人体的功能状态。传播过程中，超声波对组织产生明显的机械作用和热作用，在体内引起一系列理化变化，故能调整人体功能，改善或消除病理过程，促进病损组织恢复。

超声治疗具有缓解肌痉挛、软化瘢痕及结缔组织、加强组织代谢、提高细胞再生能力、镇痛的作用。具体如下。

1）主要治疗作用

①镇痛、解痉挛。在超声作用下神经传导受抑制，肌肉兴奋性下降，从而收到镇痛与解痉挛的效果。

②软化和消除瘢痕组织。超声能软化和消除瘢痕组织，故常用于松解粘连，治疗增生性瘢痕、关节挛缩、外伤或手术后的粘连、肌腱和腱鞘炎性增厚等。

③加速局部血流。其可增加膜的通透性，促进物质交换，提高代谢过程。故可促进病损组织的再生和修复，消退炎症引起的水肿，加速外伤或术后血肿的吸收。

④使局部组织温度升高。

2）适应证和禁忌证

①适应证：软组织损伤、血肿、关节挛缩等。

②禁忌证：重症心力衰竭、恶病质、高热、出血性疾病、急性化脓性炎症、局部严重循环障碍等。

（三）中医康复治疗

1. 熏洗疗法

（1）常用方剂　川乌、草乌、牛膝、威灵仙、海桐皮、苏木、姜黄、乳香、没药、当归、红花各10g，伸筋草、透骨草各15g，白芷20g。方中选用伸筋草、透骨草、海桐皮祛风除湿、舒筋活络；红花活血通络、祛瘀止痛；当归补血、活血、止痛。

加减：肝肾不足可用独活、桑寄生补肝肾、强壮筋骨；老年阳气虚弱可选用桂枝、麻黄、艾叶、川椒温经散寒；气虚患者选用黄芪统领一身之气，气行则血行，由于熏洗的温热作用，血得热则行，瘀去则新生。

用法用量：上述药物装入布袋中，加水煎沸，先熏蒸后烫熨患膝，每次40~60分钟，每天2次，每剂药用2天，6剂为1个疗程。

（2）刘氏金桂外洗方　半枫荷60g，入地金牛60g，生川乌30g，生草乌30g，宽筋藤30g，海桐皮30g，大黄18g，桂枝18g。用于关节炎后期关节强直拘挛、疼痛麻木等。借助药力和热疗综合作用于患膝，改善局部血液循环，消除关节周围炎症。

2. 药浴疗法

处方1：肉桂50g，鸡血藤80g，川芎50g，木瓜50g，独活50g，苏木50g，川续断50g，络石藤80g，路路通50g，海桐皮50g，豨莶草50g，淫羊藿50g，刘寄奴50g，土茯苓50g，秦艽50g，伸筋草 80g。

处方 2：桂枝 15g，桑枝 15g，红花 15g，花椒 15g，艾叶 15g，伸筋草 32g，透骨草 32g，川乌 9g，草乌 9g，刘寄奴 15g，牛膝 15g，木瓜 15g。

方法：药浴的温度保持在 43℃左右。煎药浸泡双下肢为佳，上述药水煎去渣取液 2500ml，分为 5 份，每份再加清水 3L，浸泡双下肢，每次 45 分钟，每天 1 次，1 份药液可用 5 天，但每次用完后要注意低温冷藏（不要冰冻），15 天为 1 个疗程。注意每次药浴宜加入少量白酒（35°~45°，10ml 左右）。药浴后要注意保暖，避免感冒。

3. 针灸疗法

（1）腹针治疗

处方：中脘、关元、滑肉门（患侧）、外陵（患侧）、气外（患侧）、气旁（健侧）、下风湿点（健侧）。

操作：局部皮肤常规消毒，针刺人部，留针 30 分钟，每日 1 次。

（2）交经巨刺法　根据患膝疼痛位置的不同，取对侧肘部之曲池、尺泽、天井、小海等穴。得气后，施以提插捻转泻法，至患处疼痛减轻或消失为止，并留针 30 分钟。

（3）针刺内关法　取患侧内关穴，进针得气后，持续缓缓捻针，同时嘱患者活动患膝或以手按压患处，待疼痛减轻或消失后，留针 20 分钟。

4. 推拿疗法

推按脚部：患者取仰卧位，术者左手掐患肢脚趾，用右手掌跟推脚面的筋，由轻到重，从脚趾向上推至脚脖子处，反复推 6~9 次。

推按腿部：患者仰卧（推后面时俯卧），按照腿部前、内、外、后顺序从上往下用掌根推 6 次。先推大腿，后推小腿。然后再用两手心相对从大腿根先内外，后前后，往下搓揉至足踝处，两腿各 3 遍。

点揉穴位：患者取仰卧位，小腿屈曲，术者先用刮痧板的一角按住膝眼向外刮 6~9 次。先内膝眼，后外膝眼。再点揉梁丘、阳陵泉、膝阳关、委中、承山。然后双手搓热捂在膝盖 3~5 分钟。再顺时针转揉 36 圈，逆时针 24 圈，连续 3 遍。

四、预防调护

（一）疾病预防

宣传教育是骨性关节炎非药物治疗的基础与手段。首先应使患者认识到，膝骨关节炎的治疗通常不能达到绝对意义上的治愈和症状的完全消失状态，只能达到缓解症状、延续病程的程度。康复锻炼宣教，是指医护人员根据患者的病情、病程及理解程度的差异，采用多元化、精细化的宣教方式，来向患者宣传和讲解正确的锻炼方法。宣传教育内容概括为"3C"，即治疗的依从性（Compliance）、医患和谐交流（Communication）、自我把握（Control）。

超重者应重视减轻体重，有研究提

示，十年中体重减少 5kg 可使症状性膝骨关节炎的发生率减低 50%。其方法有减少热卡摄入、增加体育锻炼，尤其像游泳、散步等锻炼方式。通过游泳、散步等锻炼，还可加强关节周围肌肉的力量，增加关节运动范围，对缓解疼痛、改善功能有很大帮助。另外，要避免机械性损伤，如利用把手、手杖、护膝、楔形鞋垫或其他辅助设施以减轻受累关节的负荷，进行肌肉锻炼以增加关节的稳定性等。

走路和劳动的姿势也是导致本病重要因素，走路和干活姿势相当重要。要避免长时间下蹲，因为下蹲时膝关节的负重是自身体重的 3~6 倍，下蹲时最好改为低坐位（坐小板凳），长时间坐着和站着时，要经常变换姿势，防止膝关节因固定一种姿势而用力过大。走远路时不要穿高跟鞋，要穿厚底且有弹性的软底鞋，以减少膝关节所受的冲击力，避免膝关节发生磨损。

宣传方法应分阶段讲授、强化而非一股脑灌输，避免患者遗忘导致动作变形；根据患者理解程度的差异，分别运用口述、宣传资料、自制图谱等多种形式来进行宣传讲解。

（二）饮食调养

膝骨关节炎应少食甜食，否则会加重关节滑膜炎的发展，引起关节肿胀和疼痛加重，亦可以使体重增加，加大对膝关节的压力。注意避免被动吸烟，因抽烟也可使病情恶化。少食牛奶、小米、干酪、奶糖等含酪氨酸、苯丙氨酸和色氨酸的食物，因其能产生致关节炎的介质前列腺素、白三烯、酪氨酸激酶自身抗体及抗牛奶 IgE 抗体等，可适量多食动物血、蛋、鱼、虾、豆类制品、土豆、牛肉、鸡肉及牛肉等富含组氨酸、精氨酸、核酸和胶原的食物等。

患者应多食含硫的食物，如芦笋、鸡蛋、大蒜、洋葱。因为骨骼、软骨和结缔组织的修补与重建都要以硫为原料，同时硫也有助于钙的吸收。患者应多食含组氨酸的食物，如稻米、小麦和黑麦。组氨酸有利于清除机体过剩的金属。多食用富含胡萝卜素、黄酮类。经常吃新鲜的菠萝，可减少患部的感染。保证每天吃一些富含维生素的食物，如亚麻籽、稻米麸、燕麦麸等。

（三）锻炼

1.功能锻炼

轻、中度的膝关节骨性关节炎病患者，可通过低强度的运动来改善膝关节力量，加强稳定性，从而达到缓解症状的目的。但运动前必须对膝关节的结构、功能做全面的评价，制订合理的运动量，通过各种防护措施降低关节面压力，维持改善肌肉的张力，防止关节损伤和过度受压。适宜有规律的活动锻炼和机械性负重，能刺激滑液的分泌及关节软骨的生物合成活性，改变关节的滑液生化成分，促进膝骨关节炎患者关节软骨早期病变逆转，减轻和延缓晚期患者的关节软骨退变。

膝关节功能锻炼的原则是以主动不负重为主，先做增强肌力锻炼，再逐渐增强关节活动能力。膝关节周围肌肉的等张功能锻炼（通过关节运动）可保持膝关节的正常功能，等长锻炼（肌肉虽收缩，但关节不运动）可保持膝关节正常结构位置，抗体重阻力锻炼可维持肌肉功能和力量；避免在膝关节负重状态下进行功能锻炼，而加重关节软骨的损伤。①保持关节最大活动度的运动：应由患者主动进行，循序渐进，每日锻炼3次以上。②增强肌力的运动：静力锻炼或称等长运动，为增强肌力的简便有效运动。③增加耐力的运动：散步、游泳等户外运动，能增强患者的耐力、日常活动能力、消除抑郁和焦虑。

股四头肌功能锻炼：膝关节伸直抬腿练习，注意伸直抬腿时踝关节屈曲，每天练习3~5次，每次练习30~60下，然后逐渐过渡到踝关节挂沙袋的负重运动。股四头肌的锻炼，可增加膝关节稳定性和改善平衡能力，是膝骨关节炎康复的关键之一。活动后无不适，可稍增加运动量。活动后有短暂轻度痛，说明可耐受，但须注意。次日晨起疼痛仍未消失，说明运动量过大。

关节屈曲功能练习：双手把持固定物逐渐下蹲至完全蹲下。每日1次，10次为1个疗程，治疗3个疗程。

2.被动运动

牵张运动：通过牵张使肌肉、肌腱、韧带、关节囊的挛缩得以松解，治疗前配合热疗效果更好。每次牵张持续

时间20秒，休息10秒，重复3~5次，每日数组。例如膝屈挛缩的治疗，患者坐于床上，患膝尽量伸直，足背伸，对侧手够足。既提高了股四头肌力量，又牵伸了关节囊及腘绳肌。

养成运动锻炼的习惯，必须从年轻开始，锻炼时量力而为，不要过度。因为膝关节是人体承重最大的关节，负荷过量易造成关节炎，但锻炼时应注意，有些运动是不适合膝关节炎患者进行的，如不应该拼命地用双手左、右碾磨膝关节，不应该长距离的跑步，不应该拼命、长时间地做下蹲、站起运动。这些动作会加重膝关节表面软骨的磨损，使病情加重。有时出现膝关节的肿胀，临床上称关节腔积液，或称"滑膜炎"，这种情况需要到医院治疗。膝关节炎患者如运动中出现膝关节疼痛，可佩戴护膝或膝关节矫形器，它们可以减轻膝关节的应力负荷，对保护膝关节有作用。

另外，本病患者应避免做负重的运动锻炼，如爬山、爬楼梯、长距离行走等。

主要参考文献

［1］李丽，章文春.中国传统康复技能［M］.2版.北京：人民卫生出版社，2018.

［2］刘延清，崔健君.实用疼痛学［M］.北京：人民卫生出版社，2016.

［3］恽晓平.康复疗法评定学［M］.2版.北京：华夏出版社，2014.

［4］燕铁斌.物理治疗学［M］.3版.北

京：人民卫生出版社，2018.

[5]纪树荣.运动疗法技术学［M］. 2版.北京：华夏出版社，2011.

[6]余瑾.中西医结合康复医学［M］.北京：科学出版社，2017.

[7]张路，高铸烨，徐峰，等.全身关节松动术［M］.北京：北京科学技术出版社，2019.

第三节　颈椎病

颈椎病又称颈椎综合征，是颈椎骨关节炎、增生性颈椎炎、颈神经根综合征、颈椎间盘脱出症的总称，是一种以退行性病理改变为基础的疾患。主要由于颈椎长期劳损、骨质增生，或椎间盘脱出、韧带增厚，致使颈椎脊髓、神经根或椎动脉受压，出现一系列功能障碍的临床综合征，是临床上的常见病、多发病。一般而言，颈椎病是中老年人的一种多发病，大多集中在40~60岁，有调查显示，女性患病率高于男性。可能原因是女性从事长期伏案工作的多于男性，其椎间盘承受过重的载荷，退行性变较重，但随年龄增加患病率增大，男女患病率无显著差别，70岁以后患病率达90%。近年，由于生活方式的改变，颈椎病的发病年龄逐渐降低，患病率呈逐年上升趋势。

一、病因病机

（一）西医学认识

大量研究资料表明，颈椎病的发生与不良姿势、情绪紧张、潮湿、疲劳和外伤紧密相关。某些需要长期低头伏案工作，环境紧张的职业，如会计、办公室人员等，由于长期低头造成颈后部肌肉、韧带组织的劳损，以及在屈颈状态下由于椎间盘的内压大大高于正常体位（甚至可达一倍以上），造成退变加速等原因，颈椎病的发病率明显高于其他人群。

1. 发病机制

（1）生理　从颈椎病的定义可看出，颈椎病的发生和发展必须具备以下条件：一是以颈椎间盘为主的退行性变；二是退变的组织和结构必须对颈部脊髓、血管、神经或气管等器官或组织构成压迫或刺激，从而引起临床症状。椎间盘是无血运的组织，由于软骨板营养代谢的改变，致使髓核、纤维环发生退变。一方面，退变的髓核后突，穿过破裂的纤维环直接压迫脊髓；另一方面，髓核脱水使椎间隙高度降低，椎体间松动，刺激椎体后缘形成骨赘，而且椎体间的松动还使钩椎关节、后方小关节突以及黄韧带增生。

（2）病因　目前多认为颈椎病产生症状的原因：一是机械性压迫，是否发生症状与压迫的程度、时间及是否持续有关。二是局部摩擦，脊髓、神经根在突出的骨赘上摩擦，发生水肿、充血，甚至退行性变。三是血管因素，前方粗糙的骨赘抵在脊髓前方，产生局部缺血或血流下降，或椎间孔病变使神经根纤维化，亦影响椎间血管，从而影响脊髓血流。一般上述几种因素常相互伴随，以机械因素为主者症状逐渐发生，一般症状较轻，以节段不稳或血管因素为主者病变发展较快，症状较重、较急。常见的主要原因如下。

①不良的睡眠方式：如睡高枕、低枕及俯卧等，或长时间持续的不良体位，将造成颈部肌肉、韧带张力的失衡、疲劳和劳损。

②不当的工作姿势：长期低头或持续一个姿势，或头颈常向某一方向转动，会造成颈部肌肉韧带的劳损。会计、作家、司机、交警、教师等易发颈椎病。

③不适当的体育锻炼：超过颈部耐量的活动或运动，例如美式足球、用头颈部负重的人体倒立或翻筋斗等，均可加重颈椎的负荷。

④精神状态异常：长期精神紧张或萎靡不振，可诱发颈部生物力学平衡失调，导致颈椎退变。

⑤头、颈部外伤：颈椎病患者中约有半数病例与外伤有直接关系。如运动性损伤、生活与工作中的意外、医源性因素等。

⑥血管因素：血管动力学异常、动脉硬化性改变、血管变异，易诱发椎－基底动脉供血不足。脊髓血管受刺激或受压时，可出现痉挛、狭窄甚至血栓形成，从而减少或中断脊髓的血供，诱发脊髓缺血症状。

⑦咽喉部炎症：咽喉及颈部的炎症可刺激邻近的肌肉、韧带等组织，导致局部稳定性异常、平衡失调，诱发颈椎病，或使病情加重。

⑧颈椎的先天性畸形：如先天性椎体融合、椎管狭窄等。

2.病理

从病理角度看，颈椎病是一个连续的病理反应过程，可将其分为三个阶段。

（1）椎间盘变性阶段　椎间盘的变性从 20 岁即已开始。纤维环变性所造成的椎节不稳是髓核退变加速的主要原因。可见纤维变性、肿胀、断裂及裂隙形成；髓核脱水、弹性模量改变，内部可有裂纹形成，变性的髓核可随软骨板向后方突出。若髓核穿过后纵韧带则称为髓核脱出。后突的髓核既可压迫脊髓，也可压迫或刺激神经根。从生物力学角度看，此期的主要特征是椎间盘弹性模量改变，椎间盘内压升高，椎节间不稳和应力重新分布。

（2）骨赘形成阶段　骨赘形成阶段也是上一阶段的延续。骨赘形成本身表明所在节段椎间盘退变引起椎节应力分布的变化。从生物力学角度看，骨赘的形成以及小关节、黄韧带的增生肥大均为代偿性反应。其结果是重建力学平衡。这是人体的一种防御机制。从病理角度看，多数学者认为骨赘来源于韧带－椎间盘间隙血肿的机化、骨化或钙化。病程较久的骨赘坚如象牙。

骨赘见于两侧钩突、小关节边缘及椎体后上缘。椎体后下缘及椎体前缘亦不少见。后期可有广泛的骨质增生，黄韧带、后纵韧带亦可同时增生。位于椎体后缘的骨赘主要刺激脊髓和硬膜。钩突、小关节等侧方骨赘主要刺激根袖而出现根性症状。椎体前缘的骨赘巨大时，才有可能刺激食管。

（3）脊髓损害节段　单纯的退变不一定产生临床症状和体征，这也是颈椎病和颈椎退变之间的区别。只有当以上两个病理节段的变化对周围组织产生影响而引起相应变化才具有临床意义。

脊柱对脊髓的压迫可来自前方和后方，也可两者皆有。前方压迫以椎间盘和骨赘为主。前正中压迫可直接侵犯脊髓前中央动脉或沟动脉。前中央旁或前侧方的压迫主要侵及脊髓前角与前索，并出现一侧或两侧的锥体束症状。侧方和后侧方的压迫来自黄韧带、小关节等，主要表现以感觉障碍为主的症状。

脊髓的病理变化取决于压力的强度和持续时间。急性压迫可造成血流障碍，组织充血、水肿，久压后血管痉挛、纤维变、管壁增厚，甚至血栓形成。脊髓灰质和白质均萎缩，以脊髓灰质更为明显，出现变性、软化和纤维化，脊髓囊性变、空腔形成。对脊神经根的压迫主要来源于钩椎关节及椎体侧后缘的骨赘。关节不稳及椎间盘侧后方突出也可造成对神经根的刺激和压迫。早期根袖处可发生水肿及渗出等反应性炎症，继续压迫可引起蛛网膜粘连。蛛网膜粘连使神经根易于受到牵拉伤，发生退变，甚至沃勒变性。椎动脉狭窄真正由于增生和压迫导致者很少见。由于

MRI及血管减数造影（DSA）技术的发展，目前发现椎动脉在颈椎退变过程中常发生扭曲，甚至螺旋状。椎节活动时刺激椎动脉，使之发生不同程度的痉挛，导致颅内供血减少，产生眩晕甚至猝倒。后方小关节的松动和变位、关节软骨的破坏和增生、关节囊的松弛和肥厚均可刺激位于关节周围的末梢神经纤维，产生颈部疼痛。颈椎间盘后壁也有神经末梢支配，纤维环及后纵韧带的松弛和变性均可使末梢神经受刺激产生颈部疼痛和不适。

（二）中医学认识

中医学关于颈椎病的论述，常见于"痹证""头痛""眩晕""项强""项筋急"和"项肩痛"中。如《素问·逆调论》说："骨痹，是人当挛节也。帝曰：人之肉苛者，虽近衣絮，犹尚苛也，是谓何疾？岐伯曰：荣气虚，卫气实也，荣气虚则不仁，卫气虚则不用，荣卫俱虚，则不仁不用，肉如故也，人身与志不相有，曰死。"明代张璐在《张氏医通》中说："肾气不循故道，气逆挟脊而上，致肩背痛……或观书对弈久坐致脊背痛。"指出了类似颈椎病的形成原因，同时还详细记载了肩背臂痛的辨证施治，为后世治疗颈椎病提供了宝贵的经验。

1.病因

（1）肝肾亏损　颈椎病的主要病根在椎间盘组织，椎间盘在中医属骨，骨主于肾。《素问·宣明五气》说："肾主

骨。"《灵枢·五色》曰："肾合骨也。"《素问·六节藏象论》亦说："其充在骨。"《素问·四时刺逆从论》曰："肾主身之骨髓。"说明骨的生理与肾密切相关。脊柱涉及脑髓，根据"肾生骨髓"及脑为髓海理论，脊柱为藏脊髓神经之处，故与肾的关系更为相关。临床上，颈椎病与肾虚确有着非常密切的关系，肾亏往往导致颈椎病眩晕的发作，故《灵枢·髓海》说："髓海不足，则脑转耳鸣，胫酸眩冒，目无所见。"

（2）督脉空虚　颈椎病和督脉的关系也很大，督脉行脊里，经气贯于脊中，入络脑，故督脉为病必然反映于脊柱。如《素问·骨空论》曰"督脉为病，脊强反折"，《难经》亦曰"督脉为病，脊强为厥"。

（3）太阳经输不利　足太阳膀胱经挟脊而行，下抵腰中，上从巅入络脑，与脊柱的关系也最密切。故感受风寒，太阳经输不利，营卫失和也是本病的常见因素之一。

（4）痰浊壅阻　由于痰浊壅阻，致动脉硬化引起颈椎营养代谢障碍，是颈椎病的重要内因。

上述这些原因皆可导致颈椎的气血运行受阻，亦是导致颈椎病的重要因素。尤其劳损、长期伏案工作，导致颈椎长期超负荷体位，使颈椎营养机制障碍，从而引起椎间盘退行性病变而产生颈椎病。

2. 病机

从肝、脾、肾论治颈椎病的学者较

多，普遍认为，肝是"将军之官"，具有维持全身气机条达舒畅的作用，并有储藏血液、调节血量和防止出血等功能。肝脏功能失常，引起人体全身气血的功能失常使其主筋的功能障碍，导致颈椎病的发生。脾为"后天之本"，气血生化之源。人"以胃气为本"，薛己指出"治病求本，务滋化源"并认为"血虚者，多因脾气衰弱，不能生血，皆当调补脾胃之气"。肾为"先天之本"，肾主骨，主生髓。肾藏精，精生髓，髓养骨，所以骨的生长、发育、修复，均须依赖肾精所提供的营养和推动。因此，肾有病，精失去调节，骨也病。另一方面，骨的病变也累及到肾，以致肾精减弱或调节紊乱而出现肾脏病变。同时认为颈椎病，不论在脏腑、经络，或在皮内、筋骨都离不开气血；气血之于形体，无处不到。"血行失度，随损伤之处而停积"，所以"时损痛也"；"积劳受损，经脉之气不及贯串"，引起气虚血瘀，是劳损内伤，本虚标实证候的原因。瘀血阻脉，不通则痛；瘀血之不除，新血不可生，气虚无援，血运不畅，荣养失职，引起了不荣则痛和肢麻等症状。也有学者从肝阳、瘀血、痰湿、气血、肾精5个方面论治椎动脉型颈椎病。肝阳，《素问·至真要大论》云："诸风掉眩，皆属于肝。"肝阴不足，阴不制阳，肝阳上亢，亢极化风，上扰头目，发为眩晕。瘀血，瘀血阻络，血不能荣于头目，故而眩晕。痰湿，痰湿中阻，清阳不升，清空之窍，失其所养，所以头目眩晕，朱丹溪在《丹溪心法·头眩》中说："头眩，痰挟气虚并火，治痰为主，挟补气药及降火药，无痰则不作眩。"气血，气虚则清阳不振，清气不生，血虚则脑失所养，故头晕目眩，张景岳特别强调因虚致眩，认为"无虚不能作眩，眩晕一证，虚者居其八九，而兼火兼痰着，不过十中一二耳"。巢元方在《诸病源候论·风头眩候》说："风头眩者，由气血虚，风邪入脑，而引目系故也……逢身之虚则为风邪所伤，入脑则脑转而目系急，目系急故而成眩也。"肾精，肾为先天之本，主骨，藏精，生髓，肾精不足，无以生髓，脑髓失充，故眩晕。《灵枢·海论》亦云："脑为髓之海，髓海不足，则脑转耳鸣，胫酸眩冒。"从痿证、痹证论治脊髓型颈椎病，谓痿者痿废不用，多为肝肾不足、脾肾虚寒导致气血筋骨失养，用手法刺激是不合适的。而痹者闭塞不通，多为风寒湿侵袭、气滞血瘀或体虚感邪导致气血周流不畅，给予手法治疗，通因通用，可以促进气血恢复，使炎症得以吸收。

二、临床分型

（一）诊断要点

颈椎病的诊断必须具有颈椎病的临床症状和（或）体征。结合颈椎 X 线检查正位、侧位、双斜位相显示与临床表现相应的颈椎退行性变：颈椎生理曲度异常、椎间隙变窄、椎体缘骨质增生、钩突变尖、椎间孔变窄、韧带钙化等。颈椎的过屈、过伸位可有相应的临床变现。CT、MRI 检查显示与临床表现相应的椎间盘膨隆或突出、脊髓受压、椎管及椎动脉孔状态异常等。肌电图检查：神经根型颈椎病可进行肌电图检查，以明确受累的节段。

（二）临床分型

1. 颈型颈椎病

（1）年龄　以青壮年居多。颈椎椎管狭窄者可在 45 岁前后发病，个别患者有颈部外伤，几乎所有患者都有长期低头工作的情况。

（2）症状　颈部感觉酸、痛、胀等不适。这种酸胀感以颈后部为主。女性患者往往诉肩胛、肩部也有不适。患者常诉说不知把头颈放在何种位置才舒适。部分患者有颈部活动受限，少数患者可有一过性上肢麻木，但无肌力下降及行走障碍。

（3）体征　患者颈部一般无歪斜。生理曲度减弱或消失，常用手按捏颈项部。棘突间及棘突旁可有压痛。

（4）X 线片　颈椎生理曲度变直或消失，颈椎椎体轻度退变。侧位伸屈动力摄片可发现约 1/3 病例椎间隙松动，表现为轻度梯形变，或屈伸活动度变大。

2. 神经根型颈椎病

（1）根性痛　根性痛是最常见的症状，疼痛范围与受累椎节的脊神经分布区相一致。与根性痛相伴随的是该神经分布区的其他感觉障碍，其中以麻木、过敏、感觉减弱等为多见。

（2）根性肌力障碍　早期可出现肌张力增高，但很快即减弱，并出现肌无力和肌萎缩。在手部以大小鱼际肌及骨间肌萎缩最为明显。

（3）腱反射异常　早期出现腱反射活跃，后期反射逐渐减弱，严重者反射消失。然而单纯根性受压不会出现病理反射，若伴有病理反射则表示脊髓本身也有损害。

（4）颈部症状　疼痛不适，颈旁可有压痛。压迫头顶时可有疼痛，棘突也可有压痛。

（5）特殊试验　当有颈椎间盘突出时，可出现压颈试验阳性。脊神经牵拉试验阳性。方法：令患者坐好，术者一手扶住患者颈部，另一手握住患者腕部，两手呈反方向牵拉，若患者感到手疼痛或麻木则为阳性。这是由于臂丛神经受到牵拉，神经根被刺激所致。

（6）影像学检查　X线片侧位片可见颈椎生理前凸减小、变直或呈"反曲线"，椎间隙变窄，病变椎节有退变，前后缘有骨赘形成。伸屈侧位片可见椎间不稳。在病变椎节平面常见相应的项韧带骨化。CT检查可发现病变节段椎间盘侧方突出或后方骨质增生，并借以判断椎管矢状径。磁共振检查也可发现椎体后方对硬膜囊有无压迫。若合并有脊髓功能损害者，尚可看到脊髓信号的改变。

3. 脊髓型颈椎病

（1）病史　患者以40~60岁多见，发病慢，大约20%有外伤史。患者开始往往不会想到颈椎，而先就诊于神经内科。常有落枕史。

（2）症状　患者先从双侧或单侧下肢发沉、发麻开始，随之出现行走困难，下肢肌肉发紧，抬步慢，不能快走，重者明显步态蹒跚，更不能跑。双下肢协调差，不能跨越障碍物，双足有踩棉花样感觉。自述颈部发硬，颈后伸时易引起四肢麻木。有时上肢症状可先于下肢症状出现，但一般略迟于下肢。上肢多一侧或两侧先后出现麻木、疼痛。早期晨起拧毛巾时感双手无力，拿小件物体常落地，不能扣衣服纽扣。严重者写字困难、饮食起居不能自理，部分患者有括约肌功能障碍、尿潴留。除四肢症状外，往往有胸以下皮肤感觉减退、胸腹部发紧，即束带感。

（3）体征　最明显的体征是四肢肌张力升高，严重者稍一活动肢体即可诱发肌肉痉挛，下肢往往较上肢明显。下肢的症状多为双侧，但严重程度可有不同。上肢肌张力亦升高。但有时上肢的突出症状是肌无力和肌萎缩，并有根性感觉减退，而下肢肌萎缩不明显，主要表现为肌痉挛、反射亢进，出现踝阵挛和髌阵挛。

皮肤的感觉平面检查常可提示脊髓真正受压的平面。而且根性神经损害的分布区域与神经干损害的区域有所不同，详细检查手部和前臂感觉区域有助于定位，而躯干的知觉障碍常左右不对称，往往难以根据躯干感觉平面来判断。

四肢腱反射均可亢进，尤以下肢显著。上肢 Hoffmann 征阳性（从上扣指或从下弹中指而引起拇指屈曲者为阳性），或 Rossolimo 征阳性（快速叩击足跖面引起足趾跖屈为阳性）。霍夫曼征单侧阳性更有意义，这是颈脊髓受压时的重要体征，严重时往往双侧均为阳性。下肢除腱反射亢进外，踝阵挛出现率较高。巴宾斯基征、奥本海姆征、查多克征、戈登征亦可阳性。腹壁反射、提睾反射可减弱甚至消失。

（4）影像学检查　X 线侧位片多能显示颈椎生理前曲消失或变直，大多数椎体有退变，表现为前后缘骨赘形成，椎间隙变窄。伸屈侧片可显示受累节段不稳，相应平面的项韧带有时可有骨化。测量椎管矢状径，可小于 13mm。由于个体差异和放大效应，测量椎管与椎体矢径比更能说明问题，小于 0.75 者可判断为发育性椎管狭窄。断层 X 线片对怀疑有后纵韧带骨化者有意义。

CT 检查则对椎体后缘骨赘、椎管矢状径的大小、后纵韧带骨化、黄韧带钙化及椎间盘突出的判断比较直观和迅速。而且能够发现椎体后缘压迫物是位于正中还是有偏移。CT 对手术前评价、指导手术减压有重要意义。三维 CT 可重建脊柱构象，可在立体水平上判断压迫物的大小和方向。有条件时，应积极采用这些先进的手段。

MRI 分辨能力更高，其突出的优点是能从矢状切层直接观察硬膜囊是否受压。枕颈部神经组织的畸形也可清晰显示。脊髓型颈椎病在 MRI 图像上常表现为脊髓前方呈弧形压迫，多平面的退变可使脊髓前缘呈波浪状。病程长者，椎管后缘也压迫硬膜囊，从而使脊髓呈串珠状。脊髓有变性者可见变性部位，即压迫最重的部位，脊髓信号增强。严重者可有空洞形成。脊髓有空洞形成者往往病情严重，即使彻底减压也无法恢复正常。值得注意的是，X 线片上退变最严重的部位有时不一定是脊髓压迫最严重的部位，MRI 检查较 X 线片更准确可靠。

4. 椎动脉型颈椎病

（1）症状

①眩晕：头颅旋转时引起眩晕发作是本病的最大特点。正常情况下，头颅旋转主要在寰枢椎之间，椎动脉在此处受挤压，如头向右旋时，右侧椎动脉血流量减少，左侧椎动脉血流量增加以代偿供血量。若一侧椎动脉受挤压血流量已经减少但无代偿能力，当头转向健侧时，可引起脑部供血不足产生眩晕。眩晕可为旋转性、浮动性或摇晃性，患者感下肢发软站立不稳，有地面倾斜或地面移动的感觉。

②头痛：由于椎-基底动脉供血不足，使侧支循环血管扩张引起头痛。头痛部位主要是枕部及顶枕部，也可放射至两侧颞部深处，以跳痛和胀痛多见，常伴有恶心呕吐、出汗等自主

神经紊乱症状。

③猝倒：是本病的一种特殊症状。发作前并无预兆，多发生于行走或站立时，头颈部过度旋转或伸屈时可诱发，反向活动后症状消失。患者摔倒前察觉下肢突然无力而倒地，但意识清楚，视力、听力及讲话均无障碍，并能立即站起来继续活动。这种情形多系椎动脉受刺激后血管痉挛，血流量减少所致。

④视力障碍：患者有突然弱视或失明，持续数分钟后逐渐恢复视力，此系双侧大脑后动脉缺血所致。此外，还可有复视、眼睛闪光、冒金星、黑蒙、幻视等现象。

⑤感觉障碍：面部感觉异常、口周或舌部发麻，偶有幻听或幻嗅。

（2）影像学特征　椎动脉造影可发现椎动脉有扭曲和狭窄，但一次造影无阳性发现时不能排除，因为大多数患者是一过性痉挛缺血，当无症状时椎动脉可恢复正常口径。

5. 交感型颈椎病

（1）症状

①头部症状：如头晕或眩晕、头痛或偏头痛、头沉、枕部痛、睡眠欠佳、记忆力减退、注意力不易集中等。偶有因头晕而跌倒者。

②眼耳鼻喉部症状：眼胀、干涩或多泪、视力变化、视物不清、眼前好像有雾等；耳鸣、耳堵、听力下降；鼻塞、咽部异物感、口干、声带疲劳等；味觉改变等。

③胃肠道症状：恶心甚至呕吐、腹胀、腹泻、消化不良、嗳气以及咽部异物感等。

④心血管症状：心悸、胸闷等。

⑤面部或某一侧肢体多汗、无汗、畏寒或发热，有时感觉疼痛、麻木，但是又不按神经节段或走行分布。

以上症状往往与颈部活动有明显关系，坐位或站立时加重，卧位时减轻或消失。颈部活动多、长时间低头、在电脑前工作时间过长或劳累时明显，休息后好转。

（2）临床检查　颈部活动多正常、颈椎棘突间或椎旁小关节周围的软组织压痛。有时还可伴有心率、心律、血压等的变化。

6. 混合型颈椎病

具有两种或两种以上上述证型症状的颈椎病。

三、鉴别诊断

（一）西医学鉴别诊断

与颈椎外伤鉴别

颈椎外伤在日常生活中并不鲜见，如跌倒、扭伤、挫伤、工伤，以及交通意外等，皆可导致颈椎外伤。颈椎外伤因暴力轻重不一、部位不同等因素，其所表现的证候不同。颈痛者常为挫伤、扭伤，一般除颈部疼痛、活动稍有受限，多无其他证候。

（二）中医学鉴别诊断

中医临床上有一些证候常与颈椎

病相混淆，应认真予以鉴别，以避免误诊、误治。

1. 与肩痹鉴别

肩痹又称漏肩风、冻结肩、凝肩等。以五十岁左右为多发。其病机为肾气不足，气血两虚。肩关节受到风寒湿邪，筋凝气聚，气血凝滞，以致筋失滋养，经脉拘紧而肩痹。肩痹主要是一侧或两侧肩关节疼痛，并常窜痛到上肢其他部位，两肩可先后或同时发病。肩痹轻者于生活、工作无明显影响；重者则肩关节活动受限，影响正常生活、工作。多于夜间作痛加剧。局部检查并无明显异常，仅有一二处压痛点。肩痹与颈椎病的区别主要有三：一为虽有颈部疼痛，但明显轻于肩部；二为虽可牵扯上肢疼痛，但不引起肌力减退，以及感觉迟钝、麻木；三为不出现头晕目眩，以及瘫痪等症。

2. 与落枕鉴别

落枕相当于西医学的颈部急性扭伤、颈椎关节紊乱、急性斜颈等。落枕多发而常见，其病因主要是高枕而眠，睡姿不良，兼之风寒侵袭等所致。主要证候是多于晨起颈部疼痛、颈肌僵硬、颈椎活动受限。落枕与颈椎病的区别主要体现在三方面：一是落枕发病急，疼痛部位局限，并无牵扯受阻疼痛、麻木；二是落枕无头晕目眩；三是落枕虽有颈部活动受限并疼痛，但经治疗后很快痊愈如常。

3. 与眩晕鉴别

眩晕为一多发证候，其病机复杂。风邪、耳疾、目疾、气虚、血虚等，均可造成眩晕症。眩晕与颈椎病的区别主要在三方面：一是颈椎病的眩晕多在颈部过伸或转侧时发生；二是颈椎病眩晕症发作时耳鸣，听力下降，其症较轻；三是治疗眩晕症的药物对颈椎病多无效。

4. 与肌痹鉴别

肌痹好发于 20~50 岁的女性，表现为肩部、颈部、腰部、背部、髋部等均疼痛，并于寒冷、潮湿、劳累、紧张时疼痛加剧。肌痹者常于晨起后，自觉各关节僵硬，并感全身乏力、头晕，以及四肢麻木、肿胀、腹痛，并多有交替性腹泻、便秘等症。肌痹病机常为情志不畅、忧思郁怒、气机不舒与肝气郁结等，导致气血瘀滞脉络。本病与颈椎病的区别主要体现在三方面：一是肌痹多发于女性，而颈椎病则无明显性别差异；二是肌痹呈全身性肌痛，并多累及各关节与四肢，颈椎病以累及上肢为多，其他关节无碍；三是肌痹者多伴有畏寒、少汗、乏力、食欲不振等症，而颈椎病常无这些证候。

四、康复治疗

（一）康复评定

1. 身体功能评定

（1）颈椎活动度检查　颈椎病最易引起颈椎活动受限。神经根水肿或受压时，颈部出现强迫性姿势，影响颈椎的活动范围。正常颈部活动范围：前后屈伸各 35°~45°，左右旋转各 60°~80°，左右侧屈各 45°。嘱患者做相应动作，测量其活动度是否有受限。

（2）肌力、肌张力评定　主要为颈、肩及上肢的检查，包括胸锁乳突肌、斜方肌、三角肌、肱二头肌、肱三头肌，以及大、小鱼际肌等。如有脊髓受压症状患者，要进行下肢肌肉的肌力、肌张力和步态评定。

（3）感觉评定　对神经受损节段的定位有重要意义。主要包括手部和上肢的感觉障碍分布区的痛觉、温觉、触觉及深感觉等的检查，按照神经学检查标准进行。

（4）反射评定　包括相关深反射、浅反射及病理反射。

2. ADL 指数评定

评定内容共 10 项，满分为 100 分，其中移动动作、步行为 15 分，修饰、洗澡为 5 分，其他 6 项各为 10 分，包括进食、如厕、大便的控制、小便的控制、穿衣，以及上、下楼梯。具体评分标准如下。

（1）进食（10 分）

①注意事项：做饭的人有必要把副食弄得细些，把饭菜做成糊状。另外面食作为特例，不作为评定对象。

②评定标准：

10 分（自理）：如把食物放到手能够到的地方，能摄取食物、能吃；能穿脱辅助具、自助具等；在 30 分钟内完成吃饭；即使有酒或漏出的食物，自己能收拾。

5 分（部分辅助）：辅助具及自助具的穿脱、西餐用的叉子等器皿的挪动、抹黄油、系围裙、开瓶盖等均需辅助；一系列吃饭的动作只能在诱导下完成；剩饭、洒饭在 30% 以上，且在监护下才能完成；不能收拾洒或漏出的食物；不能用勺，只能用手抓着吃。

0 分（全辅助）：以上情况均需完全辅助；吃饭在 30 分钟内不能完成且需辅助。

（2）用厕（10 分）

①注意事项：与厕所种类无关。

②评定标准：

10 分（自理）：能穿脱裤子；能使用手纸；会使用座药，能自行排便刺激等；能自行便后处理。

5 分（部分辅助）：身体的支撑、穿脱裤子、便后处理均需辅助；打开、使用座药，排便刺激均需辅助；常常弄翻尿容器。

0 分（全辅助）：以上情况均需完全辅助。

（3）大便的控制（10 分）

①注意事项：对于便失禁状态、座药及灌肠的处理能力进行评定。

②评定标准：

10 分（自理）：可控制大便、没有失禁；能自行使用座药；能自行灌肠。

5 分（部分辅助）：打开、使用座药及灌肠均需辅助；定期诱导排泄是必要的；有时有便失禁（由于腹压失禁，去厕所途中失禁）。

0 分（全辅助）：经常便失禁且需

全辅助。

（4）小便的控制（10分）

①注意事项：如白天能处理尿容器或集尿器，那么就认为自理。

②评定标准：

10分（自理）：无论白天还是晚上均无尿失禁；集尿器的佩戴、尿容器的使用及小便后处理均能自理；尿容器即使有外漏，也能自行处理；自己能够自行导尿且小便后能自行处理；膀胱造瘘患者能自行换管。

5分（部分辅助）：有时尿失禁；集尿器的佩戴需辅助；有必要定期诱导排尿。

0分（全辅助）：经常尿失禁、辅助排尿是必要的。

（5）上、下楼梯（10分）

①注意事项：上下2层楼阶梯。

②评定标准：

10分（自理）：不管是否使用支具或手杖，只要能上下2层楼梯即可。

5分（部分辅助）：需辅助、监护或诱导。

0分（全辅助）：上述均不能。

（6）穿衣（10分）

①注意事项：即使在袜子或裤子上系有环或圈等，或被改造过的衣服，只要能完成就不影响得分。

②评定标准：

10分（自理）：能穿脱衣服、袜子，会系鞋带，能穿紧身衣服及能穿脱支具。

5分（部分辅助）：需他人帮助，但自己能完成一半以上；能在20分钟内穿换完毕；

有必要在诱导或监护下完成。

0分（全辅助）：上述均不能。

（7）修饰（5分）包括洗脸、梳头发、刷牙及化妆。

①注意事项：不管修饰场所、不包括移动。剪指甲不作为评定对象。

②评定标准：

5分（自理）：能洗手、洗脸；能梳头发；能打开牙膏盖、涂上牙膏刷牙；能刮胡子（与剃刀的种类无关）；能化妆。

0分（部分或全辅助）：上述均需在部分或全辅助下完成。

（8）洗澡（5分）

①注意事项：与洗澡方法及浴池种类无关。包括洗头发、不包括更衣及移动。

②评定标准：

5分（自理）：能够准备必要的物品，能洗身、洗头发及洗后处理。

0分（部分或全辅助）：需要部分或全辅助；有必要监护或口头指示；机械浴。

（9）移动动作（15分）

①注意事项：指轮椅至床间的移乘；其间距离在110cm以上。

②评定标准：

15分（自理）：能翻身、起坐，能从床到轮椅及轮椅至床间的移乘；能操作轮椅。

10分（小部分辅助）：上述动作小

部分需辅助,或需要监护、诱导。

5分(大部分辅助):能翻身、起坐,但移乘需要辅助。

0分(全辅助):翻身、起坐、移乘均不能完成。

(10)水平步行(15分)

①注意事项:能水平步行45m以上。

②评定标准:

15分(自理):与是否用支具或拐杖无关,能水平步行45m以上,不需要辅助或监护。使用支具能自行穿脱。

10分(部分辅助):穿脱支具或步行需要辅助、监护或诱导;少量辅助或使用步行器能步行45m以上。

5分(轮椅自理):不能步行,但能驱动轮椅(包括电动轮椅)45m以上;使用轮椅时,能够拐弯、转换方向且能到床、桌子等处。

0分(全辅助):不能驱动轮椅45m;使用电动轮椅平衡不好,需要监护。

3.专项评定

(1)颈部功能不良指数 颈部功能不良指数是对颈椎病患者功能水平的评测,内容包含10个项目,其中4项是主观症状,6项是日常生活活动。具体评测项目为疼痛程度、自理情况、提重物、阅读、头痛、注意力、工作、驾车、睡眠和娱乐、每个项目评分为0~5分六个等级,总分0~50分,分数越高,功能越差。具体分数与功能的相关性如下:

0~4分——无功能丧失。

5~14分——轻度功能丧失。

15~24分——中度功能丧失。

25~34分——严重功能丧失。

大于34分——功能完全丧失。

(2)颈椎病患者脊髓功能评定标准(17分法) 日本骨科学会制定了对颈椎病患者脊髓功能评定标准(简称17分法),并已经为国际学者所接受。

Ⅰ.上肢运动功能(4分)

自己不能持筷或勺进餐(0分);

能持勺,但是不能持筷(1分);

虽然手不灵活,但是能持筷(2分);

能持筷及做一般家务劳动,但手笨(3分);

正常(4分)。

Ⅱ.下肢运动功能(4分)

不能行走(0分);

即使在平地行走也需用支持物(1分);

在平地行走可不用支持物,但上楼时需用(2分);

平地或上楼行走不用支持物,但下肢不灵活(3分);

正常(4分)。

Ⅲ.感觉功能(6分)

上肢感觉:

明显感觉障碍或疼痛(0分);

有轻度感觉障碍或麻木(1分);

正常(2分)。

下肢感觉:

明显感觉障碍或疼痛(0分);

有轻度感觉障碍或麻木（1分）；

正常（2分）。

躯干感觉：

明显感觉障碍或疼痛（0分）；

有轻度感觉障碍或麻木（1分）；

正常（2分）。

Ⅳ.膀胱功能（3分）

尿潴留（0分）；

高度排尿困难，尿费力，尿失禁或淋漓（1分）；

轻度排尿困难，尿频，尿潴留（2分）；

正常（3分）。

（3）颈椎病患者脊髓功能评定（40分法） 我国学者根据日本骨科学会评定法和自身国情也制定了相应标准（简称40分法），并已经在国内推广应用。

Ⅰ.上肢功能（左右分查，共16分）

无使用功能（0分）

勉强握食品进餐，不能系扣、写字（2分）；

能持勺子进餐，勉强系扣，写字扭曲（4分）；

能持筷子进餐，能系扣，但不灵活（6分）；

基本正常（8分）。

Ⅱ.下肢功能（左右不分，共12分）

不能端坐、站立（0分）；

能端坐，但不能站立（2分）；

能站立，但不能行走（4分）；

扶双拐或需人费力搀扶勉强行走（6分）；

扶单拐或扶梯上下楼行走（8分）；

能独立行走，跛行步态（10分）；

基本正常（12分）。

Ⅲ.括约肌功能（共6分）

尿潴留，或大小便失禁（0分）；

大小便困难或其他障碍（3分）；

基本正常（6分）。

Ⅳ.四肢感觉（上下肢分查，共4分）

麻、痛、紧、沉或痛觉减退（0分）；

基本正常（2分）。

Ⅴ.束带感觉（躯干部，共2分）

有紧束感觉（0分）；

基本正常（2分）。

（4）部分颈脊神经的定位诊断 见表6-3。

（二）西医康复治疗

1.卧床休息

卧床休息适用于症状严重的患者，通过卧床可减轻颈椎负荷。放松局部肌肉、减少由于头部重量和肌肉痉挛对颈椎间盘的压力，有利于局部充血、水肿的消退，有利于症状的减轻或消除，睡枕应软硬大小适中，仰卧位时，通常枕高以10~15cm为宜，置于颈后；侧卧位时，枕高应与肩宽一致，力求在卧位保持颈椎的生理曲度，使颈部和肩胛带的肌肉放松、缓解肌肉疼痛。

2.物理疗法

物理疗法可改善颈部组织的血液循环，消除炎症、镇痛，减轻粘连，解除痉挛、调节自主神经功能，促进神经、肌肉功能恢复。

表 6-3　部分颈脊神经的定位诊断

受累椎体	受累颈脊神经	感觉障碍	运动障碍	反射改变
颈 3~4	颈 4 脊神经	枕外隆突附近的皮肤	颈上肌、冈上肌	无反射改变
颈 4~5	颈 5 脊神经	上臂外侧，尤其是三角肌侧方	三角肌、肱二头肌等	肱二头肌反射，早期活跃，后期减弱
颈 5~6	颈 6 脊神经	前臂外侧、拇指和食指（麻木）	桡侧伸腕肌、肱二头肌、前臂旋转肌群	桡反射、肱二头肌反射，早期活跃，中、后期减弱或消失
颈 6~7	颈 7 脊神经	中指感觉麻木	伸腕、伸指肌群及肱三头肌等	肱三头肌反射
颈 7~ 胸 1	颈 8 脊神经	前臂尺侧皮肤、小指、无名指感觉麻木	手部小肌肉	反射无影响

①高频电疗：常用超短波、短波、微波等。急性期剂量宜小，多采用无热量；慢性期剂量可增加，多用微热量。

②低频和（或）中频电疗：常用低频、低频调制中频、等幅中频、干扰电等。选取可达到止痛、调节交感神经、促进血液循环、松解粘连、增强肌力等作用的参数，强度多在感觉阈之上。

③加直流电离子导入：可选用维生素 B 族药物、碘离子、中药等，根据药物极性连接同极性电极作为作用极，利用同级相斥的原理将药物导入体内。

④磁疗：将环状或板状磁极置于颈部和患肢，多采用低于 50MT 磁场强度。

⑤其他物理疗法：石蜡疗法、红外线疗法、湿热敷疗法、超声波疗法等均可用于颈椎病的对因对症治疗。

3. 颈椎牵引

（1）治疗作用　通过颈椎牵引调整和恢复椎管内外平衡，消除刺激症状，恢复颈椎正常功能。

①牵引力可使头颈部肌肉放松，缓解肌肉痉挛。

②牵引力可使椎间隙增大，缓解椎间盘组织向周缘的压力。

③牵引力可使椎间孔增大，缓解走行于其间的神经根和血管的受刺激和受压迫程度，松解神经根袖和关节囊之间的粘连。

④牵引力可以调整关节突关节，使嵌顿的关节松开，改善颈椎曲度。

⑤牵引力可使扭曲的椎动脉伸展，改善血液循环。

⑥牵引力可使颈椎管纵径延长，缓解脊髓扭曲。

（2）治疗方法

①固定方法：采用枕颌牵引法，患者取坐位或卧位，松开衣领，全身放松。操作者将牵引带长带托于其下颌，短带托于其枕部，调整牵引带松紧并固定。

②牵引方式：可用连续牵引法和间断牵引法。

③参数选择：

牵引角度：牵引角度范围在颈椎屈曲 0°~30° 之间，角度越大，牵引力的作用节段越低。脊髓型颈椎病和颈椎曲度异常时，建议用 0° 牵引。根据累及节段选择牵引角度可参考以下标准：C_1~C_4 节段选择 0°，C_5~C_6 节段选择 15°，C_6~C_7 节段选择 20°。C_7~T_1 节段选择 25°。

牵引重量：从小重量开始，参考值为 4~6kg，逐渐可增加至 10~15kg。牵引最大重量与患者体质、颈部肌肉状况有关，需个体化调整。

牵引时间：通常每次 15~30 分钟，每天 1 次，20~30 次为一个疗程。

4. 手法治疗

①治疗作用：以颈椎局部解剖和生物力学为基础，针对个体化病变特点应用中医或西方手法，可改善局部血液循环，减轻疼痛、麻木，缓解肌肉紧张与痉挛，松解软组织，加大椎间隙与椎间孔，整复滑膜嵌顿及小关节半脱位，改善关节活动度等。手法治疗颈椎病对技术要求较高，不同类型的颈椎病手法差异较大，需经专业的技术培训。

②关节松动术：对颈椎的棘突、横突或关节突关节实施手法，进行特异部位的分离、滑动、旋转等关节活动，从而改善颈椎活动度，缓解疼痛。

5. 运动疗法

①牵伸运动：通过颈部各方向最大活动范围终点的牵伸练习、牵拉短缩的肌肉，可以恢复及增加关节活动范围，增加颈椎活动的柔韧性。

②增强肌力训练：通过颈部的肌肉锻炼，可以增强颈背部肌肉的力量以保持颈椎的稳定性。包括重点针对颈深屈肌肌群的等长训练和针对肩与上肢肌群的动态训练。

③协调性训练：通过针对颈部本体感觉的协调性训练，可以增强颈椎的静态稳定性和动态稳定性，缓解颈部症状，预防复发。

④有氧运动：通过心肺运动功能训练，可以提高颈部局部血液循环，改善症状，预防复发。

6. 矫形支具疗法

应用颈围或颈托固定和保护颈椎，可以矫正颈椎的异常生物力线，防止颈椎过伸、过屈或过度旋转，减轻局部疼痛等症状，避免脊髓和周围神经的进一步损伤，减轻局部水肿，促进损伤组织修复。适用于颈椎病临床症状明显时，以及外伤后急性期和乘坐高速交通工具时等。

7. 手术疗法

有神经根或脊髓严重压迫者，必要时可手术治疗。

（三）中医康复治疗

1. 熨烫疗法

处方：伸筋草、透骨草、荆芥、防风、防己、附子、千年健、威灵仙、桂枝、路路通、秦艽、羌活、独活、麻黄、红花各 30g。

用法：上述药物研成粗末，装入长 15cm、宽 10cm 的布袋内，每袋 150g。用时将药袋加水煎煮 20~30 分钟，稍凉后将药袋置于患处热敷，每次 30 分钟，每日 1 次，2 个月为 1 个疗程。热敷时以皮肤能耐受为度，每袋药用 2~3 天。

适应证：各型颈椎病。

2. 热敷疗法

此种治疗可改善血液循环，缓解肌肉痉挛，消除肿胀以减轻症状，有助于手法治疗后使颈椎稳定。可用热毛巾和热水袋局部外敷，急性期患者疼痛症状较重时不宜作热敷治疗。

3. 熏洗疗法

处方：独活 9g，秦艽 9g，防风 9g，艾叶 9g，透骨草 9g，刘寄奴 9g，苏木 9g，赤芍 9g，红花 9g，穿山甲珠 9g，威灵仙 9g，乌梅 9g，木瓜 9g。

用法：上药水煎，趁热熏洗患处，每次 30~40 分钟，每天 2~3 次，10 天为 1 个疗程。

适应证：气滞血瘀型及痹证型颈椎病。

4. 薄贴疗法

处方：三七 10g，川芎 15g，血竭 15g，乳香 15g，姜黄 15g，没药 15g，杜仲 15g，天麻 15g，白芷 15g，川椒 5g，麝香 2g。

用法：前 10 味药共研细粉，放入 150ml 白酒微火煎成糊状，或用米醋拌成糊状，摊在纱布上，并将麝香搽在上面，敷于患处。药干后可重新调成糊状

再用，每剂药可连用 3~5 次，15 次为一个疗程。

适应证：各型颈椎病。

5. 浴疗法

处方：伸筋草、五加皮、乳香、没药各 12g，秦艽、当归、红花、土鳖虫、路路通、桑叶、桂枝、骨碎补、炙川乌、炙草乌各 9g。

用法：上药加水煎煮 20 分钟，过滤取药液温浴患部，每日 1 次，每次 20 分钟，7 次为 1 个疗程。

适应证：各型颈椎病。

6. 药枕法

处方：当归 300g，羌活 300g，藁本 300g，制川乌 300g，黑附片 300g，川芎 300g，赤芍 300g，红花 30g，地龙 300g，血竭 300g，菖蒲 300g，灯心草 300g，细辛 300g，桂枝 300g，紫丹参 300g，防风 300g，莱菔子 300g，威灵仙 300g，乳香 200g，没药 200g，冰片 20g。

用法：将上药除冰片外共研细末，再和入冰片，装入枕芯，令患者枕垫于头项下，每日使用 6 小时以上，3 个月为 1 个疗程。

适应证：各型颈椎病。

7. 针刺疗法

（1）体针疗法

原理：针灸疗法是中医学的宝贵遗产，在许多慢性病的治疗上都有其独到之处，对颈椎病的治疗同样有效。其具有温经通络、行气活血、散寒止痛的功能，对颈椎病的颈肩及上肢麻木、疼痛

有很好的疗效。

取穴：风池、天柱、大椎、大杼、天宗、曲池、手三里、外关穴等。

操作方法：一般采用毫针刺法，根据病情可选用4~6个穴位，中等刺激，平补平泻，留针20分钟，每日1次，10次为1个疗程。也可采用颈部排针法，即取颈夹脊穴，颈椎旁开0.5寸，以1.5寸毫针向脊柱方向进针，得气为度。以缓解颈肌痉挛，起到活血止痛之功效。

（2）耳针疗法

原理：耳穴诊断颈椎病是通过望诊，并根据耳穴压痛和触摸方法进行的。有颈椎病的患者通过望诊可发现颈椎穴呈结节状、珠状、条索状或高低不平的隆起，有症状时呈点状红晕或暗红色的色泽改变。部分患者呈片状增厚，边缘红晕。根据其反应部位可探明颈椎病的病变部位。触诊时在颈椎穴可触及结节状或珠状、条索状物，有明显压痛，有时肾穴也有压痛。一般来说，根型颈椎病以结节、压痛多见，椎动脉型颈椎病以潮红、隆起或条索为主，脊髓型颈椎病以褐色质硬隆起为特征。

取穴：枕、缘中、肾、脑干、交感、内分泌、肾上腺、神门、颈椎穴等。

操作方法：耳针治疗目前常用的方法是丸压法。即选用质地坚硬而光滑的小药粒，如王不留行、六神丸等。先用酒精消毒耳廓皮肤，找准穴位，用

贴有胶布的贴压物贴敷穴位，并按压数分钟，待耳廓有热、胀、放散等类似针感时即可。贴压期间每日自行按压2~3次，每次1~2分钟，5日更换1次。

（3）三棱针疗法

取穴：大椎、肩外俞、风门。

操作方法：每次选用1~2穴，常规消毒皮肤后，对准穴位，用三棱针迅速刺入约半分至1分，随即迅速退出，以出血为度。然后拔罐，去罐后头部做旋转运动。每3~5天1次，一般治疗3次，最好不要超过10次。

（4）水针疗法

取穴：大杼、肩中俞、肩外俞、天宗。

操作方法：每次选2个穴，局部皮肤消毒，用快速进针法，进针后缓缓准确刺入穴位，得气后回抽无血，可推入药液（当归注射液2ml，丹参注射液2ml），每穴注射1~1.5ml。每日或隔日1次，10次为1个疗程，疗程间隔为3~5天。

（5）电针疗法

取穴：大椎、风池、颈部夹脊穴、肩中俞、大杼、天宗。

操作方法：每次选2~4穴，常规消毒后，先将毫针用速刺法刺入穴位，达到要求的感应（即得气），再把电针的两根输出线分别接在已刺入的两根针体上。开启电源开关，调节电流量以患者能耐受为度，以脉冲电流刺激20分钟。

（6）温和灸疗法

取穴：

主穴：病变部位夹脊穴、大椎、曲池、足三里、绝骨；配穴：身柱、肾俞、环跳、阳陵泉、肩井、天宗、阳池、中渚。

操作方法：每次选 4~6 穴，将艾条的一端点燃，先靠近皮肤，然后再慢慢提高，直到患者感到舒服时固定在这一位置（一般距皮肤半寸），连续熏 5~10 分钟，至局部发红为止。每日灸治 1~2 次，每日或隔日灸治 1 次，10 次为 1 个疗程，疗程间隔为 3~5 天。

8. 推拿疗法

中医认为，颈椎病的发病机制与风寒闭阻、筋脉失养、气滞血瘀、肝肾不足等有关，西医多认为系颈椎椎体横突增生、小关节紊乱等，压迫神经、动脉或脊髓等产生症状。推拿具有调整内脏功能、平衡阴阳、促进气血生成、活血祛瘀、促进组织代谢、解除肌肉紧张、理筋复位的作用。推拿手法可以纠正小关节紊乱，并通过机械动能转化为热能，产生温热效应，可以温通经脉，促进气血运行，解除筋脉瘀滞，缓解肌肉痉挛，松解粘连，改善颈脊椎力学平衡，在经络、穴位等部位施加推拿手法治疗时产生类似针刺效应，"荣则不痛"，"通则不痛"，从而达到治疗的目的，是颈椎病较为有效的治疗措施。基本手法有摩法、揉法、点法、按法与扳法。特别强调的是，推拿必须由专业医务人员进行；颈椎病的推拿手法宜柔和，切忌

暴力；椎动脉型、脊髓型患者不宜施用后关节整复手法；难以排除椎管内肿瘤等病变者，椎管发育性狭窄者，有脊髓受压症状者，椎体及附件有骨性破坏者，后纵韧带骨化或颈椎畸形者，咽、喉、颈、枕部有急性炎症者，有明显神经症者，以及诊断不明的情况下，禁止使用任何推拿和正骨手法。

推拿治疗颈椎病的关键机制研究是脊柱半脱位学说的研究，临床研究表明，颈椎间盘退变、体位异常和颈椎关节病变常可促发颈椎关节半脱位的发生，而这类病损在人群中的发生率相当高。其中，手法治疗寰枢椎脱位有较好的临床疗效，近年来，对寰枢椎脱位及其治疗手法的研究有一定进展。寰枢椎较灵活，活动范围大，容易移位，椎动脉在这一节段有几个弯曲，极易受影响，寰枢椎的关节紊乱，可以导致患者出现严重症状，如椎动脉型及交感神经型颈椎病。寰枢关节脱位的类型：①寰椎前脱位；②寰椎侧向脱位；③寰椎垂直脱位；④旋转脱位；⑤前倾脱位；⑥混合型脱位。寰枢关节脱位的手法治疗有很多种，早期开展，至今较成熟的有冯天有的坐位旋转复位法。

预备姿势：患者取坐位，向后靠于椅背或靠医者身上放松。以 C_2 棘突右偏为例，医者立于患者后侧稍靠右方，用左手拇指扶按 C_2 棘突右旁，使患者略低头（C_2 棘突顶起，该处皮肤拉紧），稍向左侧屈且面向右转，医者弯腰用胸部压住患者头部，使患者头部保持在此

角度，右肘弯勾托患者下颏，前臂及手绕抱患者头后，与胸、肘一起将患者头部抱住，稳定于此姿势。

操作方法：保持上述姿势不变，略将患者头部向上提拉并沿头颈纵轴向右旋转，转至最大限度时，略加"寸劲"之力，使其做超限旋转，同时左手拇指向左侧推拨 C_2 棘突，多可听到"咯"的响声，手下棘突有被推动感。回复中立位，检查效果，如棘突已恢复正常位置，复位完成。最后进行其他必要的放松手法，治疗结束。

若棘突偏向另一侧，则操作方法相同，方向相反。

主要参考文献

［1］李丽，章文春. 中国传统康复技能［M］. 2版. 北京：人民卫生出版社，2018.

［2］刘延清，崔健君. 实用疼痛学［M］. 北京：人民卫生出版社，2016.

［3］恽晓平. 康复疗法评定学［M］. 2版. 北京：华夏出版社，2014.

［4］燕铁斌. 物理治疗学［M］. 3版. 北京：人民卫生出版社，2018.

［5］纪树荣. 运动疗法技术学［M］. 2版. 北京：华夏出版社，2011.

［6］余瑾. 中西医结合康复医学［M］. 北京：科学出版社，2017.

［7］张路，高铸烨，徐峰，等. 全身关节松动术［M］. 北京：北京科学技术出版社，2019.

第四节　腰椎间盘突出症

一、病因病机

（一）西医学认识

腰椎间盘突出症是较为常见的临床疾患之一，其主要是因腰椎间盘各部分（髓核、纤维环及软骨板），尤其是髓核，有不同程度的退行性改变后，在外力因素的作用下，椎间盘的纤维环破裂，髓核组织从破裂处突出（或脱出）于后方或椎管内，导致相邻脊神经根遭受刺激或压迫，从而出现腰部疼痛，一侧下肢或双下肢麻木、疼痛等一系列临床症状。腰椎间盘突出症以腰椎4~5、腰椎5~骶椎1发病率最高，约占95%。

腰椎间盘突出症流行较广，其危害日趋严重。易发于青壮年人群，男性的发病率高于女性，产前、产后及围绝经期是女性腰椎间盘突出的危险期。一般过于肥胖或过于瘦弱的人易致腰椎间盘突出。此外，工作姿势不良、伏案工作人员及经常站立的售货员等易致腰椎间盘突出。经常处于寒冷或潮湿的环境，也会在一定程度上成为诱发腰椎间盘突出的条件。

椎间盘是一个密闭的具有流体力学特点的结构。由于弹性容器内胶状流体的流动，可引起椎体间的摇椅状运动。椎间盘含有80%水分，它有可变性，可对抗椎体间的各种压力，保持椎体间的分离并吸收大量的震动力，以保护中枢神经系统的功能。椎间盘、椎体后的小关节及各组韧带，将脊柱紧密相连，使脊柱有很好的弹性和稳定性。随着年龄的增长，以及不断的遭受挤压、牵拉和扭转等外力作用，使椎间盘逐渐发生退化变性，髓核含水量逐渐减少而失去弹性，继之使椎间隙变窄、周围韧带松弛，或产生裂隙，形成腰椎间盘突出症的内因。在突然遭受外力时，如弯腰负重下的旋转动作，使纤维环外部纤维承受过大张力而断裂，导致椎间盘向后外或后侧突出；或因腰部受凉、腰肌痉挛，促使已有退行性变的椎间盘突出。突出的椎间盘可刺激或压迫神经根、脊髓，使之发生水肿、充血、变性，日久与周围组织粘连，从而出现神经根激惹及功能丧失表现。

在工作和日常生活中，应注意正确姿势，防止扭伤。改善劳动与居住环境，做好防寒、防潮工作。注意腰部疲劳后的恢复，如按摩、洗澡、保暖。做到有病早诊断、早治疗，避免延误病情。

（二）中医学认识

中医对"腰椎间盘突出"很早就有认识。如《素问·刺腰痛》中说："衡络之脉令人腰痛，不可以俯仰，仰则恐仆，得之举重伤腰。"又云："肉里之脉令人腰痛，不可以咳，咳则筋缩急。"

《医学心悟》也说："腰痛拘急，牵引腿足。"以上均说明，本病可由外伤引起，咳嗽时加重，表现为腰痛合并下肢痛。引起本病的主要病因是某种外因，如外伤、慢性劳损，以及风寒湿等邪气入侵机体等。

中医学将腰椎间盘突出症归属于"腰痛"或"痹证"的范畴。病证具有本虚标实的特点。引起腰痛的原因有风、寒、湿、热、闪挫、瘀血、气滞、痰饮等，而其根本在于肾虚。痹是气血闭塞不通所致的肢体痛，风寒湿气外袭、气血虚弱、运化乏力是其原因。因此，本病的病因病机在于肝肾不足，筋骨不健，复受扭挫，或感风寒湿邪，经络痹阻，气滞血瘀，不通则痛。病延日久，则气血益虚，瘀滞凝结而缠绵难已。

调整气血关系、扶正与祛邪、调整阴阳、调整脏腑功能是治疗本病的四条基本原则。具体而言，应视各证型的不同而异。临床上根据感受外界邪气的不同，可以分别采用活血化瘀、清热除湿、温散寒湿、化痰祛瘀等方法；根据气血阴阳偏虚的不同，分别采用补益气血、温补阳气或滋养阴精的方法。但是临床上仅有虚证或仅感受外邪者较少见，而以虚实夹杂者较为多见。对于临床表现为虚实夹杂证者，应根据感受邪气的不同以及气血阴阳亏虚的不同，运用"通补兼施"的治疗方法，泻实不忘补虚，补虚不忘泻实。

二、临床诊断

（一）临床表现

1. 症状

（1）腰痛　腰痛是大多数患者最先出现的症状，发生率约91%。由于纤维环外层及后纵韧带受到髓核刺激，经窦椎神经而产生下腰部感应痛，有时可伴有臀部疼痛。

（2）下肢放射痛　虽然高位腰椎间盘突出（腰2~3、腰3~4）可以引起股神经痛，但临床少见，不足5%。绝大多数患者是腰4~5、腰5~骶1间隙突出，表现为坐骨神经痛。典型坐骨神经痛是从下腰部向臀部、大腿后方、小腿外侧直到足部的放射痛，在喷嚏和咳嗽等腹压增高的情况下疼痛会加剧。放射痛的肢体多为一侧，仅极少数中央型或中央旁型髓核突出者表现为双下肢症状。坐骨神经痛的原因有三：①破裂的椎间盘产生化学物质的刺激及自身免疫反应使神经根发生化学性炎症；②突出的髓核压迫或牵张已有炎症的神经根，使其静脉回流受阻，进一步加重水肿，使得对疼痛的敏感性增高；③受压的神经根缺血。上述三种因素相互关联，互为加重因素。

（3）马尾神经症状　向正后方突出的髓核或脱垂、游离椎间盘组织压迫马尾神经，其主要表现为大、小便障碍，会阴和肛周感觉异常。严重者可出现大、小便失控及双下肢不完全性瘫痪等

症状，临床上少见。

（4）感觉障碍　视受累脊神经根的部位不同而出现该神经支配区感觉异常。阳性率达80%以上。早期多表现为皮肤感觉过敏，逐渐出现麻木、刺痛及感觉减退。因受累神经根以单节单侧为多，故感觉障碍范围较小；但如果马尾神经受累（中央型及中央旁型者），则感觉障碍范围较广泛。

（5）肌力下降　70%~75%患者出现肌力下降，腰5神经根受累时，踝及跖背伸力下降；骶1神经根受累时，跖及足跖屈力下降。

2. 体征

（1）腰椎侧凸　是一种为减轻疼痛的姿势性代偿畸形。视髓核突出的部位与神经根之间的关系不同而表现为脊柱弯向健侧或患侧。如髓核突出的部位位于脊神经根内侧，因脊柱向患侧弯曲可使脊神经根的张力减低，所以腰椎弯向患侧；反之，如突出物位于脊神经根外侧，则腰椎多向健侧弯曲。

（2）腰部活动受限　大部分患者会有不同程度的腰部活动受限，急性期尤为明显，其中以前屈受限最明显，因为前屈位时可进一步促使髓核向后移位，并增加对受压神经根的牵拉。

（3）压痛、叩痛及骶棘肌痉挛　压痛及叩痛的部位基本上与病变的椎间隙相一致，80%~90%的病例呈阳性。叩痛以棘突处为明显，系叩击振动病变部位所致。压痛点主要位于椎旁1cm处，可出现沿坐骨神经放射痛。约1/3患者

有腰部骶棘肌痉挛。

（4）反射改变　亦为本病易发生的典型体征之一。腰4神经根受累时，可出现膝跳反射障碍，早期表现为活跃，之后迅速变为反射减退，腰5神经根受损时对反射多无影响。骶1神经根受累时则跟腱反射障碍。反射改变对受累神经的定位意义较大。

（二）相关检查

1. 直腿抬高试验及加强试验

患者仰卧，伸膝，被动抬高患肢。正常人神经根有4mm滑动度，下肢抬高到60°~70°始感腘窝不适。腰椎间盘突出症患者神经根受压或粘连，使滑动度减少或消失，抬高在60°以内即可出现坐骨神经痛，称为直腿抬高试验阳性。在阳性患者中，缓慢降低患肢高度，待放射痛消失，这时再被动屈曲患侧踝关节，再次诱发放射痛称为加强试验阳性。有时因髓核较大，抬高健侧下肢也可牵拉硬脊膜诱发患侧坐骨神经产生放射痛。

2. 股神经牵拉试验

患者取俯卧位，患肢膝关节完全伸直。检查者将伸直的下肢高抬，使髋关节处于过伸位，当过伸到一定程度出现大腿前方股神经分布区域疼痛时，则为阳性。此项试验主要用于检查腰2~3和腰3~4椎间盘突出的患者。

（三）诊断标准

（1）有腰部慢性损伤史。

（2）腰痛伴坐骨神经痛。

（3）腰椎侧凸畸形，生理前凸消失，活动受限，棘突旁具有压痛并放射至下肢。

（4）直腿抬高试验及加强试验阳性。屈颈试验、颈静脉压迫试验、股神经牵拉试验阳性。

（5）神经系统检查示膝跟腱反射异常，下肢皮肤神经节段分布区感觉过敏或迟钝，拇趾背伸或跖屈力减弱。

（6）X线平片可见椎间隙变窄、椎缘增生，脊柱侧凸，前凸消失，并除外其他疾病。脊髓造影可见硬膜前方有压迹缺损。

（7）CT、MRI提示椎间盘突出。

三、鉴别诊断

1. 与痿证鉴别

痿证是指肢体痿弱无力，不能随意运动的一类病证。病因有外感与内伤两类。外感多由温热毒邪或湿热侵淫，耗伤肺胃津液而成。内伤多为饮食或久病劳倦等因素，损及脏腑，导致脾胃虚弱、肝肾亏损。本病以虚为本，或虚实错杂。临床以肺热津伤、湿热侵淫、脾胃虚弱、肝肾亏损、瘀阻络脉等证型常见。诊断依据如下

①肢体筋脉弛缓不收，下肢或上肢的一侧或双侧软弱无力，甚至瘫痪，部分患者伴有肌肉萎缩。

②由于肌肉痿软无力，可有睑废、视歧，声嘶低暗，抬头无力等症状，甚则影响呼吸、吞咽。

③部分患者发病前有感冒、腹泻病

史，有的患者有神经毒性药物接触史或家族遗传史。

2. 与偏枯鉴别

偏枯为中医病证名，指半身不遂的一种疾病。半身不遂指一侧肢体（上、下肢）的随意运动功能减弱或丧失。由于肢体失去了随意运动，后期会逐渐出现废用性萎缩，《内经》称为"偏枯"。《素问·生气通天论》记载："汗出偏沮，使人偏枯。"王冰注云："偏枯，半身不遂。"张介宾《类经·针刺类·刺诸风》云："偏枯者，半身不遂，风之类也。"

四、康复治疗

（一）康复评定

腰椎间盘突出症的康复评定方法包括一些综合性的评定量表及针对某一个症状或体征的评定方法，在进行腰椎间盘突出症的康复治疗时，应先对患者进行系统的康复评定。

1. 身体结构和功能水平的评定

（1）Oswestry 腰背、下肢功能障碍评分问答调查表　见表 6-4。

（2）McKenzie 腰椎评测表

①病史、病因、症状、治疗经过、服用药物、健康情况、手术、有无逐渐加重等。

②加重及减轻的因素。

③对睡眠的影响、卧具、睡眠的姿势、以前发作的次数、膀胱是否正常等。

④X 线：脊柱侧凸、侧移等。

表 6-4　Oswestry 腰背、下肢功能障碍评分问答调查表（2.0 版）

姓名 _____　性别 _____　年龄 _____　住院号 _____　随访时间 _____
诊断 _____　手术时间 _____　手术方法 _____
融合方法 _____　内固定物 _____　植骨种类 _____
联系方式 _____　联系电话 _____　邮编 _____

项目顺序	项目名称（项目名称下方的数字即为该项的评分，如果选择两项，则以高分为准）						得分	
							术前	现在
	腰痛或腿痛程度							
1	无任何疼痛	轻微疼痛	疼痛中等	严重疼痛	疼痛相当严重	疼痛异常严重	0 1 2 3 4 5	0 1 2 3 4 5
	0	1	2	3	4	5		
	个人生活料理情况，如洗漱、穿衣等							
2	正常料理个人生活，不会增加任何疼痛	能够正常料理个人生活，但非常疼痛	料理个人生活时疼痛，动作缓慢且小心	需要一些帮助，但可完成绝大部分个人料理	绝大部分个人料理都需要帮助才能完成	不能穿衣，洗漱有困难，需要卧床	0 1 2 3 4 5	0 1 2 3 4 5
	0	1	2	3	4	5		

项目顺序	项目名称（项目名称下方的数字即为该项的评分，如果选择两项，则以高分为准）						得分	
							术前	现在
	提举重物情况							
3	提举重物时不会增加疼痛	能够提举重物，但疼痛有些加重	由于疼痛，不能将重物从地上提起，但如果位置合适，可以提起如放在桌上的重物	由于疼痛，不能将重物从地上提起，但如果位置合适，可以提起较轻的物品	能够提举很轻的物品	不能提举或携带任何物品	0 1 2 3 4 5	0 1 2 3 4 5
	0	1	2	3	4	5		
	行走状况							
4	疼痛不影响行走	由于疼痛，行走不超过 2000m	由于疼痛，行走不超过 1000m	由于疼痛，行走不超过 100m	只能借助拐杖或腋杖行走	大多数时间卧床，只能爬行去厕所	0 1 2 3 4 5	0 1 2 3 4 5
	0	1	2	3	4	5		
	坐立状况							
5	可以坐在任何坐椅上，时间不受限制	能够坐在适合的坐椅上，时间不受限制	由于疼痛，坐立不能超过 1 小时	由于疼痛，坐立不能超过半小时	由于疼痛，坐立不能超过 10 分钟	由于疼痛，根本不能坐立	0 1 2 3 4 5	0 1 2 3 4 5
	0	1	2	3	4	5		
	站立状况							
6	能够任何长时间的站立，不会增加疼痛	能够任何长时间的站立，但疼痛有些加重	由于疼痛，站立不能超过 1 小时	由于疼痛，站立不能超过半小时	由于疼痛，站立不能超过 10 分钟	由于疼痛，根本无法站立	0 1 2 3 4 5	0 1 2 3 4 5
	0	1	2	3	4	5		
	睡眠状况							
7	睡眠从来不受疼痛困扰	偶尔因疼痛而影响睡眠	由于疼痛，每天睡眠不到 6 小时	由于疼痛，每天睡眠不到 4 小时	由于疼痛，每天睡眠不到 2 小时	由于疼痛，根本无法入睡	0 1 2 3 4 5	0 1 2 3 4 5
	0	1	2	3	4	5		

项目顺序	项目名称（项目名称下方的数字即为该项的评分，如果选择两项，则以高分为准）						得分	
							术前	现在
	性生活状况							
8	性生活完全正常，疼痛不会有任何增加	性生活正常，但疼痛会有所加重	性生活基本正常，但会引起严重疼痛	疼痛严重影响性生活	由于疼痛，几乎没有性生活	由于疼痛，完全没有性生活	0 1 2 3 4 5	0 1 2 3 4 5
	0	1	2	3	4	5		
	社会生活状况							
9	社会生活完全正常，不会增加疼痛	社会生活正常，但疼痛会有所加重	疼痛对社会生活没有太多影响，但会限制某些体力较大的运动，如体育运动	疼痛对社会生活有影响，基本上不出家门	由于疼痛，只能在家中进行社会生活	由于疼痛，没有任何社会生活	0 1 2 3 4 5	0 1 2 3 4 5
	0	1	2	3	4	5		
	旅行状况							
10	可以自由旅行，不伴疼痛	可到任何地方旅行，但会有些疼痛	疼痛较重，但可应付2小时以上的旅行	由于疼痛，旅行不能超过1小时	由于疼痛，旅行不能超过半小时	由于疼痛，不能旅行	0 1 2 3 4 5	0 1 2 3 4 5
	0	1	2	3	4	5		

总分＝（所得分数 / 5× 回答的问题数）×100%

⑤运动能力：屈曲、伸展、侧方活动，屈曲时有无移位，伸展时有无移位。

⑥运动实验：描述活动对疼痛的影响，引起疼痛、恶化疼痛、减轻疼痛、向心性疼痛、外周性疼痛、好转疼痛、无好转疼痛、站立时疼痛的情况，站立屈曲、站立位屈曲、站立位反复屈曲、站立位伸展、站立位反复伸展，需要时，站立位侧方滑动、站立位反复侧方滑动。

（3）疼痛的评定 常用的方法包括视觉模拟评分法（visual analogue scal，VAS）、数字评分法、口述分级评分法和 McGill 疼痛调查表。

视觉模拟评分法：在纸上或尺上划10cm 长的直线，按厘米划格，直线左端表示无痛，右端表示极痛。让患者目测后在直线上用手指出某一点，表示其疼痛程度。从而可以 0~10 的数字表示出疼痛程度，便于治疗前后对比。

（4）肌力和耐力评定

①躯干肌力评定

屈肌肌力的评定：仰卧，屈髋、膝，双手抱头，能坐起为 5 级；双手平伸于肢体两侧，能坐起为 4 级；仅能抬头及肩胛为 3 级；仅能抬头为 2 级；仅有腹部肌肉收缩为 1 级。

伸肌肌力的评定：俯卧，胸以上伸于床沿外，下肢固定，能抗较大阻力为 5 级；能抗中等阻力抬起为 4 级；抬起上身不抗阻力为 3 级；仅能抬头为 2 级；仅有腰背部肌肉收缩为 1 级。

②肌肉耐力的评定

屈肌耐力：仰卧双下肢伸直并拢抬高 45°，测量能维持该体位的时间，正常为 60 秒。

伸肌耐力：仰卧，双手抱头，脐以下在床沿外，双下肢固定，测量能保持躯干水平位的时间，正常为 60 秒。

（5）活动水平的测定　日常生活能力分级的组织和设计方式有多种，其中 Barthel 指数分级法（表 6-5）评定简单，可信度及灵敏度高，适用广泛，可以敏感地反映病情的变化及功能的进展，适用于作为疗效观察及预后判断的一种评定方法。

通过对进食、洗澡、修饰、穿衣、

表 6-5　Barthel 指数法

序号	项目	完全独立	需部分帮助	需极大帮助	完全依赖
1	进食	10	5	0	–
2	洗澡	5	0	–	–
3	修饰	5	0	–	–
4	穿衣	10	5	0	–
5	控制大便	10	5	0	–
6	控制小便	10	5	0	–
7	如厕	10	5	0	–
8	床椅转移	15	10	5	0
9	平地行走	15	10	5	0
10	上下楼梯	10	5	0	–

Barthel 指数总分：　　　　分。
注：根据患者的实际情况，在每个项目对应的得分上划"✓"。

控制大便、控制小便，用厕、床椅转移、平地行走及上楼梯 10 项日常活动的独立程度打分的方法来区分等级。

评分细则如下：

①进食：指用合适的餐具将食物由容器送到口中，包括用筷子、勺子或叉子取食物、对碗／碟的把持、咀嚼、吞咽等过程。

10 分：可独立进食（在合理的时间内独立进食准备好的食物）。

5 分：需部分帮助（前述某个步骤需要一定帮助）。

0 分：需极大帮助或完全依赖他人。

②洗澡。

5 分：准备好洗澡水后，可自己独立完成。

0 分：在洗澡过程中需他人帮助。

③修饰：包括洗脸、刷牙、梳头、刮脸等。

5 分：可自己独立完成。

0 分：需他人帮助。

④穿衣：包括穿／脱衣服、系扣子、拉拉链、穿／脱鞋袜、系鞋带等。

10 分：可独立完成。

5 分：需部分帮助（能自己穿或脱，但需他人帮助整理，如系扣子、拉拉链、系鞋带等）。

0 分：需极大帮助或完全依赖他人。

⑤大便控制。

10 分：可控制大便。

5 分：偶尔失控。

0 分：完全失控。

⑥小便控制。

10 分：可控制小便。

5 分：偶尔失控。

0 分：完全失控。

⑦如厕：包括擦净、整理衣裤、冲水等过程。

10 分：可独立完成。

5 分：需部分帮助（需他人搀扶、需他人帮忙冲水或整理衣裤等）。

0 分：需极大帮助或完全依赖他人。

⑧床椅转移。

15 分：可独立完成。

10 分：需部分帮助（需他人搀扶或使用拐杖）。

5 分：需极大帮助（较大程度上依赖他人搀扶和帮助）。

0 分：完全依赖他人。

⑨ 平地行走。

15 分：可独立在平地上行走 45m。

10 分：需部分帮助（需他人搀扶，或使用拐杖、助行器等辅助用具）。

5 分：需极大帮助（行走时较大程度上依赖他人搀扶，或坐在轮椅上自行在平地上移动）。

0 分：完全依赖他人。

⑩ 上下楼梯。

10 分：可独立上下楼梯。

5 分：需部分帮助（需扶楼梯、他人搀扶，或使用拐杖）。

0 分：需极大帮助或完全依赖他人。

总分记为 0~100 分：

≤ 40 分——重度依赖，全部需他人照护。

41~60 分——中度依赖，大部分需

他人照护。

61~99分——轻度依赖，少部分需他人照护。

100分——无依赖，无需他人照护。

（二）西医康复治疗

腰椎间盘突出症的主要治疗目的是消除疼痛，但治疗的最终目标是功能恢复，而手术治疗往往只能为功能恢复创造必要条件，最终还需通过康复治疗，特别是功能锻炼才能实现功能的最大恢复，防止腰痛复发，也就是使临床治疗收到最佳疗效。脊柱是一个复杂、稳定的整体，局部的病变往往影响这个"整体"，对于腰椎间盘突出症的治疗必须兼顾整体的稳定性，做到有效、长期的恢复，因此单单依靠一方面的治疗是远远不够的，必须采取综合康复治疗的手段。

无论保守治疗还是手术治疗，近年的趋势均注重向整体康复、重返社会、改善生存质量三个方面转变，但是对于腰椎间盘突出症的治疗应遵循个体化、循序渐进、系统性和经常性原则，做到因人制宜、因病而异，在健康宣教基础上，配合康复治疗，长期坚持功能锻炼，督促患者采取健康的生活行为方式，并使其始终保持良好的身心状态。

1. 急性期（第1~3天）

腰椎间盘突出症患者急性期1周内治疗遵照RICE原则：

（1）R（Rest 安静）　疼痛时，安静是第一选择，停止运动，平卧休息，非常重要。

（2）I（Icing 冷却）　主要有腰部冰袋和仪器冷却2种。仪器冷却应用专用仪器喷出气体，使腰部的表面温度降低到20℃左右，约1小时后恢复到正常体温，可根据情况反复数次。

（3）C（Compression 压迫）　为了减轻疼痛，应用腰围局部固定制动，急性期应保持适当舒适体位休息。

（4）E（EDB 硬膜外封闭）　急性椎间盘突出疼痛难以忍受时，可应用硬膜外封闭缓解疼痛。

除RICE原则外，还可配合口服非甾体类抗炎药物（NSAIDs）及静脉滴注脱水剂甘露醇抗炎消肿止痛，同时配合局部＋远端针刺、电中频、蜡疗等。

物理治疗可以促进局部血液循环，缓解局部无菌性炎症，减轻血肿和充血，缓解疼痛，兴奋神经肌肉等作用。

①高频电疗法：常用的有超短波、短波及微波等疗法，通过深部透热作用，改善腰背部血液循环，促进功能恢复。超短波及短波治疗时，电极于腰腹部对置或腰部、患肢斜对置，微热量，12~15分钟/次，1次/日，15~20次为一个疗程。微波治疗时，电极置于腰背部，微热量，12~15分钟/次，1次/日，15~20次为一个疗程。

②红外线照射疗法：用红外线灯照射腰骶部，照射距离为30~40cm，20~30分钟/次，1次/日，15~20次为一个疗程。

③石蜡疗法：将加热后的石蜡敷贴

于患处,使局部受热,加速血液循环,有利于深部组织水肿消散。常用腰骶部盘蜡法,温度 42℃,30 分钟 / 次,每日 1 次,15~20 分钟为一个疗程。

2. 缓解期(第 4~14 天)

腰椎间盘突出症患者缓解期治疗以恢复脊柱稳定性和功能为目的,从前面脊柱整体观念和生物力学论治,在解决局部疼痛基础上,主要应用沈氏短杠杆微调、龙氏正骨等方法调整颈、胸、腰骶节段相应病变,恢复脊柱稳定性。在治疗前,康复医师应掌握患者的一般情况,尽量选择与患者水平相适应的治疗方法,并让患者了解相关的疾病知识;康复计划应切实可行,具体详细,目标明确,以树立患者的信心并坚持治疗。

(1)药物治疗 配合口服非甾体抗炎药物(NSAIDs)消炎止痛,以及神经营养药物,如各种维生素、ATP、辅酶 A 等。对骨质疏松引起的下腰痛患者还可以应用一些补钙药物或雌激素等来治疗。

(2)物理治疗 在下腰痛的治疗过程中,物理治疗有重要的临床价值。治疗作用主要包括改善微循环、增强免疫功能、抗炎作用、阻断神经冲动的传导等,主要应用于急慢性软组织损伤、退行性改变等所致的下腰痛。临床上较为常用的物理治疗方法有电疗、磁疗、热疗、光疗、微波治疗等。这些物理治疗方法的原理都是通过促进血管扩张、改善血供等来达到缓解或减轻疼痛的

目的。

(3)运动疗法 运动疗法可以增加关节活动度,增强肌力,增进静力性和动力性的运动耐力,使腰椎关节在较好的生物力学条件下进行活动,提高骨密度,改善全身状况和提高生活质量。运动方法包括被动运动、主动助力活动、主动活动(包括等长、等张及等速训练)、增强肌力活动(等长、等张训练)、肌耐力训练和牵张训练等。

3. 缓解期(第 3 周)

此期的运动治疗包括水中训练,例如游泳,还有休闲运动、瑜伽以及慢跑,只要病情许可,在无其他禁忌证的情况下均应鼓励患者进行。腰背痛多为慢性病,故需长期坚持医疗体育才能收到效果。为了取得持续的治疗效果,降低 LBP 的复发率,医师在康复期应每周向患者及时提供专业的指导及教育,督促患者采取健康的生活行为方式,并使其始终保持良好的身心状态。

(1)腰背肌锻炼 强健的腰背部肌肉,可以对脊柱形成有力的保护,帮助维持和增强脊柱的稳定性,有效预防急、慢性腰部损伤和腰痛的发生。锻炼时动作要缓慢,练习过程中尽量保持自然的呼吸节律,适应后可逐渐增加练习次数。

飞燕式:患者取俯卧位,头颈部和双上肢尽量后伸,以腹部为支点,胸部和双下肢同时抬离床面,使躯体呈反弓状,膝关节必须伸直。尽量维持该动作,并逐渐延长时间至实在无法坚持后

再放松。重复 3~5 次。

五点支撑法（拱桥式）：患者取去枕仰卧位，用头（1 个支撑点）、双肘（2 个支撑点）及双足跟（2 个支撑点）为着力点，将腰背及臀部抬离床面，腹部凸起状如拱桥。停顿 5~10 秒后放下。重复进行，每日从 20 次渐增至 100 次。

三点支撑法：待腰背力量增强后，在五点支撑锻炼的基础上，减去双肘的支撑。双手抱头，用头和双足跟支撑身体抬起腰背及臀部。每日从 20 次渐增到 100 次。

昂胸练习：俯卧位，上肢伸直撑起上半身，并将头尽量后伸使胸部昂起，昂胸时用力一定要直达腰部，维持 30 秒后放松。平卧休息后再做，重复进行 5~10 次。

伸腰练习：身体直立，两腿分开与肩同宽，双手上举或叉腰，以腰为轴，上半身后伸至最大角度，维持 30~60 秒。还原休息后再做，重复 8~10 次。

（2）关节活动度锻炼 能扩大椎间隙，使神经根移位，减轻脊神经根受压的程度。以下动作均以 10 个为 1 组，视情况每日做 3~5 组。

前屈：坐位屈膝，向前弯腰，双上肢触摸脚尖 3~5 秒后坐直。若此动作完成较容易，可将膝关节伸直。

下蹲：直立位，抬头挺胸，双脚分开与肩同宽，两手叉腰。上半身不动，缓慢下蹲，停顿 3~5 秒后站起。

侧弯：直立位，抬头挺胸，双脚分开与肩同宽，两手叉腰。向左侧弯至最大角度（左腰部产生牵拉感），停顿 3~5 秒后还原，再向右侧弯。两侧各 10 次。

（3）下肢锻炼 能防止坐骨神经粘连，改善关节活动度，增强下肢肌力。

蹬足练习：患者取仰卧位，屈髋、屈膝、屈踝，使膝关节尽量接近胸部，足背勾紧，然后用力向斜上方蹬出，蹬出后尽量拉伸并绷紧腿部，维持 5 秒，最后放下还原。双腿交替进行，20~30 次为 1 组，组数视病情和体能自定。

后腿伸练习：患者取直立位，挺胸抬头，双手扶住墙壁或柜子等支撑物，双腿伸直，交替向后摆动，摆动幅度逐渐增大，每次做 100~200 个，每天 2~3 次。

（4）悬挂式腰椎牵引 双手向上攀住高处横杠，双足离地，使身体悬空（须注意安全，如高度不够，可弯曲两膝，使双足离地即可），利用自身体重进行腰椎牵引。每次悬挂牵引 1 分钟，若臂力不足也可分次进行，但累计时间不应少于 1 分钟，每天牵引 2~3 次。

4. 手术后复发

对于腰椎间盘突出症术后复发的诊断，亦应遵循临床、症状、体征及影像学相符合的原则。主要临床表现为持续性腰酸、痛，行走后疼痛加重及下肢相应感觉区麻木，伴有间歇性跛行，或伴马尾神经损伤症状。但要注意鉴别一些首次手术遗留的问题，如神经根长期受压或手术操作导致的损害，瘢痕粘连，或者患者的心理因素等。一个以疼痛为主要表现的，经过了术后缓解而复发的神经根张力增高的体征是极可靠的临床依据。

腰椎间盘突出症术后复发诊断明确后，均首先考虑保守治疗。严格卧床，行持续骨盆牵引以达到减少负重、强制休息、松解粘连、紧张后纵韧带帮助突出物还纳的作用；理疗以软化瘢痕，减轻水肿及无菌性炎症，解痉止痛；每天早晚行腰背肌功能锻炼及直腿抬高锻炼，以增加腰椎稳定性，松解粘连；口服消炎止痛药物，以缓解疼痛，消除紧张情绪，解除肌肉痉挛；急性期加用脱水药物脱水治疗能迅速消肿，降低压力。

（三）中医康复治疗

腰椎间盘突出症是目前临床多发病、常见病。目前腰椎间盘突出症的临床保守治疗呈现多样化特点包括中药内服、外用、针灸、推拿等。

1. 熏洗疗法

中药熏洗直接作用于腰部，采用高温蒸汽熏洗，可有效扩张局部血管，改善腰部局部血液循环，促进组织修复以及炎症消退。常用中药包括川乌、海桐皮、透骨草、乳香、没药、桂枝、红花、白芷、防风、羌活、威灵仙、花椒、肉桂、丁香等。方法主要有仰卧位和坐位两种：①患者仰卧于熏洗床上，暴露腰背部，将煎好的药液置于熏蒸床下，直接以热蒸汽熏蒸腰部，待水温降至身体可耐受时用药液擦洗腰部。②患者端坐于矮凳上，暴露腰背部，将煎好的药液倒于面盆中，并将面盆置于患者背后用大毛巾包绕面盆和腰部，促使热蒸汽局部熏蒸腰部，待水温降至身体可耐受时直接用药液擦洗腰部，以腰背部皮肤呈现暗红色为宜。熏洗次数：每日3次，每次30分钟。

2. 膏贴外敷法

中药膏贴局部外敷腰部，可以维持药物长时间作用，有效提高药物的生物利用度，有助于改善腰背肌的血液循环，促进神经根水肿消退。常用药物包括川乌、附子、白芷、乳香、没药、丁香、马钱子、独活、防风、细辛、羌活、肉桂、当归、川芎、麝香等。将中药磨成药粉，加入各种辅料制成敷贴。

3. 熨敷疗法

将中药装入布袋或其他器具中，加热后直接热敷腰部，此法作用包括：①热敷可有效扩张局部血管改善微循环，改善腰背肌营养代谢。②药物外敷可提高药物利用度，有助于药物吸收。

4. 药酒外敷法

药酒具有温通血脉，祛瘀止痛之功。药酒具有皮肤吸收性好、穿透性强的特点，具有较强的改善局部循环的作用。

5. 中药离子导入

中药离子导入是指借助药物离子导入治疗仪治疗病变的一种方法。中药离子导入的方法具有缓解神经水肿，吸收快而完全，无副作用的优点。

6. 沐足法

中药沐足法是通过水的温热作用及借助药液熏洗，促使药液离子在水的温热作用下通过黏膜吸收和皮肤渗透进入到人体血液循环，进而输布人体的全身脏腑，从而达到治病的目的，起到促进气血运行，畅通经络等目的。

7. 穴位注射

取腰夹脊穴、环跳、风市、阳陵泉、悬钟、昆仑、殷门、飞阳等穴。注射药物有复方丹参注射液、黄芪注射液、神经营养药（甲钴胺、维生素、胞磷胆碱等）。

8. 拔罐疗法

取大肠俞、命门、腰阳关、阿是穴、环跳、委中、承山等，每日或隔日1次。注意：体质虚弱者可取穴少，时间短，甚至不采用此种疗法。

9. 刮痧疗法

主要取腰腿部的督脉、膀胱经及胆经路线操作，隔日1次。

10. 针刺疗法

（1）毫针疗法　毫针治疗腰椎间盘突出症通常取督脉、足太阳膀胱经、足少阳胆经和足阳明胃经上的腧穴及阿是穴，具有补肾壮骨、补益气血、活血化瘀、通经活络止痛之效。取穴：肾俞、八髎。操作：自骶骨裂孔至第一腰椎在督脉上分为八等分，以1寸针直刺0.1~0.3寸，留针30分钟，每日1次，10次为1个疗程，连续治疗3个疗程；

（2）温针灸疗法　温针灸治疗腰椎间盘突出症，系在毫针治疗的基础上，将一段长约2cm的艾条插在针柄上，点燃施灸，具有温通经脉、活血散瘀的功效，尤其适宜于寒湿型和瘀滞型腰椎间盘突出症。

（3）电针疗法　电针系在毫针治疗的基础上，于针柄连接电针治疗仪，针刺与电刺激的作用相互叠加，进一步提高疗效。电针参数的选择通常使用低频率、连续波，电流强度以患者能够耐受为度；具有通经活络、镇痛之效。以脊穴、腰阳关、环跳、阳陵泉为基本穴位，取30号1.5寸和3寸的不锈钢毫针针刺，得气后接G6805-Ⅱ型电针仪，选用连续波，频率4Hz，电流强度2mA，持续时间20分钟。

（4）针刀疗法　主要运用针刀对压痛部位施治，松解剥离粘连的肌肉及周围的软组织，使其局部建立新的血液循环，促进新的组织再生，达到"通则不痛"的目的。

（5）刺络拔罐疗法　刺络拔罐疗法是刺络法与拔罐法的联合应用，常用梅花针或三棱针叩刺阿是穴，至皮肤出血，再拔火罐。

11. 推拿疗法

推拿手法可使突出的髓核部分还纳；解除肌肉痉挛、调整腰椎间盘与神经根的位置关系、松解神经根粘连、恢复正常的腰椎解剖序列，从而达到治疗目的。常用手法如下。

（1）揉摩法　患者取俯卧位，术者立其身旁，以双手拇指和手掌自肩部起循脊柱两侧足太阳膀胱经路线自上而下，揉摩脊筋，过承扶穴后改用揉捏，下至殷门、委中而过承山穴，重复3次。

（2）按压法　术者双手交叉，右手在上，左手在下，以手掌自第1胸椎开始，沿督脉向下按压至患者腰骶部，左手在按压时稍向足侧用力，反复3遍。再以拇指点按腰阳关、命门、肾俞、志室、居髎、环跳、承扶、委中等穴。

（3）擦法　术者于背腰部督脉和足太阳膀胱经，自上而下施行擦法，直至下肢承山穴以下，反复3次。重点在下腰部，可反复多次。

（4）抖法　患者取俯卧位，双手把住床头，术者立于患者足侧，双手握住患者双踝，在用力牵引的基础上，进行上下抖动，左手掌揉按下腰部，反复进行2~3次。

（5）斜板法　患者取侧卧位，卧侧下肢伸直，另一侧下肢屈曲放在对侧小腿上部。术者站在患者背后，一手扶住患者髂骨后外缘，另一手扶住患者肩前方。同时拉肩向后，推髂骨向前，使腰部扭转，有时可听到或感觉到"咔嗒"响声。

（6）滚摇　患者取仰卧位，两髋膝屈曲，使膝尽量靠近腹部。术者一手扶两膝部，一手夹两踝部，将腰部旋转滚动。并将双下肢用力牵拉，使之伸直。推拿后患者多感舒适轻松，症状减轻。

（7）牵引按压法　患者取俯卧，两助手对抗牵引腰部，术者用手掌或手指按压椎旁压痛点，按压力量从轻到重。

（8）单腿后伸压腰法　此法紧接上法进行，在对抗牵引腰部按压同时，将

患侧下肢上下起落数十次。

（9）旋转手法　有坐位手法和卧位手法两种。

坐姿手法：患者坐于无靠背的方凳上，两脚分开，一助手固定患者双侧大腿。术者坐于患者身后，以棘突向右偏为例。术者右上肢从患者右腋下通过，将手掌置于患者颈后并扶持左颈部。左手拇指扣住偏右之棘突，右手拉患者颈部，使身体前倾60°~90°，同时向右侧弯，达到最大侧弯时术者右上肢用力拉患者躯干向后内侧旋转，同时左手拇指顺向左上顶棘突，此时可感觉左拇指下轻微移动，有时可伴响声。

俯卧位手法：患者取俯卧位，两腿分开，术者摸清偏歪的棘突，以向右偏歪为例，术者站于患者右侧，面对侧方，左臂从右大腿下面伸进，将右腿抱起过伸髋膝，以患椎为支点旋转大腿，右手拇指借大腿摇转牵引之力，将偏向右侧的棘突拨正。

五、预防调护

（一）预防

1. 运动预防方法

（1）飞燕点水　俯卧位，上肢伸直靠在身旁，头部和肩部带动上肢向后上方抬起，下肢直腿向后上方抬高，做飞燕点水动作，反复10~20次。

（2）直腿抬高　仰卧位，双腿伸直，两手放在体侧，做直腿抬起动作，缓慢增加腿抬高角度。每次10~20次

（注意：直腿抬高时，根据自己承受力进行，如感觉疼痛应及时停止动作）。

（3）仰卧拱桥　仰卧位，双手叉腰作为支撑点，两腿屈膝90°，脚掌放床上，以头后枕部及两肘支持上半身，两脚支持下半身成半拱桥形，挺起躯干。当挺起躯干架桥时，膝部稍向两边分开，动作反复做10~20次。

（4）太空车　仰卧位，双手放在腰部，双下肢蹬空做踩脚踏车状，持续时间根据自身状况而定，最好有人陪伴锻炼，以防出现意外。

（5）抱膝触胸　仰卧位，双膝屈曲，双手抱住膝部，尽量靠近胸部，然后放下，可持续30个动作。

（6）抬臀锻炼　平卧位，双膝弯曲放在床上，用力抬起臀部，离开床面约10cm，坚持5秒钟放下，反复10次。

2. 上班族预防

（1）体转运动　工作之余尝试体转运动增强腰部肌肉。双脚分开，保持与肩同宽，大小臂屈曲放于胸前，肘部下沉，小臂朝上，以腰部为轴心，向左方转体，还原后向右方转体，再还原。动作持续10次左右。

（2）压腿　压腿可以使腰部肌肉得到锻炼，有两种压腿方式。弓步压腿：两腿前后开立，成弓步，双手按压在前大腿上，上体向下压，左右交替。侧压腿：左腿屈膝，右腿向侧方伸直，左手按压于左膝，右手按压于右膝。上体向下压，左右交替。两种压腿方式均应重复8~12次。

（3）腰部绕环运动　双脚开立，保持与肩同宽，双手叉腰，以腰部为轴心，向左方向绕环360°，回到原点后再向右方向绕环360°。重复10次。腰部绕环运动在加强腰部肌肉同时可促进腰部血液循环。

（4）腰腹运动　双脚分开，保持与肩同宽，双臂上举，掌心向前。以腰部为轴心，向后仰体，还原后再向前屈体，最好手指触地。动作持续10次左右。腰腹运动的目的是锻炼腰部肌肉。

3. 老年人预防

（1）饮食应多样化，可适当增加牛奶、海产品等富含钙质的食品，补充体内钙质的丢失，减缓机体的衰老过程。

（2）常参加适度的运动，如太极拳、爬山、散步、门球、游泳等，加强对关节、肌肉的锻炼，提高关节的运动功能。如果平时爱好运动量较大的球类运动，在身体状况允许的情况下也可适当参加。

（3）老年人可能要面临一些更繁重的家务劳动，应根据自己的实际情况合理安排。避免因突然用力而造成扭伤。

（二）调护

（1）平时不要做弯腰又用力的动作，急性发作期尽量卧床休息，疼痛期缓解后也要注意适当休息，不要过于劳累，以免加重疼痛。

（2）患者正确的站姿应该是两眼平视，下颌稍内收，胸部挺起，腰部平直，小腿微收，两腿直立。两只脚之间的距离约与骨盆宽度相同，这样整个骨盆就会向前倾，使身体重力均匀从脊柱、骨盆传向下肢，再到足底。

（3）坐到有靠背的椅子上时，应尽量将腰背紧贴椅背，以减少腰背部肌肉的疲劳感。整个脚掌着地，不要经常跷二郎腿，跷二郎腿会增加腰背部肌肉和韧带的持续负荷。坐着的时候还可以在背部垫上软枕，防止背部悬空。

（4）患者睡觉时要尽量平卧，对于减轻腰背部肌肉负荷很有好处。起床时不要采取仰卧起坐的方式直接坐起，而应该由平卧转变成侧卧，两腿屈起，移动到床下，再用肘部和手掌支撑缓慢坐起。

（5）加强腰背肌肉锻炼，因为强健的腰背肌肉对腰椎有维持和保护作用。游泳等都是锻炼腰背肌肉的好方法。

（6）日常生活中要养成良好的生活习惯，注意防寒保暖，保护腰部。

主要参考文献

［1］李丽，章文春. 中国传统康复技能［M］. 2版. 北京：人民卫生出版社，2018.

［2］刘延清，崔健君. 实用疼痛学［M］. 北京：人民卫生出版社，2016.

［3］恽晓平. 康复疗法评定学［M］. 2版. 北京：华夏出版社，2014.

［4］燕铁斌. 物理治疗学［M］. 3版. 北京：人民卫生出版社，2018.

［5］纪树荣. 运动疗法技术学［M］. 2版. 北京：华夏出版社，2011.

［6］余瑾. 中西医结合康复医学［M］. 北京：科学出版社，2017.

第五节　骨质疏松症

一、病因病机

（一）西医学认识

骨质疏松症（osteoporosis，OP）是一种以骨量降低和骨组织微结构破坏为特征，导致骨脆性增加，易于骨折的代谢性骨病。按病因可分为原发性和继发性两类。原发性骨质疏松症包括绝经后骨质疏松症（Ⅰ型）、老年骨质疏松症（Ⅱ型）和特发性骨质疏松症（青少年型）。绝经后骨质疏松症一般发生在女性绝经后5~10年内；老年骨质疏松症一般指70岁以后发生的骨质疏松；特发性骨质疏松症主要发生在青少年，病因尚未明。继发性OP的原发病因明确，常由内分泌代谢疾病（如性腺功能减退症、甲亢、甲旁亢、库欣综合征、1型糖尿病等）或全身性疾病引起。

（二）中医学认识

中医认为肾主骨、生髓藏精，为先天之本，肾精的盛衰对骨骼的生长代谢有密切关系。本病属于中医"痿证"范畴。

1.病因

本病多由先天禀赋不足、后天调养

失宜、久病失治、老年衰变、用药失当引发。

2. 病机

痿证病变部位在筋脉肌肉，但根底在于五脏虚损。肺主皮毛，脾主肌肉，肝主筋，肾主骨，心主血脉，五脏病变，皆能致痿，上述各种致病因素，耗伤五脏精气，致使精血津液亏损。而五脏受损，功能失调，生化乏源，又加重了精血津液的不足，筋脉肌肉因之失养而弛纵，不能束骨而利关节，以致肌肉软弱无力，消瘦枯萎，发为痿证。

二、临床诊断

（一）临床表现

1. 骨痛和肌无力

轻者无症状，仅在 X 线片或测量骨密度时被发现。较重患者常诉腰背疼痛、乏力或全身骨痛。骨痛通常为弥漫性，无固定部位，检查不能发现压痛区（点）。乏力常于劳累或活动后加重，负重能力下降或不能负重。

2. 骨折

常因轻微活动、创伤、弯腰、负重、挤压或摔倒后发生骨折。多发部位为脊柱、髋部和前臂，其他部位亦可发生，如肋骨、盆骨、肱骨，甚至锁骨、胸骨等。脊柱压缩性骨折多见于绝经后骨质疏松患者，可单发或多发，突出表现为身材缩短；有时出现突发性腰痛，卧床取被动体位。髋部骨折多在股骨颈部（股骨颈骨折），以老年性 OP 患

多见，通常于摔倒或挤压后发生。第一次骨折后，患者发生再次或反复骨折的概率明显增加。

3. 并发症

驼背和胸廓畸形者常伴胸闷、气短、呼吸困难，甚至发绀等表现。肺功能下降，极易并发上呼吸道和肺部感染。髋部骨折者常因感染、心血管病或慢性衰竭而死亡；长期卧床者骨折极难愈合。

（二）相关检查

1. 实验室检查

（1）血钙、磷和碱性磷酸酶　在原发性骨质疏松症中，血清钙、磷以及碱性磷酸酶水平通常是正常的，骨折后数月碱性磷酸酶水平可增高。

（2）血甲状旁腺激素　应检查甲状旁腺功能除外继发性骨质疏松症。原发性骨质疏松症者血甲状旁腺激素水平可正常或升高。

（3）骨更新的标记物　骨质疏松症患者部分血清学生化指标可以反映骨转换（包括骨形成和骨吸收）状态，这些生化测量指标包括骨特异的碱性磷酸酶（反应骨形成）、抗酒石酸酸性磷酸酶（反应骨吸收）、骨钙素（反应骨形成）、Ⅰ型原胶原肽（反应骨形成）、尿吡啶啉和脱氧吡啶啉（反应骨吸收）、Ⅰ型胶原的 N–C– 末端交联肽（反应骨吸收）。

（4）晨尿钙/肌酐比值　正常比值为 0.13 ± 0.01，尿钙排量过多则比值增

高，提示有骨吸收率增加可能。

2. 辅助检查

（1）X线片　X线可以发现骨折以及其他病变，如骨关节炎、椎间盘疾病以及脊椎前移。骨质减少（低骨密度）摄片时可见骨透亮度增加，骨小梁减少及其间隙增宽，横行骨小梁消失，骨结构模糊，但通常需在骨量下降30%以上才能观察到。大体上可见椎体双凹变形，椎体前缘塌陷呈楔形变，亦称压缩性骨折，常见于第11、12胸椎和第1、2腰椎。

（2）骨密度检测　骨密度检测是骨折的预测指标。测量骨密度，可以用来评估总体的骨折发生危险度；测量特定部位的骨密度可以预测局部骨折发生的危险性。

WHO建议根据骨密度测量值对骨质疏松症进行分级，规定正常健康成年人的骨密度测量值加减1个标准差（SD）为正常值，较正常值降低（1~2.5）SD为骨质减少；降低2.5SD以上为骨质疏松症；降低2.5SD以上并伴有脆性骨折为严重的骨质疏松症。

（三）诊断要点

1. 诊断线索

①绝经后或双侧卵巢切除后女性。②不明原因的慢性腰背疼痛。③身材变矮或脊椎畸形。④脆性骨折史或脆性骨折家族史。⑤存在多种OP危险因素，如高龄、吸烟、制动、低体重、长期卧床、服用糖皮质激素等。

2. 病史和体检

病史和体检是临床诊断的基本依据，但确诊有赖于X线片检查或骨质疏松测量值，并确定是低骨量［低于同性别峰值骨量的1个标准差（SD）以上但小于2.5SD］、OP（低于峰值骨量的2.5SD以上）或严重OP（OP伴一处或多处骨折）。OP性骨折的诊断主要根据年龄、外伤骨折史、临床表现以及影像学检查确立。正、侧位X线片（必要时可加特殊位置片）确定骨折的部位、类型、移位方向和程度；CT和MRI对椎体骨折和微细骨折有较大诊断价值；CT三维成像能清晰显示关节内或关节周围骨折；MRI对鉴别新鲜和陈旧性椎体骨折有较大意义。

3. 病因诊断

查找其病因，并对骨折概率作出预测。

4. 骨代谢转换率评价

一般根据骨代谢生化指标测定结果来判断骨转换状况。

三、鉴别诊断

（一）西医学鉴别诊断

1. 与血液系统疾病鉴别

血液系统肿瘤的骨损害有赖于血甲状旁腺激素、甲状旁腺激素相关蛋白（PTHrP）和肿瘤特异标志物测定等进行鉴别。

2. 与原发性或转移性骨肿瘤鉴别

转移性骨肿瘤（如肺癌、前列腺

癌、胃肠癌等）或原发性骨肿瘤（如多发性骨髓瘤、骨肉瘤和软骨肉瘤等）的早期表现可酷似OP。可借助骨扫描或MRI明确诊断。

3.结缔组织疾病

结缔组织疾病成骨不全的骨损害特征是骨脆性增加，多数是由于Ⅰ型胶原基因突变所致。临床表现依缺陷的类型和程度而异，轻者可仅表现为OP而无明显骨折，必要时可借助特殊影像学检查或Ⅰ型胶原基因突变分析予以鉴别。

（二）中医学鉴别诊断

1.与偏枯鉴别

偏枯亦称半身不遂，是中风症状，病见一侧上下肢偏废不用，常伴有口眼㖞斜，久则患肢肌肉枯瘦，其瘫痪是由于中风而致，二者临床不难鉴别。

2.与痹证鉴别

痹证后期，由于肢体关节疼痛，不能运动，肢体长期废用，亦有类似痿证之瘦削枯萎者。但痿证肢体关节一般不痛，痹证则均有疼痛，其病因病机、治法也不相同，应予鉴别。

四、辨证论治

1.肺热津伤型

临床证候：发病急，病起发热，或热后突然出现肢体软弱无力，可较快发生肌肉瘦削，皮肤干燥，心烦口渴，咳呛少痰，咽干不利，小便黄赤或热痛，大便干燥。舌质红，苔黄，脉细数。

治法：清热润燥，养阴生津。

方药：清燥救肺汤加减。北沙参、西洋参、麦冬、生甘草、阿胶、胡麻仁、生石膏、桑叶、苦杏仁、炙枇杷叶。

加减：身热未退，高热，口渴有汗，可重用生石膏，加金银花、连翘、知母以清气分之热，解毒祛邪；咳嗽痰多，加瓜蒌、桑白皮、川贝母宣肺清热化痰；咳嗽少痰，咽喉干燥，加桑白皮、天花粉、芦根以润肺清热。身热已退，兼见食欲减退、口干咽干较甚，此胃阴亦伤，宜用益胃汤加石斛、薏苡仁、山药、麦芽。

2.湿热浸淫型

临床证候：起病较缓，逐渐出现肢体困重，痿软无力，尤以下肢或两足痿弱为甚，兼见微肿，手足麻木，扪及微热，喜凉恶热，或有发热，胸脘痞闷，小便赤涩热痛。舌质红，舌苔黄腻，脉濡数或滑数。

治法：清热利湿，通利经脉。

方药：加味二妙散加减。苍术、黄柏、萆薢、防己、薏苡仁、蚕沙、木瓜、牛膝、龟甲。

加减：湿邪偏盛，胸脘痞闷，肢重且肿，加厚朴、茯苓、枳壳、陈皮以理气化湿；夏令季节，加藿香、佩兰芳香化浊，健脾祛湿；热邪偏盛，身热肢重，小便赤涩热痛，加忍冬藤、连翘、蒲公英、赤小豆清热解毒利湿；湿热伤阴，兼见两足焮热，心烦口干，舌质红或中剥，脉细数，可去苍术，重用龟甲，加玄参、山药、生地；若病史较久，兼有瘀血阻滞者，肌肉顽痹不仁，关节活动不利或有痛感，舌质紫暗，脉涩，加丹参、鸡血藤、赤芍、当归、桃仁。

3. 脾胃虚弱型

临床证候：起病缓慢，肢体软弱无力逐渐加重，神疲肢倦，肌肉萎缩，少气懒言，纳呆便溏，面色白或萎黄无华，面浮肿。舌淡苔薄白，脉细弱。

治法：补中益气，健脾升清。

方药：参苓白术散合补中益气汤加减。人参、白术、山药、扁豆、莲肉、甘草、大枣、黄芪、当归、薏苡仁、茯苓、砂仁、陈皮、升麻、柴胡、神曲。

加减：脾胃虚者，易兼夹食积不运，当健脾助运，导其食滞，酌佐谷芽、麦芽、山楂、神曲；气血虚甚者，重用黄芪、党参、当归，加阿胶；气血不足兼有血瘀，唇舌紫暗，脉兼涩象者，加丹参、川芎、川牛膝；肥人痰多或脾虚湿盛，可用六君子汤加减。

4. 肝肾亏损型

临床证候：起病缓慢，渐见肢体痿软无力，尤以下肢明显，腰膝酸软，不能久立，甚至步履全废，腿胫大肉渐脱，或伴有眩晕耳鸣，舌咽干燥，遗精或遗尿，或妇女月经不调。舌红少苔，脉细数。

治法：补益肝肾，滋阴清热。

方药：虎潜丸加减。虎骨（用狗骨代）、牛膝、熟地、龟甲、知母、黄柏、锁阳、当归、白芍药、陈皮、干姜。

加减：病久阴损及阳，阴阳两虚，兼有神疲，怯寒怕冷，阳痿早泄，尿频而清，妇女月经不调，脉沉细无力，不可过用寒凉以伐生气，去黄柏、知母，加淫羊藿、鹿角霜、紫河车、附子、肉桂，或服用鹿角胶丸、加味四斤丸；若症见面色无华或萎黄，头昏心悸，加黄芪、党参、首乌、龙眼肉、当归以补气养血；腰脊酸软，加续断、补骨脂、狗脊补肾壮腰；热甚者，可去锁阳、干姜，或服用六味地黄丸加牛骨髓、鹿角胶、枸杞子滋阴补肾，以祛虚火；阳虚畏寒，脉沉弱，加右归丸加减。

5. 脉络瘀阻型

临床证候：久病体虚，四肢痿弱，肌肉瘦削，手足麻木不仁，四肢青筋显露，可伴有肌肉活动时隐痛不适。舌痿不能伸缩，舌质暗淡或有瘀点、瘀斑，脉细涩。

治法：益气养营，活血行瘀。

方药：圣愈汤合补阳还五汤加减。人参、黄芪、当归、川芎、熟地、白芍、川牛膝、地龙、桃仁、红花、鸡血藤。

加减：手足麻木，舌苔厚腻者，加橘络、木瓜；下肢痿软无力，加杜仲、锁阳、桑寄生；若见肌肤甲错，形体消瘦，手足痿弱，为瘀血久留，可用圣愈汤送服大黄䗪虫丸，补虚活血，以丸图缓。

五、康复治疗

（一）康复评定

1. 骨量和骨质量的评定

骨量是诊断骨质疏松的重要指标，也是影响骨折发生率的重要指标。目前广为使用的评定方法是双能 X 线检查。

2. 疼痛评定

疼痛是骨质疏松症患者常见的临床症状之一，也是患者就诊的重要原因。腰背部疼痛是骨质疏松症患者常诉说的症状。疼痛的评定主要集中于以下几方面：①损伤或潜在损伤的程度。②患者的主观主诉。③疼痛的反应及影响，包括行为上的表现，如疼痛步态、呻吟等；病理学上的表现，如微循环状况、疼痛相关物质测量等。对于疼痛的描述是临床经常采用的方法，包括疼痛的强度；疼痛的特点；疼痛的影响，包括行为和情感的影响；影响疼痛的因素；疼痛的时间；疼痛的部位等。由于疼痛是骨质疏松症患者的主要症状之一，也是限制其功能活动的重要因素，所以对骨质疏松症患者进行适当的疼痛评定，对于疼痛干预和评价骨质疏松症疗效，制订康复目标和康复计划有重要意义。

3. 骨折评定

骨折是骨质疏松症患者最常见的临床表现之一。骨折的评定主要涉及骨折的部位、程度及骨折的影响，包括疼痛、运动功能、生存质量的影响等。由此可以获知患者骨折的稳定程度，是否需要固定，能否承受运动产生的应力，运动对于骨折是否有益。

4. 功能评定

对功能的评估是骨质疏松症康复重要的、必不可少的内容。由于疼痛、骨折及心理因素、环境因素导致的功能障碍都是研究的对象。针对各个方面的功能问题，均已有较为统一的量表和标准。如 Barthel 指数评定法、功能独立性评价量表（functional independence measure，FIM），以及评估情绪的量表，如汉密尔顿焦虑抑郁量表等。

5. 生存质量评定

提高生存质量是康复工作的最终目标之一。生存质量的评定是骨质疏松症患者康复过程中的一个重要方面。

（二）西医康复治疗

1. 治疗原则

（1）增强肌力，改善平衡功能。

（2）增加钙的摄入量，促进钙的吸收。

（3）抑制骨吸收，促进骨形成。

2. 治疗方法

（1）运动治疗　运动治疗不仅是骨矿化和骨形成的基本条件，而且能促进性激素分泌，改善骨皮质血流量，阻止骨量丢失，促进钙的吸收和骨形成。

1）运动方式：只要骨骼肌受到足够的拉力和张力，就是有效的运动。但不同的运动方式会对不同部位的骨骼产生影响，因此选择运动方式时应遵循的原则：全身整体运动与局部运动相结合，循序渐进，运动量从小到大。不同人群应选择不同的运动项目。大负重、有爆发力的运动对骨骼的应力刺激大于有氧运动，因此，这些运动方式在维持和提高骨密度上有优势，但单纯采用此种方式会对患者循环系统不利。在身体功能允许的条件下，可以适当采用大负荷、爆发性训练方式。如跑步时，可采用负重跑或快速跑；利用综合训练器健身时，可采用中、大负荷或爆发性运动形式。但是中老年人应以全身有氧运动为主，如行走、慢跑、登山、中老年健美操、太极拳、广播操、登楼梯、游泳、骑自行车、网球、羽毛球等，也可做跳跃、短跑等专项肌力训练。

2）运动项目：各项运动对骨密度的增加都有部位特异性，这些部位是参与活动的工作肌及其附着骨，因此，选择运动项目要有目的性，如蹬楼梯可预防股骨和髋部 OP 造成的骨折，体操训练可预防腰椎 OP 所造成的骨折，渐进抗阻练习是促进 OP 逐渐恢复的重要方法。

3）运动量：①运动强度：在一定范围内，运动强度越大，对骨的应力刺激也越大，也越有利于骨密度的维持和提高。②运动时间：没有统一的时间标准。但对一般有氧运动来说，运动强度大，时间可短一些；运动强度小，时间可稍长一些。③锻炼频率：以次日不感疲劳为度。一般每周 3~5 次为宜。④锻炼的阶段性问题：坚持长期有计划、有规律的运动，建立良好的生活习惯，对

延缓骨质流失有一定的作用。

（2）物理疗法

①脉冲电磁场疗法：人体骨骼是一个生物场，通过外界低频脉冲电磁场刺激可改变人体的生物静电，改善生物场，加速骨组织的生长，提高全身骨密度，治疗骨质疏松。20Hz、5~10mT 治疗可增加骨密度、降低骨质疏松症患者骨折的发生率，促进骨折愈合。

②紫外线疗法：正常人所需的维生素 D 主要来源于 7- 脱氢胆固醇的转变。在肝脏和皮肤的生发层内合成的 7- 脱氢胆固醇在紫外线的作用下可转化为维生素 D_3。采用无红斑量紫外线全身照射或经常接受阳光照射，可预防及治疗骨质疏松症。

③直流电钙离子导入疗法：2%~5% 氯化钠，采用全身法直流电钙离子导入，可以补充骨骼钙量。

（3）药物治疗

1）激素替代疗法：激素替代疗法被认为是治疗绝经后妇女骨质疏松症的最佳选择，也是最有效的治疗方法，存在的问题是激素替代疗法可能带来其他系统的不良反应。①雌激素：雌二醇，建议绝经后即开始服用，在耐受的情况下终身服用。按周期服用，即连用 3 周，停用 1 周。过敏、乳腺癌、血栓性静脉炎及诊断不清的阴道出血禁用。此外，炔雌醇和炔诺酮属于孕激素，用来治疗中重度的与绝经期有关的血管舒缩症状。②雄激素：研究表明，对性激素严重缺乏所致的骨质疏松症男

性患者，给予睾酮替代治疗能增加脊柱的骨密度，但对髋骨似乎无效，因此雄激素可视为一种抗骨吸收药。睾酮，肌内注射，每2~4周1次，可用于治疗性腺功能减退的骨密度下降患者。肾功能受损以及老年患者慎用睾酮，以免增加前列腺增生的危险；睾酮可以增加亚临床的前列腺癌的生长，故用药需监测前列腺特异抗原（PSA）；还需监测肝功能、血常规以及胆固醇；如出现水肿以及黄疸应停药。用药期间应保证钙和维生素D的供应。另有外用睾酮可供选择。

2）选择性雌激素受体调节剂（SERMs）：该类药物在某些器官具有弱的雌激素样作用，而在另一些器官可起到雌激素的拮抗作用。SERMs除能防止骨质疏松，还能减少心血管疾病、乳腺癌和子宫内膜癌的发生率。这类药物有雷洛昔芬，是一种人工合成的非类固醇类苯并噻吩衍生物，能抑制骨吸收、增加脊柱和髋部的骨密度，能使椎体骨折的危险性下降40%~50%，但疗效较雌激素差。绝经前妇女禁用。

3）双磷酸盐类：双磷酸盐类能特异性抑制破骨细胞介导的骨吸收并增加骨密度，具体机制仍未完全清楚，考虑与调节破骨细胞的功能以及活性有关。禁用于孕妇以及计划怀孕的妇女。

4）降钙素：降钙素是一种肽类激素，可以快速抑制破骨细胞活性，缓慢减少破骨细胞的数量，具有止痛、增加活动功能和改善钙平衡的功能，对于骨折的患者具有止痛作用，适用于双磷酸盐类和雌激素有禁忌证或不能耐受的患者。国内常用的制剂有降钙素和依降钙素。降钙素有肠道外给药和鼻内给药2种方式，胃肠外给药的作用时间可持续达20个月。

5）维生素D和钙：维生素D及其代谢产物可以促进小肠钙的吸收和骨的矿化，活性维生素D可以促进骨形成，增加骨钙素的生成和碱性磷酸酶的活性。服用活性维生素D较单纯服用钙剂更能降低骨质疏松症患者椎体和椎体外骨折的发生率。另有维生素D和钙的联合制剂可供选择，治疗效果比较可靠。

接受治疗的骨质减少和骨质疏松症的患者，建议每1~2年复查一次骨密度。如检测骨的更新指标很高，药物应减量。如患者确诊的其他疾病会导致骨质疏松，或使用明确会导致骨质疏松的药物，建议同时给予钙、维生素D以及双磷酸盐。

（三）中医康复治疗

1. 针刺疗法

（1）背俞穴针刺　补肾健脾法针刺背部俞穴治疗原发性骨质疏松症。取脾俞、胃俞、肾俞、气海俞，待患者呼气时将针缓慢刺入，得气后行重插轻提手法，而后留针30分钟，其间行针1次，出针时令患者吸气，将针疾速提至皮下，出针后按压针孔。隔日1次，3个月为1个疗程。

（2）督脉穴针刺　选取百会、大椎、至阳、腰阳关、命门，配穴为关元、气海、肾俞、脾俞、悬钟、太溪、足三里、三阴交、上巨虚，每次治疗时主穴均取，酌加4~6个配穴。针刺得起后留针40分钟，间隔10分钟行针1次，以补法为主。留针时用艾条温和灸2~3穴，每穴灸15分钟，以局部皮肤温热潮红为度。

（3）温针灸　取大杼、膈俞、肝俞、肾俞、脾俞、命门、足三里、绝骨、阳陵泉、太溪、关元穴。每次选3~4个主穴，7个配穴，快速进针，缓慢捻转得气后，将3cm长的艾段头朝下套入主穴针柄点燃。艾段下方垫薄纸皮，以防烫伤。每次起针均以皮肤潮红微痛为宜，每日1次，7次为1个疗程。治疗5个疗程。

（4）组方针灸　补肾穴与健脾穴配合：取关元、太溪、肾俞，配合足三里、三阴交、脾俞穴，患者呼气时将针缓慢刺入，得气后行重插轻提手法1分钟，而后留针30分钟，其间行针1次，出针时嘱患者吸气，出针后揉按针孔。

2. 推拿疗法

中医认为骨质疏松症是肝肾不足的表现之一，所以推拿疗法从补益肝肾着手，是防治老年骨质疏松症常用方法之一。

选穴：肺俞、心俞、肝俞、脾俞、肾俞、关元、合谷、内关、曲池、肩井、风池、涌泉、太溪、太冲、足三里、上巨虚、下巨虚、三阴交等。

推拿方法：

（1）掌摩关元5~10分钟。

（2）点按肺俞、心俞、肝俞、脾俞、肾俞各50~100次。

（3）拿捏关元、合谷、内关、曲池、肩井、风池、太溪、太冲、足三里、上巨虚、下巨虚、三阴交各5~10次。

（4）虚掌拍击全身1~2遍。

（5）缓慢伸屈活动各关节3~5次。

（6）擦涌泉100~200次。

每日1次，手法不要过重。

六、预防调护

（一）三级预防措施

骨质疏松症给患者生活带来极大不便和痛苦，治疗收效很慢，一旦骨折又可危及生命，因此，要特别强调落实三级预防。

1. 一级预防

应从儿童、青少年做起，如注意合理膳食营养，多食用含钙、磷高的食品，如鱼、虾、牛奶、乳制品、骨头汤、鸡蛋、豆类、杂粮、绿叶蔬菜等。坚持科学的生活方式，如坚持体育锻炼，多接受日光浴，不吸烟、不饮酒，少喝咖啡、浓茶及含碳酸饮料，少吃糖及食盐，动物蛋白也不宜过多，晚婚、少育，哺乳期不宜过长，尽可能保存体内钙质，丰富钙库，将骨峰值提高到最大值，这是预防生命后期骨质疏松症的最佳措施。对有遗传基因的高危人群，重点随访，早期防治。

2.二级预防

人到中年，尤其妇女绝经后，骨丢失量加速。此时期应每年进行一次骨密度检查，对快速骨量减少的人群，应及早采取防治对策。有学者主张在妇女绝经后3年内即开始长期雌激素替代治疗，同时坚持长期预防性补钙，以安全、有效地预防骨质疏松。

3.三级预防

对退行性骨质疏松症患者应积极进行抑制骨吸收（雌激素、CT、Ca），促进骨形成（活性维生素D）的药物治疗，还应加强防摔倒等措施。对中老年骨折患者应积极手术，实行坚强内固定，早期活动，给予理疗、补钙，遏制骨丢失，提高免疫功能及整体功能恢复等综合治疗。

（二）饮食调养

（1）多摄入牛奶及奶制品、鱼虾、芝麻、豆制品、紫菜、海带、新鲜蔬菜等高钙食物。

（2）多摄入富含钙质及维生素D的食物。以强化骨骼，促进钙质的吸收。如花椰菜、栗子、蛤、深绿色蔬菜、燕麦、芝麻、虾、含骨沙丁鱼、黄豆及小麦胚芽等。富含类黄酮的黄豆制品对于围绝经期妇女特别有益，具有预防骨质流失的作用。

（3）多食用蒜头及洋葱，因为它们含硫，能强化骨骼。

（4）控制芦笋、甜菜及菠菜等含草酸丰富的食物的摄入量，因为草酸会抑制人体对钙质的吸收。

（5）避免摄取发酵食品，因为酵母的磷含量很高，摄入后会与钙竞争性吸收。

（6）避免过量饮用咖啡及碳酸饮料，以免提高患病概率。

（三）运动锻炼

1.运动处方

（1）有骨质疏松危险者

频率：每周3~5天的承重有氧训练（网球、登楼梯、步行、间歇性慢跑）和每周2~3天的抗阻训练（举重）。强度：从中等（60%~80%的最大力量，8~12次重复的抗阻训练）增加到大强度（80%~90%的最大力量，5~6次重复的抗阻训练）。时间：每天30~60分钟，结合承重有氧训练和抗阻活动。

（2）有骨质疏松者

频率：每周3~5天的承重有氧训练（网球、登楼梯、步行、间歇性慢跑）和每周2~3天的抗阻训练（举重）。强度：一般采用中等强度（40%~60%的最大力量）的承重有氧训练（登楼梯、步行，其他可耐受的方式）、中等强度（60%~80%的最大力量，8~12次的抗阻训练）的抗阻训练。时间：每天30~60分钟，结合承重有氧训练和抗阻活动。

2.训练方式

（1）承重的有氧训练

①踏步运动和步行：研究证明，骨骼纵向的压力对于减少骨钙的丢失最为

重要，因此运动疗法的设计首先要在纵向为骨骼加压力。也就是说，外界压力的传导方向与骨骼的轴线一致。例如，下肢的骨骼一般与地面垂直，因此运动产生的力量传导方向最好也与地面垂直，这样疗效最佳。根据此原理，原地做踏步运动和步行运动是骨质疏松症最好的治疗方法。因为无论是原地踏步还是步行前进，身体的受力都与地面垂直并沿下肢骨骼传导。由于下肢骨骼受到来自垂直方向力量的刺激，可以缓解骨质疏松症的骨丢失。踏步和行走的时间，以及是否可在负重条件下运动应当根据患者身体状况等因素确定，不强求一致。

②跳跃运动：跳跃时，人的体重沿脊柱及双下肢向下传导，使骨骼上受力，有利于预防和治疗骨质疏松症。跳跃的时间及运动强度应根据患者的实际情况确定，不能强求一致。对于身体状况相对较差的患者，跳跃时可以扶墙、扶家具、扶树木等，防止摔倒。

③踮足运动：踮足运动有利于脊柱和下肢骨骼上压力的增加，有利于减少骨钙的丢失，尤其对骨质疏松症造成脊柱弯曲（俗称驼背畸形）的老年患者，通过踮足运动，可以增加脊椎椎体上骨小梁的密度，加强腰背部肌肉的力量，起到稳定脊柱，较少椎体变形的作用。患者站立位（必要时可以扶墙、扶树等，以稳定身体），深吸气后，慢慢将足跟抬起，用足前掌支撑于地面，维持3~5秒钟后放下足跟并呼气，反复进行

10~30 次。经过上述练习可逐渐增加踮足的频率和维持时间。在此基础上还可以双手提起数公斤的重物做踮足运动，每日 1~3 次。

④登高：在上述锻炼的基础上，如果患者身体允许，可以逐步过渡到登高运动。登高运动的目的与上述其他运动的目的相同，都是增加脊柱和双下肢骨骼上的压力或负荷，减少骨钙的丢失。登高运动的方式有登楼梯、登山及利用人造阶梯器械进行运动等方式，患者可以灵活掌握。

⑤上肢屈伸运动（手可握重物）：除了注意脊柱和下肢骨骼的受力外，上肢骨骼的受力状况也很重要。人们可以用各种方式活动上肢，例如做肩关节、肘关节、腕关节的屈、伸、旋转等运动，也可以手握一些重物进行运动。

七、研究进展

随着现代科技的发展，通过提取中药有效成分而达到治疗作用，很多传统的补肾强筋中药如骨破碎等，在防治骨质疏松中有明显效果。常用于骨质疏松的中药有没药、乳香、牛膝、莪术、鸡血藤、狗脊、杜仲、骨碎补、续断、菟丝子、淫羊藿、仙茅、山茱萸、何首乌、熟地、黄精等。白术、黄芪等可以健脾胃，改善钙的吸收；巴戟天能升高患者的雌激素，雌激素可以改善骨疏松状态；淫羊藿可以促进患者成骨细胞的功能，尤其促进钙化骨的形成，改善骨质疏松症的病理形态学改变；骨碎补可

以增高患者血液中的磷、钙含量，改善骨质量，维持骨微结构的完整度。

实验研究及临床研究证明，中药治疗骨质疏松症疗效可靠、作用全面、副作用小，更能从整体上把握，具有西药不具有的优势特点。通过中药辨证施治，能迅速有效地改善患者的临床症状，长期使用中药治疗，在预防骨密度及骨矿含量流失，提高骨密度方面，疗效是肯定的。在防治骨质疏松症的基础研究中，采用现代医学研究手段来探索骨质疏松症的中医发病和治疗机制，寻求更为有效的中药治疗，取得不少成果。但是，目前还存在一些值得注意的问题。中药防治骨质疏松的基础研究中，广泛应用了现代医学的一些先进手段，探讨了其作用机制，对单味中药抗骨质疏松的研究，主要集中在其含有的类雌激素化合物以及对成骨、破骨细胞的作用。而中医临床上治疗骨质疏松多从补肾着手，配合健脾行气和活血化瘀，辨证施治，改善患者的临床症状，因此对方剂整体作用效果的研究应有所加强。

主要参考文献

［1］恽晓平. 康复疗法评定学［M］. 2 版. 北京：华夏出版社，2014.

［2］燕铁斌. 物理治疗学［M］. 3 版. 北京：人民卫生出版社，2018.

［3］纪树荣. 运动疗法技术学［M］. 2 版. 北京：华夏出版，2011.

［4］余瑾. 中西医结合康复医学［M］. 北京：科学出版社，2017.

第七章　其他疾病的康复

第一节　风湿性疾病

风湿性疾病是泛指影响骨、关节及其周围软组织，如肌肉、滑囊、肌腱、筋膜、神经等的一组疾病。包括各种关节炎在内的弥漫性结缔组织病，是风湿病的重要组成部分，但风湿病不只限于弥漫性结缔组织病。

风湿性疾病根据其发病机制、病理及临床特点被分为十大类近 200 种疾病。风湿性疾病是一类常见病，但其中有些疾病相对少见。据我国不同地区流行病学的调查：类风湿关节炎（RA）患病率为 0.32%~0.36%，强直性脊柱炎（AS）约为 0.25%，系统性红斑狼疮（SLE）约为 0.07%，原发性干燥综合征（pSS）约为 0.3%，骨关节炎（OA）在 50 岁以上者可达 50%，痛风性关节炎也日益增多。

一、病因病机

（一）西医学认识

风湿病的病理改变有炎症性反应及非炎症性病变，不同的疾病其病变出现在不同靶组织（受损最突出的部位）。

（二）中医学认识

中医认为风湿病是由于人体营卫气血失和，风、寒、湿、热等邪气侵袭肌肤经络筋骨经脉，邪正相搏，气血痹阻，出现的以肢体关节疼痛、肿胀、麻木、僵直及功能障碍等症状为特征，严重时累及脏腑功能失调的一类疾病，属于中医"痹证"范畴。

1. 病因

（1）外因

①感受风寒湿邪：久居潮湿之地、严寒冻伤、贪凉露宿、睡卧当风、暴雨浇淋、水中作业或汗出入水等，外邪注于肌腠经络，滞留于关节筋骨，导致气血痹阻而发为风寒湿痹。由于感受风寒湿邪各有所偏盛，而有行痹、痛痹、着痹之别。若素体阳气偏盛，内有蓄热，复感风寒湿邪，可从阳化热；或风寒湿痹经久不愈，亦可蕴而化热。

②感受风湿热邪：久居炎热潮湿之地，外感风湿热邪，袭于肌腠，壅于经络，痹阻气血经脉，滞留于关节筋骨，发为风湿热痹。

（2）内因

①劳逸不当：劳欲过度，将息失宜，精气亏损，卫外不固；或激烈活动后体力下降，防御功能降低，汗出肌疏，外邪乘袭。

②久病体虚：老年体虚，肝肾不足，肢体筋脉失养；或病后、产后气血不足，腠理空疏，外邪乘虚而入。如

《济生方·痹》所云："皆因体虚，腠理空疏，受风寒湿气而成痹也"。

2. 病机

风、寒、湿、热、痰、瘀等邪气滞留肢体筋脉、关节、肌肉，经络痹阻不通，是痹证的基本病机。患者平素体虚，阳气不足，卫外不固，腠理空虚，易为风、寒、湿、热之邪乘虚侵袭，痹阻筋脉、肌肉、骨节，而致营卫行涩，经络不通，发生疼痛、肿胀、酸楚、麻木，或肢体活动欠利。外邪侵袭机体，可因人的禀赋不同而有寒热转化。素体阳气偏盛，内有蓄热者，感受风寒湿邪，易从阳化热，而成为风湿热痹。阳气虚衰者，寒自内生，复感风寒湿邪，从阴化寒，而成为风寒湿痹。

病初以邪实为主，邪在经脉，累及筋骨、肌肉、关节。邪痹经脉，脉络阻滞，影响气血津液运行输布，血滞为瘀，津停为痰，痰浊瘀血在疾病的发展过程中起着重要作用。痹病日久，耗伤气血，损及肝肾，病理性质虚实相兼；部分患者肝肾气血大伤，而筋骨肌肉疼痛酸楚症状较轻，呈现以正虚为主的虚痹。

二、临床诊断

（一）临床表现

（1）风湿病大多有关节病变和症状，可高达 70%~80%，约 50% 仅有疼痛，重则红、肿、热、痛及功能受损等全面炎症表现；多为多关节受累，侵及

关节大小视病种而有不同。

（2）异质性，即同一疾病存在不同亚型，由于遗传背景、发病原因不同，机制也各异，因而临床表现的类型、症状、轻重及治疗反应也不尽相同。

（3）风湿病多是侵犯多系统的疾病，许多疾病的病理多有重叠，症状相似。

（4）血清内出现多种抗体及免疫复合物（CIC），并可沉积于组织（皮肤、滑膜）或器官（肾、肝）内致病。

（5）雷诺现象常出现于本类疾病，如系统性红斑狼疮、混合性结缔组织病。

（二）相关检查

1. 一般检查

一般检查对风湿病的确诊很有帮助，血常规、尿液、肝肾功能检查是必需的，其有助于病情分析，如溶血性贫血、血小板减少、白细胞数量变化、蛋白尿都可能与结缔组织病有关，而肝、肾功能又能对用药后可能出现的损害进行预判和预防。

2. 特异性检查

包括关节液、血清自身抗体和补体水平。

（1）关节镜和关节液检查　关节镜是通过直视来观察关节腔表层结构的变化，目前多应用于膝关节。本检查对关节病的诊治和研究均有一定作用，在某些情况下，直视下可以鉴别关节病的性质，活检的组织标本病理检查对疾病的

诊断也有重要作用。关节液检查主要是鉴别炎症性或非炎症性的关节病变，以及导致炎症性反应的可能原因，如尿酸盐结晶、焦磷酸盐结晶和细菌的存在。因此所有抽得的关节液都要做白细胞的分类与计数：非炎症性关节液的白细胞总数往往 < $2000 \times 10^6/L$，中性粒细胞不高。炎症性关节液的白细胞总数高达 $20000 \times 10^6/L$ 以上，中性粒细胞达 70% 以上；化脓性关节液不仅外观呈脓性且白细胞总数更高。

（2）自身抗体的检测对风湿病的诊断和鉴别诊断，尤其是结缔组织病的早期诊断至为重要。应用于风湿病学的自身抗体检查主要有如下几种。

①抗核抗体（ANAs）：是抗细胞核内成分的抗体。根据细胞核内各种成分的理化特性和分布部位及其临床意义，将 ANAs 分成抗 DNA、抗组蛋白、抗非组蛋白和抗核仁抗体四大类。ANAs 阳性的患者要考虑结缔组织病的可能性，但应多次或多个实验室检查证实为阳性。此外，正常老年人或其他非结缔组织病患者，血清中可能存在低滴度的 ANAs。因此，绝不能只满足于 ANAs 阳性就进行诊断，而应对阳性标本进行稀释度测定。

②类风湿因子（RF）：见于 RA、pSS、SLE、SSc 等，但亦见于急性病毒性感染如单核细胞增多症、肝炎、流行性感冒等，寄生虫感染如疟疾、血吸虫病等，慢性感染如结核病、亚急性细菌性心内膜炎等，某些肿瘤以及约 5% 的正常人群。因此 RF 的特异性较差，对 RA 诊断有局限性，但在诊断明确的 RA 中，RF 滴度可判断其活动性。

③抗中性粒细胞胞浆抗体（ANCA）：对血管炎症尤其是韦格纳肉芽肿的诊断和活动性判定有帮助。中性粒细胞胞浆内含有多种抗原成分，其中以丝氨酸蛋白酶 –3（PR3）和髓过氧化物酶（MPO）与血管炎症密切相关。

④抗磷脂抗体：目前临床应用的抗磷脂抗体包括抗心磷脂抗体、狼疮抗凝物等。该抗体与血小板减少、动静脉血栓、习惯性自发性流产有关。

（3）补体测定　血清总补体（CH50）、C3 和 C4 有助于对 SLE 和血管炎的诊断、活动性和治疗后疗效反应的判定。CH50 的降低可因免疫反应或遗传性个别补体成分缺乏或低下导致，在 SLE 时 CH50 的降低往往伴有 C3 或 C4 的低下。

（4）病理活组织检查　病理活组织检查对诊断有决定性意义，并有指导治疗的作用。

3. 影像学检查

影像学是风湿病一个重要的辅助检测手段，有助于各种关节、脊柱病的诊断、鉴别诊断、疾病分期、药物疗效的判断等。

（1）X 线平片　是骨和关节检查的最常用影像学技术。其缺点是不易发现较小的关节破坏病灶，对关节周围软组织病变除肿胀和钙化点外很难发现其他改变，因此 X 线平片对早期的关节炎不敏感。

（2）电子计算机体层显像（CT）用于检测有多层组织重叠的病变部位，如骶髂关节、股骨头、胸锁关节、椎间盘等，其敏感度较X线平片高。脑CT亦用于SLE的中枢神经病变的诊断，高分辨率肺CT则可发现合并于结缔组织病早期尚可治疗的肺间质病变和较晚期的肺间质纤维化。多排螺旋CT也可用于对大动脉炎的血管进行检查。

（3）磁共振显像（MRI）对脑病、脊髓炎、关节炎、骨坏死、软组织脓肿、肌肉外伤、肌炎急性期的诊断均有帮助。

（4）血管造影 对疑有血管炎病者有帮助，在结节性多动脉炎、大动脉炎时血管造影可以明确诊断和病变范围。但它属创伤性检查，故临床应用有一定限制性。

（三）诊断要点

因风湿病多种多样，应详细采集病史，除个人史外，包括家族史；进行全面体检，特别要注意关节症状、皮肤和黏膜病变，有无雷诺现象、血管炎病变等。

1. 类风湿关节炎

目前类风湿关节炎（RA）的诊断仍沿用美国风湿病学会1987年修订的分类标准：①关节内或周围晨僵持续至少1小时。②至少同时有3个关节区软组织肿或积液。③腕、掌指、近端指间关节区中，至少1个关节区肿胀。④对

称性关节炎。⑤有类风湿结节。⑥血清RF阳性（所用方法正常人群中不超过5%阳性）。⑦X线片改变（至少有骨质疏松和关节间隙狭窄）。符合以上7项中4项者可诊断为RA（第1~4项病程至少持续6周）。

2. 系统性红斑狼疮

系统性红斑狼疮（SLE）的诊断主要依靠临床表现、实验室检查、组织病理学和影像学检查。1997年美国风湿病协会（ACR）修订的SLE分类标准中，明确将血液学异常、免疫学异常和自身抗体阳性等实验室检查列入了诊断标准。SLE的相关实验室检查项目，对SLE的诊断、鉴别诊断和判断活动性与复发都有重要的意义。

3. 强直性脊柱炎

（1）临床表现 ①腰和（或）脊柱、腹股沟、臀部或下肢酸痛不适，或不对称性外周关节炎，尤其是下肢的关节炎，症状持续≥6周。②夜间痛或晨僵明显。③活动后缓解。④足跟痛或其他肌腱附着点疼痛。⑤虹膜睫状体炎。⑥现症或既往史：AS家族史或HLA-B27阳性；非甾体抗炎药（NSAIDs）能迅速缓解症状。

（2）影像学或病理学检查 ①影像学检查：双侧X线示骶髂关节炎≥Ⅲ期。双侧CT骶髂关节炎≥Ⅱ期。CT骶髂关节炎不足Ⅱ级者，可行MRI检查。②病理学检查：骶髂关节病理学检查显示炎症者。

（3）诊断要点 符合临床标准第1

项及其他各项中的 3 项，以及影像学、病理学标准之任何一项者，可诊断 AS。

4.关节炎

根据慢性病史、临床表现和 X 线所见，诊断比较容易。必要时可做关节滑液检查，以证实诊断。X 线改变不能说明是原发性骨关节病，应从病史中明确病损是原发性或继发性。

5.系统性硬化病

（1）主要指标 近端硬皮病：对称性手指及掌指或跖趾近端皮肤增厚、紧硬，不易提起。类似皮肤改变同时累及肢体、颜面、颈部和躯干。

（2）次要指标

①指端硬化：硬皮改变仅限于手指。

②指端凹陷性瘢痕或指垫变薄：由于缺血指端有下陷区，指垫组织丧失。

③双肺底纤维化：标准 X 线胸片示双下肺出现网状条索、结节、密度增加，亦可呈弥漫斑点状或蜂窝状，并已确定不是由原发于肺部的疾病所致。

具备上述主要指标或 ≥ 2 个次要指标者，可诊断为系统性硬化病，再根据皮损分布和其他临床特点，进一步分为弥漫型、局限型或 CREST 综合征。

三、鉴别诊断

（一）西医学鉴别诊断

与大骨节病鉴别

大骨节病是在儿童发育期，以关节软骨、骺软骨和骺板软骨变性坏死为基本病变的骨病，呈地域性分布。大骨节病疼痛的出现随着病情变化而有所不同。病情重，疼痛相应增多。疼痛症状的出现多数伴有手指末节弯曲，手指歪斜。疼痛常为对称性、多关节，尤其是膝踝关节。早期患者临床表现不重，影响患儿活动时 X 线所见已很严重，全身各关节都有不同程度的关节退行性病变及继发性增生改变。这种改变为多发、对称而不均衡的，特别是跟骨缩短，是大骨节病的重要诊断依据。

（二）中医学鉴别诊断

与痿证鉴别

痿证是由风、寒、湿、热之邪流注肌腠经络，痹阻筋脉关节而致。鉴别要点首先在于痛与不痛，痹证以关节疼痛为主，而痿证则为肢体力弱，无疼痛症状；其次要观察肢体的活动障碍，痿证是无力运动，痹证是因痛而影响活动；第三，部分痿证病初即有肌肉萎缩，而痹证则是由于疼痛甚或关节僵直不能活动，日久废而不用导致肌肉萎缩。

四、辨证论治

1.风寒湿痹

（1）行痹

临床证候：肢体关节、肌肉疼痛酸楚，屈伸不利，可涉及肢体多个关节，疼痛呈游走性，初起可见有恶风、发热等表证。舌苔薄白，脉浮或浮缓。

治法：祛风通络，散寒除湿。

方药：防风汤加减。防风、麻黄、

桂枝、葛根、当归、茯苓、生姜、大枣、甘草。

加减：腰背酸痛为主者，多与肾气虚有关，加杜仲、桑寄生、淫羊藿、巴戟天、续断等补肾壮骨；若见关节肿大，苔薄黄，邪有化热之象者，宜寒热并用，投桂枝芍药知母汤加减。

（2）痛痹

临床证候：肢体关节疼痛，痛势较剧，部位固定，遇寒则痛甚，得热则痛缓，关节屈伸不利，局部皮肤或有寒冷感。舌质淡，舌苔薄白，脉弦紧。

治法：散寒通络，祛风除湿。

方药：乌头汤加减。制川乌、麻黄、芍药、甘草、蜂蜜、黄芪。

加减：若寒湿甚者，制川乌可改用生川乌或生草乌；关节发凉，疼痛剧烈，遇冷更甚者，加附子、细辛、桂枝、干姜、全当归。

（3）着痹

临床证候：肢体关节、肌肉酸楚、重着、疼痛，肿胀散漫。关节活动不利，肌肤麻木不仁。舌质淡，脉濡缓。

治法：除湿通络，祛风散寒。

方药：薏苡仁汤加减。薏苡仁、苍术、甘草、羌活、独活、防风、麻黄、桂枝、制川乌、当归、川芎。

加减：关节肿胀甚者，加萆薢、五加皮；若肌肤麻木不仁者，加海桐皮；小便不利，浮肿者，加茯苓、泽泻、车前子；痰湿盛者，加半夏、南星。

久痹风、寒、湿偏盛不明显者，可选用蠲痹汤作为治疗风寒湿痹的基本

方，该方具有益气和营、祛风胜湿、通络止痛的功效，临证可根据外邪偏盛的情况进行加减。

2. 风湿热痹

临床证候：游走性关节疼痛，可涉及一个或多个，活动不便，局部灼热红肿，痛不可触，得冷则舒，可有皮下结节或红斑，常伴有发热、恶风、汗出、口渴、烦躁不安等症状。舌质红，苔黄或黄腻，脉滑数或浮数。

治法：清热通络，祛风除湿。

方药：白虎加桂枝汤合蠲痹汤加减。生石膏、知母、黄柏、连翘、桂枝、防己、杏仁、薏苡仁、滑石、赤小豆、蚕沙。

加减：皮肤有红斑者，加丹皮、赤芍、生地、紫草；发热、恶风、咽痛者，加荆芥、薄荷、牛蒡子、桔梗；热盛伤阴，症见口渴心烦者，加玄参、麦冬、生地。如热毒炽盛，化火伤津，深入骨节，而见关节红肿，触之灼热，疼痛剧烈如刀割，筋脉拘急筋挛，入夜尤甚，壮热烦渴，舌红少津，脉弦数，宜清热解毒、凉血止痛，可选用五味消毒饮合犀黄丸。

3. 痰瘀痹阻

临床证候：痹证日久，肌肉关节刺痛、固定不移，或关节肌肤紫暗、肿胀，按之较硬，肢体顽麻或重着，或关节僵硬变形、屈伸不利，有硬结、瘀斑，面色暗黧，眼睑浮肿，或胸闷痰多。舌质紫暗或有瘀斑，舌质白腻，脉弦涩。

治法：化痰行瘀，蠲痹通络。

方药：双合汤加减。桃仁、红花、当归、川芎、白芍、茯苓、半夏、陈皮、白芥子、竹沥、姜汁。

加减：痰浊滞留，皮下有结节者，加胆南星、天竺黄；瘀血明显，关节疼痛、肿大、强直、畸形、活动不利，舌质紫暗，脉涩，可加莪术、三七、土鳖虫；痰瘀交结，疼痛不已者，加穿山甲、白花蛇舌草、全蝎、蜈蚣、地龙；有痰瘀化热之象者，加黄柏、丹皮。

4. 肝肾亏虚

临床证候：痹证日久不愈，关节屈伸不利，肌肉瘦削，腰膝酸软，或畏寒肢冷，阳痿，遗精，或骨蒸劳热，心烦口干。舌质淡红，舌苔薄白或少津，脉沉细弱或细数。

治法：培补肝肾，舒筋止痛。

方药：独活寄生汤加减。独活、防风、秦艽、细辛、肉桂、人参、茯苓、甘草、当归、地黄、芍药、杜仲、牛膝、桑寄生。

加减：肾气虚，腰膝酸软，乏力较著，加鹿角霜、续断、狗脊；阳虚，畏寒肢冷，关节疼痛拘急，加附子、干姜、巴戟天，或合用阳和汤加减；肝肾阴亏，腰膝疼痛，低热心烦，或午后潮热，加龟甲、熟地、女贞子，或合用河车大造丸加减。痹久内舍于心，心悸、短气，动则尤甚，面色少华，舌质淡，脉虚数或结代，可用炙甘草汤加减。

痹证常缠绵难愈，需长期治疗，可将药物做成膏剂、丸剂、散剂、冲剂、胶囊、酒剂等，便于患者持久服药。除内服药物治疗外，可配合针灸、推拿、膏药外敷。温热疗法、光线疗法、体育疗法等也有较好疗效。

五、康复治疗

（一）西医康复治疗

1. 运动锻炼

（1）锻炼的目的　通过适当合理的锻炼，防止关节出现僵直挛缩，防止肌肉萎缩，促进血液循环，恢复关节功能，振奋精神，增强体质，增加康复信心。

（2）锻炼的原则　急性期以静养为主，在恢复期进行功能锻炼；循序渐进，动静结合，以动为主；主动锻炼与被动锻炼相结合，以主动锻炼为主。

（3）锻炼的形式　①关节的练习：包括每个关节在各个方向的活动。目的是缓解关节僵硬感，减轻疼痛，维持关节的灵活性，改善关节的功能。②力量的练习：可以减轻肌肉的疲劳感，起到稳固关节的作用。一般来说，用最大肌力的 20%~30% 进行锻炼即可防止肌肉萎缩。③耐力的练习：主要指有氧运动。包括散步、慢步、游泳、体操、骑车等。

（4）关节炎的锻炼

1）手腕关节的运动：①以腕关节为支点，双手放平，手向上抬起，姿势类似向别人打招呼，尽量做到摆动的最大幅度，然后以腕关节为支点，手逐渐放下，并低于腕关节平面，前臂有向前牵拉的感觉。②以腕关节为支点，手向小指方向，再手向大拇指方向倒，姿势同摇手。③依次用无名指接触大拇指，用中指接触大拇指，用中指接触大拇指，用小指接触大拇指。④五指屈曲，握成拳头状，再五指放开，尽量伸直。如此反复几次。

2）头颈部运动：双脚与肩同宽，头及躯干略向后伸，双手交叉，右手重叠于左掌上，支撑腰后方。头颈部做向前、向后、向左、向右摆动。

3）肩部运动：两肩、两臂向两侧平伸，两手指尽力摸肩，两肩由前向后旋转，然后两肩再由后向前旋转。

4）肘部运动：两臂伸直向左右反向拉圈绳，两臂伸直向上下拉圈绳，两臂屈曲左右反向拉圈绳。前臂举起，手掌面向前，类似投降状，以肘关节为中心，分别沿顺时针和逆时针方向划圈。

5）扩胸运动：两前臂收于胸前，两手握拳，拳心向下，向两侧做扩胸运动。两臂再向两侧展开，尽量后振两次。接着左臂上举、右臂垂下，两臂尽量后振两次。再右臂上举、左臂垂下，两臂尽量后振两次。

6）腰部运动：两手转过身后置于腰部，由左向后，再向右、向前旋髋；再由右向前，再向左、向后旋髋。

7）脊柱运动：左脚向左跨出约两拳远，两手拇指朝前，余四指朝后，抚护于骶髂关节处，微屈膝。头与脊柱缓慢前屈到最大限度，然后再缓慢复原。

接着头与脊柱缓慢后伸到最大限度，再缓慢复原。头与脊柱缓慢向左侧弯到最大限度，再缓慢复原。然后头与脊柱缓慢向右侧弯到最大限度，再缓慢复原。

8）髋部运动：左手扶持墙壁等物体，右腿提起，右髋、膝关节尽力屈曲上提，踝关节跖曲；右手扶持墙壁等物体，左腿提起，左髋、膝关节尽力屈曲上提，踝关节跖曲。

9）俯背运动：患者左脚向左跨出，双脚约与肩同宽。两手手指交叉，翻掌尽力上举后仰。然后尽力向前弯腰用手掌触地面。

2. 物理疗法

物理治疗即通过热因子、重力、电波、光波、声波、微波或磁场等物理因子作用于人体，引起人体的一系列生物效应，从而达到治疗目的的一种方法。在关节炎的急性期，比如关节红肿热痛，血沉、C-反应蛋白等炎性指标较高时，应选择温热效应不明显的疗法，如半导体激光照射、治疗性超声等。在亚急性期和慢性期主要选择温热性治疗，如温水浴、红外线等。其他物理治疗，包括机械牵引、温热疗法、电刺激、肌电生物反馈等，虽能改善症状、减轻痛苦、缩短病程等，但尚缺乏循证医学证据。

（二）中医康复治疗

1. 熏洗疗法

熏洗疗法是将中药煎煮后，对患部熏蒸或浸泡，使药性从毛孔直入病所。

有祛风散寒，舒筋活络的作用。主要用于治疗风寒湿痹。现介绍几种常用的配方。

①海桐皮、桂枝、海风藤、路路通、宽筋藤、两面针各30g，水煎，每日1次，每次20分钟，连续使用1个月。

②川乌、草乌各20g，白芷50g，羌活、独活各50g，细辛10g，川芎、桂枝各30g，威灵仙、伸筋草、透骨草各60g，水煎，每日2~3次，每次15分钟，5~10天为1个疗程。

③艾叶、红花各9g，透骨草30g，花椒6g，水煎，每日1~2次。

④土鳖虫12g，苏木30g，大戟6g，寻骨风20g，水煎，每日1~2次。

⑤桑枝、柳枝、榆枝、桃枝各70cm，熬水熏洗患处，每日2~3次。

⑥透骨草、追地风、千年健各30g，熬水熏洗患处，每日2次。

2. 药敷疗法

本法是将药物进行局部或穴位外敷，有促进局部血液循环、散寒祛湿、消肿止痛的作用。

①菖蒲、小茴香各60g，食盐500g，同炒热，布包，烫患处。适用于肢体关节冷痛，遇寒痛增，得热痛减者。

②石蒜、生姜、葱适量捣烂，外敷患处。适用于关节疼痛，怕风畏寒者。

③新鲜骨碎补3~5根捣烂敷患处。适用于关节冷痛者。每次5~10分钟即可见效。

④桃仁、白芥子各6g，研细末，用适量蛋清调成糊状，外敷关节痛处，

3~4小时可止痛。注意不可久敷。

⑤如意金黄膏涂患处，用纱布盖好，每日换1次。适用于关节红肿者。

⑥仙人掌适量捣成泥状，涂敷患处。

⑦鲜紫花地丁适量，捣烂敷患处。

⑧蒲公英120g，加水煮成药液，用毛巾浸透，湿敷患处。

⑨山栀末、飞罗面各等份，用开水或醋、黄酒、蛋清调成糊状，敷痛处。敷处现青色，无碍，数日可退。

3. 推拿疗法

（1）基本治法

1）治则：风寒湿痹以活血祛风，温经散寒，除湿通络为原则；热痹以祛风活血，清热利湿为原则。

2）手法：一指禅推法、按法、揉法、拿法、搓法、捻法、抖法、摇法、拍法、擦法等。

3）取穴与部位：①上肢部。肩井、肩髃、肩髎、肺俞、曲池、合谷、外关。②腰背部。肺俞、膏肓俞、肾俞、腰阳关、大肠俞、小肠俞。③下肢部。环跳、居髎、阴陵泉、阳陵泉、鹤顶、犊鼻、昆仑。

4）操作：各种手法应随病变的部位而灵活应用，手法操作先在患部周围治疗，逐渐移到病变关节。

①病变在大关节先在周围用揉法治疗，配合按法、拿法；病变在较小关节先用一指禅推法治疗，同时配合该关节的功能活动，约10分钟。

②点按病变关节周围穴位，以酸胀为度。

③病变关节较大者，可用搓法；关节较小者，可用捻法，操作2~3遍。

④关节活动受限者，用摇法辅助该关节活动。

⑤在关节周围用擦法治疗，以透热为度；肌肤麻木不仁者可用拍击法。

⑥用抖法和搓法结束治疗。

凡风寒痹证，疼痛剧烈，或肌肤麻木者均可在手法治疗后加用热敷。

（2）随证加减

1）风痹：肢体关节、肌肉疼痛酸楚，走窜不定，此起彼伏，痛无定处，关节屈伸不利，多见于上肢、肩、背部，初起多兼畏风发热等表证，苔薄白，脉浮而数。

治则：祛风通络，舒筋活血。

取穴与部位：在基本治法的基础上，增加风池、风府、心俞、膈俞、肝俞、天应穴及肩胛部。

操作：①按揉风池、风府穴，拿风池穴，按揉相应天应穴。操作2~3分钟。②在背部膀胱经的心俞、膈俞、肝俞穴部位施掌揉法。操作2~3分钟，以透热为佳。③在肩胛背部用擦法往返操作，配合拿肩井穴，并施掌擦法，以透热为度。操作2~3分钟。

2）寒（痛）痹：肢体关节、肌肉疼痛明显，遇寒则重，得热则痛减，痛有定处，日轻夜重，关节不可屈伸，痛处不红不热，常有冷感。苔白，脉浮紧。

治则：温经散寒，舒筋通络。

取穴与部位：在基本治法的基础

上，增加风池、风府、百会、命门、关元俞等穴及督脉。

操作：①按揉百会、风池、风府穴，重拿风池穴，按揉相应天应穴。操作2~3分钟。②在背部膀胱经的命门、关元俞部位施掌揉法，直擦督脉。操作2~3分钟，以透热为佳。③在病变关节周围用按揉法、掌擦法重点治疗。操作2~3分钟，以关节内透热为佳。

3）湿（着）痹：肢体关节、肌肉疼痛，重着不移，痛处固定，肌肤麻木不仁，或患处肿胀，行动不灵便，喜暖畏寒，得热得按则痛缓，每遇阴雨风冷即发，舌淡，苔白腻，脉濡缓。

治则：疏风祛湿，舒筋通络。

取穴与部位：在基本治法的基础上，增加脾俞、胃俞、肾俞、八髎、阴陵泉、丰隆穴。

操作：①患者取仰卧位，在下肢阴陵泉、丰隆穴施按揉法治疗，并按揉相应天应穴。操作2~3分钟。②在背部膀胱经的脾俞、胃俞、肾俞穴用一指禅推法或按揉法治疗，然后用横擦法。操作2~3分钟，以透热为度。③按揉次髎穴，并在八髎穴施掌擦法治疗，以透热为度。

4）热痹：肢体关节疼痛，病变部位红、肿、热、痛，得冷则舒，难以活动，可累及多个关节。可兼有发热、口渴、心烦、喜冷恶热，舌红，苔黄，脉滑数。

治则：疏风清热，活血通络。

取穴与部位：同基本治法。

操作：①在病变部位治疗为主，运用一指禅推法或按揉法操作，手法宜轻柔，以酸胀为度。②做关节被动活动时幅度由小增大，动作宜缓和，以患者能忍受为限。③病变部位不用擦法，可用轻柔的掌摩法，以微热为宜。

5）病变在四肢者

取穴：以病变关节为治疗重点。常取八邪、阳溪、阳池、阳谷、内关、外关、后溪、小海、天井、曲池、曲泽、肩贞、天宗、八风、商丘、解溪、丘墟、照海、昆仑、太溪、申脉、飞扬、承山、悬钟、阴陵泉、阳陵泉、膝眼、鹤顶、血海、梁丘、秩边、环跳、承扶。

操作手法：①患者取坐姿，术者按常规用擦法在患侧手臂内、外侧施治。从肩至腕部，上下往返3~4遍。②接上势，术者在患臂上下循经用拿法，同时重点在肩、肘、腕部配合按、揉曲池、曲泽、手三里、合谷等穴。指间关节做捻法，然后在病变关节施以按揉局部阿是穴。最后再用揉法施于患肢，并配合被动活动有关关节而结束上肢治疗。操作约10分钟。③患者取仰卧位，术者一手握住患者踝关节上方，另一手以擦法从大腿前部及内、外侧至小腿外侧施术，同时被动伸展活动下肢。随即在踝关节处以擦法治疗，同时被动活动该关节。再按揉伏兔、梁丘、丘墟、八风等穴。操作约10分钟。④患者取俯卧位，术者以擦法施于患者臀部至小腿后侧，并重点施术于髋、膝关节，然后再按揉

环跳、秩边、承扶、承山、委中、飞扬、悬钟、太溪、申脉、昆仑等穴。操作约5分钟。

六、预防调护

（一）预防

早期诊断、早期治疗是本病治疗的关键。虽然本病的致残率较高，但患有关节肿痛者只要对本病保持足够的警惕性，早期诊断、早期合理治疗，仍可控制其发展，降低致残率。

加强锻炼，增强身体素质。经常参加体育锻炼或生产劳动，强健身体魄，可以提高抗病能力及抵御风寒湿邪侵袭的能力。过度劳累，正气易损，风寒湿邪可乘虚而入，因此，做到劳逸结合，饮食有节，起居有常，不妄作劳，活动与休息适度是很重要的。

预防和控制感染。有些风湿病是在患了扁桃体炎、咽喉炎、鼻窦炎、慢性胆囊炎、龋齿等感染性疾病之后而发病的，所以预防感染和控制体内的感染病灶也是很重要的。

（二）饮食调养

饮食应注意营养。风湿性疾病患者饮食一般以进食高蛋白、高维生素、高热量、易消化的食物为总原则。禁烟酒、辛辣刺激之物。

主要参考文献

［1］胡绍先，陈安民，徐永健. 风湿病诊

疗指南 [M]. 3 版. 北京：科学出版
社，2013.

[2] 恽晓平. 康复疗法评定学 [M]. 2 版.
北京：华夏出版社，2014.

[3] 燕铁斌. 物理治疗学 [M]. 3 版. 北
京：人民卫生出版社，2018.

[4] 纪树荣. 运动疗法技术学 [M]. 2 版.
北京：华夏出版社，2011.

[5] 余瑾. 中西医结合康复医学 [M]. 北
京：科学出版社，2017.

第二节　烧伤

一、病因病机

（一）西医学认识

烧伤是由于热力（火焰，灼热的
气体、液体或固体）、电能、化学物质、
放射线等作用于人体而引起的一种急性
损伤性疾病，常伤于局部，波及全身，
可出现严重的全身性并发症。创面局部
以红斑、肿胀、疼痛、水疱、渗出、焦
痂为主要表现，严重者伴有高热、烦躁
不安、口渴喜饮、少尿或无尿，甚则面
色苍白、呼吸浅快、神昏谵语，若不及
时救治或治疗不当可危及生命。

1. 烧伤的肉眼观形态

Ⅰ度烧伤又称红斑性烧伤，仅伤及
表皮的一部分，常于 3~5 天内愈合，不
留瘢痕。Ⅱ度烧伤表现为表皮发白或棕
黄，去除坏死皮后，创面微湿或红白
相间，感觉迟钝，可见粟粒大小的红色

小点。Ⅲ度烧伤表现为局部表皮颜色苍
白、黄褐色、焦黄，严重者呈焦灼状或
炭化，皮肤失去弹性，触之硬如皮革，
干燥无渗液，感觉差，需要手术植皮治
疗，愈合后有瘢痕。

2. 烧伤的镜下组织结构

烧伤局部及其周围和深部组织的
毛细血管扩张和通透性增加，引起血浆
渗出，导致组织间隙水肿，使水、盐和
蛋白质丧失，局部温度过高可以使局
部组织坏死。大面积烧伤的血浆渗出
不仅限于烧伤局部，而是可以发生在
其他未烧伤的部位和内脏，引起全身
病变。

3. 烧伤瘢痕的生长方式

临床上根据瘢痕组织学形态和形
态学的区别，可以将其分为以下几种
类型。

（1）表浅性瘢痕　表浅性瘢痕是因
皮肤受轻度擦伤，或由于浅Ⅱ度灼伤，
或皮肤受表浅的感染后所形成的，一般
累及表皮或真皮表层。

临床表现：表面粗糙，有时有色素
改变。局部平坦、柔软，有时与周边正
常皮肤界限不清。一般无功能障碍，不
需特殊处理。

（2）增生性瘢痕　凡损伤累及真皮
深层，如深Ⅱ度以上灼伤，可能形成增
生性瘢痕。

临床表现：瘢痕明显高于周围正
常皮肤，局部增厚变硬。在早期因有毛
细血管充血，瘢痕表面呈红色、潮红或
紫色。此期以痒和痛为主要症状，甚至

可因搔抓而致表面破溃。在经过相当长的一段时期后，充血减少，表面颜色变浅，瘢痕逐渐变软、平坦，痒痛减轻以至消失，这个增生期的长短因人和病变部位的不同而异。一般而言，儿童和青壮年增生期较长，50岁以上的老年人增生期较短；发生于血供比较丰富如颜面部的瘢痕增生期较长，而发生于血供较差如四肢末端、胫前区等部位的瘢痕增生期较短。增生性瘢痕虽可厚达2cm以上，但与深部组织粘连不紧，可以推动，与周围正常皮肤一般有较明显的界限。增生性瘢痕的收缩性较挛缩性瘢痕为小，因此，发生于非功能部位的增生性瘢痕一般不会引起严重的功能障碍，而关节部位大片的增生性瘢痕，由于其厚硬的夹板作用，妨碍了关节活动，可导致功能障碍。位于关节屈面的增生性瘢痕，在晚期可发生明显的收缩，从而产生如颌颈粘连等明显的功能障碍。

（3）萎缩性瘢痕　萎缩性瘢痕的损伤累及皮肤全层和皮下脂肪组织，可发生于大面积Ⅲ度灼伤、长期慢性溃疡愈合后，以及皮下组织较少部位如头皮、胫前区等受电击伤后。

临床表现：瘢痕坚硬、平坦或略高于皮肤表面，与深部组织如肌肉、肌腱、神经等紧密粘连。瘢痕局部血液循环极差，呈淡红色或白色，表皮极薄，不能耐受外力摩擦和负重，容易破溃而形成经久不愈的慢性溃疡。如长期时愈时溃，晚期有发生恶性变的

可能，病理上多属鳞状上皮癌。萎缩性瘢痕具有很大的收缩性，可牵拉邻近的组织、器官，而造成严重的功能障碍。

（4）瘢痕疙瘩　瘢痕疙瘩的发生具有明显的个体差异，大部分瘢痕疙瘩通常发生在局部损伤1年后。

临床表现：瘢痕疙瘩的临床表现差异较大，一般表现为高出周围正常皮肤的、超出原损伤部位的持续性生长的肿块，扪之较硬，弹性差，局部痒或痛。早期表面呈粉红色或紫红色，晚期多呈苍白色，有时有过度色素沉着，与周围正常皮肤有较明显的界限。病变范围大小不一，从2~3mm丘疹样到大如手掌的片状。形态多样，可以是较为平坦的、有规则边缘的对称性突起，也可以是不平坦的、具有不规则突起的高低不平的团块，有时像蟹足样向周围组织浸润生长（又称"蟹足肿"）。

（二）中医学认识

烧伤是由于肌肤遭受热损伤后，经络瘀阻，而致创面疼痛；气血津液输布失常，津液积聚或不循常道，溢于脉络之外，而致创面渗出、肿胀；瘀而化热，热毒蕴结，热盛肉腐，则成疮脓。属于中医"水火烫伤""火烧伤""汤火伤""汤泼火伤"等范畴。一些学者提出烧伤既可称为伤又可称为疡。

损伤的面积、程度与温度和作用时间相关。以伤处红肿灼痛、起疱、结焦

痂，伴发热烦躁、口干、尿黄，甚至神昏等为主要表现。

二、临床诊断

（一）诊断要点

烧伤的正确诊断是烧伤治疗的先决条件，它不仅应该包括烧伤的部位和病变的性质，还应该包括烧伤的恶性程度以及分期，有助于确定合理的治疗方案。

1.病史

皮肤有接触开水、沸汤或热油、炉火等烫伤或灼伤史。

2.烧伤面积计算

烧伤面积一般以占全身皮肤面积的百分比来表示，常用九分法计算：头颈部9%，双侧上肢18%，躯干27%，双侧下肢45%，外生殖器1%。儿童头部皮肤面积的百分比较高，下肢较低，应做适当校正。小面积烧伤亦可用患者自己的手掌来测定，即一只手掌为1%。

3.烧伤深度评定

烧伤的深度一般分为三度：

Ⅰ度为表面烧伤，仅有表皮角质层损坏和局部毛细血管充血。伤处有红、肿、热、痛，又称红斑烧伤。经3~5天后脱屑自愈，只留瘢痕。

Ⅱ度烧伤，又分为浅Ⅱ度和深Ⅱ度。

浅Ⅱ度是指表皮全层和真皮浅层烧伤，又称水疱型烧伤。若水疱剥脱，创面呈淡红色，局部肿胀、剧痛。如无感染，可在2周内愈合，留有色素沉着，很少瘢痕形成。

深Ⅱ度烧伤，损伤达真皮深部，局部充血渗液，组织坏死，可有水疱，烧毁的皮肤撕脱后，创面呈苍白，或白中透红，有小出血点，水肿明显。真皮层中的皮肤神经多被破坏，疼痛不如浅Ⅱ度为剧烈。如无感染，坏死组织形成痂皮，残留皮肤在痂下于3~4周逐步愈合。愈合后有瘢痕，亦可引起畸形。但因坏死组织和渗液多，结痂下极易感染，感染后演变为Ⅲ度。

Ⅲ度烧伤，损坏皮肤全层，并可累及皮下组织、肌肉，甚至骨骼。局部创面成焦痂，坚硬、干燥、蜡白或焦黑，感觉消失，无水疱，并可见到树枝状的栓塞静脉支。焦痂一般在3~5周后逐渐分离脱落，创面形成肉芽，小面积烧伤愈合亦需1个月以上。大面积Ⅲ度烧伤，创面需经植皮手术才能愈合，瘢痕严重，多发生畸形。

4.烧伤的严重程度

（1）轻度烧伤　总面积在10%（儿童5%）以下的Ⅱ度烧伤。

（2）中度烧伤　总面积在11%~30%（儿童6%~15%）之间的Ⅱ度烧伤；或10%（儿童5%）以下的Ⅲ度烧伤。

（3）重度烧伤　总面积在31%~50%（儿童16%~25%）之间的Ⅱ度烧伤；或Ⅲ度烧伤在11%~20%（儿童6%~10%）之间；或Ⅱ度、Ⅲ度烧伤面积虽达不到上述百分比，但已发生休克、呼吸道烧伤或合并有其他严重的复合伤、特殊部位（如头、颈、手、足及会阴）的深度烧伤，或深及肌肉、骨骼、内脏及大血管的烧伤或化学中毒。

（4）特重烧伤　总面积在 50%（儿童 25%）以上，或Ⅱ度烧伤或Ⅲ度烧伤面积超过 20%（儿童 10%）；或已有严重并发症者。

在诊断过程中除特重烧伤，病情特别严重者需要立刻进行紧急抢救，包括休克抢救、气管切开以及合并伤等处理外，应详细询问受伤经过、烧伤原因、接触时间、受伤后的急救治疗和运送时间等，全面检查有无合并损伤。

（二）辅助检查

（1）病原微生物检测：主要包括标本直接检查、细菌分离培养与鉴定、血清学诊断 3 个方面。

（2）血、尿、便常规检查。

（3）凝血功能检测：包括凝血酶原时间、活化部分凝血酶时间、纤维蛋白原含量、凝血酶时间等。

（4）胸部 X 线片检查：主要用于肺水肿、肺部感染及吸入性损伤等的辅助诊断。

（5）纤维支气管镜检查：用于吸入性损伤的诊断与治疗。

（6）全身查体：应注意有无休克，是否合并眼烧伤、吸入性损伤，有无黄疸、呼吸困难、腹痛、血尿、精神兴奋、嗜睡或昏迷等中毒症状。

三、辨证论治

1. 毒热炽盛型

临床证候：本型相当于Ⅰ度或浅Ⅱ度，皮肤水肿、潮红、起疱或体温升高，重者神昏谵语、懒言。舌质红或红绛，脉数。

治法：清营凉血解毒。

方药：清营汤合黄连解毒汤加减。水牛角粉、生地、玄参、金银花、黄连、丹参、麦冬、黄芩、黄柏、山栀、甘草。

加减：热毒传心者，加清心开窍之品，用安宫牛黄丸或紫雪丹；热邪传肺者，加清肺化痰之品如生石膏、川贝、鱼腥草等；热毒传肾，尿少或尿闭者，加车前子、白茅根、猪苓、泽泻；腹胀便干者，加枳实、厚朴、大黄等。

2. 热盛伤阴型

临床证候：本型相当于烧伤深Ⅱ度。皮肤疮面潮红水肿，表面大量渗出，自觉灼痛，有时低热，烦躁，口渴而饮水少，尿少。舌质红有薄黑苔，脉细数。

治法：解毒利湿，养阴清热。

方药：解毒养阴汤加减。南沙参、北沙参、西洋参、石斛、玄参、佛手、生黄芪、生地、丹参、蒲公英、麦冬、玉竹、金银花、甘草、生薏苡仁。

加减：脾胃虚弱者宜调理脾胃为主，以参苓白术散加山药、扁豆、石斛；呃逆嗳气者，加制半夏、柿蒂、竹茹。

3.气血两虚型

临床证候：相当于烧伤深Ⅱ度、Ⅲ度，疮面肉芽组织不鲜或苍白，生发缓慢，患者精神萎靡，纳差或伴有低热。舌质淡红，舌苔少，脉沉细无力。

治法：益气养血，健脾和胃。

方药：八珍汤。人参、白术、茯苓、当归、白芍、川芎、生地、丹参、红花、桃仁、生黄芪、甘草。

加减：若便溏黏臭而频者，加葛根、白头翁、广木香、神曲等；呕血便血者，加三七、白及、侧柏炭、地榆炭、槐花炭。

四、康复治疗

（一）主要治疗内容

（1）康复知识的宣传教育。

（2）康复评定。

（3）正确的体位摆放。

（4）提高患者肌力、耐力、平衡能力、协调能力、心肺功能，预防深静脉血栓、压疮。

（5）维持和扩大关节活动度的主、被动运动的治疗。

（6）提高患者日常生活活动能力的作业治疗、职业指导及培训。

（7）预防、纠正关节畸形以及维持关节功能矫形器的应用。

（8）促进创面愈合、辅助感染控制的物理因子治疗。

（9）针对瘢痕增生挛缩、肢体肿胀、急慢性炎症、疼痛、瘙痒等问题的物理治疗。

（10）瘢痕与创面愈合的综合治疗，包括压力治疗、瘢痕按摩、瘢痕牵伸、瘢痕内药物注射、皮肤护理（针对色素不均、色素沉着、充血等）、激光治疗、掩饰性化妆技术。

（11）躯体不适症状如疼痛、瘙痒、睡眠障碍的药物治疗。

（12）心理评估、心理咨询及治疗。

（13）机体代谢紊乱的监测与治疗。

（14）脏器功能异常的监测与治疗。

（二）烧伤瘢痕的处理

1.压力治疗

压力治疗是目前公认的防治肥厚性瘢痕最有效的方法。持续施以与毛细血管压力3.33kPa（25mmHg）相等或更大的压力，可使胶原纤维束重新排列、瘢痕相对缺血，阻碍胶原纤维的合成。使用压力套的时间标准为每天23~24小时，压力治疗的方法主要有弹性包裹、管形加压绷带、压力衣等。对于高低不平的部位如鼻周、唇周、腋窝、乳房、剑突、指蹼等，需使用轻薄而可塑的弹性物，塑成体表形态。如硬性透明面具用于鼻和口颊周围，弹性面具用于额、颞、下颌。脸部面具一天至少戴20小时，除吃饭、洗脸外不能取下，直到瘢痕成熟。穿压力衣的时机：原则上是创面愈合后越早开始越好。在瘢痕形成足够的张力以前过早穿压力衣，皮肤与压力衣之间的摩擦会使皮肤浸渍；穿压力衣过晚，又达不到控制瘢痕增生的效果。加压治疗的不足之处：使用时间长，给患者生活带来不便，难以坚持使用；特殊部位如关节、面部、腹部等难以维持有效压力；有一定并发症，如手部长期压力治疗可破坏手掌弓形结构，影响手的功能，儿童长期使用可影响其局部生长发育。

2.矫形器

除石膏夹板外，多种轻型可塑性材料可用作夹板、管型、可调矫形器或系列矫形器，用以维持已获得的关节功能而无疼痛。矫形器可阻止意外活动、促进受矫形器限制以外的主动活动。合适的夹板配合压力治疗对烧伤后瘢痕，特别是对手部、颈部、腋窝、关节的瘢痕有明显的预防和治疗效果，既能控制瘢痕的发展，又能减少因瘢痕挛缩引起的功能障碍。

（三）物理治疗

1.烧伤早期

目的主要是预防和控制感染，促进肉芽和上皮生长，加速创面愈合，预防关节挛缩。

（1）冷疗　烧伤后立即用冷水冲洗、冷敷创面，以减轻疼痛，减少渗出，防止热力继续损伤。温度以5~10℃为宜，时间为30~60分钟，甚至数小时，适合于小面积或较浅的烫伤。

（2）水疗　可采用盆浴或直喷浴，以清洗坏死组织和分泌物，保持创面的清洁，水中加入1:5000高锰酸钾溶液或1:1000新洁而灭溶液起到消毒作用，水温以37~39℃为宜。

（3）电光浴、红外线照射疗法　可促进创面干燥结痂、减少血浆渗出、预防和控制感染。

（4）紫外线疗法　创面坏死组织或脓性分泌物多、肉芽生长不良时，用中或强红斑量照射。当分泌物减少或者脱痂露出新鲜肉芽组织时，应减量至阈红斑量。浅平而新鲜的创面，可用亚红斑量紫外线照射，每日1次，直至创面愈合。

（5）氦氖激光疗法　照射创面可抑制渗出、减轻水肿和疼痛，促进伤口的修复愈合。若创面有水疱，应排出渗液后照射，以免影响组织对激光的有效吸收。

（6）超短波疗法　可促进坏死组织分离、脱落，有消炎、镇痛和促进组织再生的作用。采用并置法和对置法，微热量，1~2次/天，每次10~15分钟。

（7）He-Ne激光自血回输疗法　抽血200ml，给予He-Ne激光照射及充氧，然后回输体内，对促进创面愈合及提高植皮的成活率具有良好的作用，也可采用高压氧治疗。

2.烧伤后期

此阶段创面已基本愈合，主要存在瘢痕增生、粘连、疼痛，以及关节挛缩、肌力低下等肢体功能障碍。可采用以下疗法。

（1）音频电疗　有止痛、止痒、消炎、消肿、软化瘢痕和松解粘连的作用，治疗用电极根据瘢痕大小及形状而定或并置或对置。

（2）蜡疗　具有松解粘连、软化瘢痕，促进炎症消散、消肿，以及润滑皮肤的作用，但此法不适用于肥厚性瘢痕增殖期。

（3）超声波疗法　具有软化瘢痕及镇痛的作用，采用固定法时超声强度为 0.2~0.5W/cm^2，移动法时超声强度为 1.0~2.0W/cm^2，每次治疗 5~10 分钟。超声波治疗法结合冰疗对瘢痕组织镇痛效果较好。

（4）磁疗法　对患部用旋磁法、贴磁法或脉冲电磁法均可，可促进瘢痕软化，且有止痒、止痛作用。

（5）直流电碘离子导入疗法　具有软化瘢痕、松解粘连、消除慢性炎症的作用。用 5%~10% 碘化钾直流电阴极导入。若治疗部位在四肢末端则用槽浴法（碘化钾溶液浓度为 1%~2%）。

（四）运动疗法

当患者全身情况好转，体温接近正常，创面开始愈合，肉芽组织生长良好时即可以开始运动疗法。其主要目的是保持关节活动度，防止关节挛缩，保持肌肉力量和功能。主要进行主动或助力运动，只有患者不能主动运动时才进行被动运动。运动应包括未烧伤的部位，在治疗师指导下每日进行 2 次。

烧伤患者若无禁忌则越早运动越好，可防止呼吸系统炎症、肺栓塞、肌力减退和关节僵硬的发生，下肢烧伤患者尽早下地行走，可促进静脉回流，减少血栓性静脉炎和压疮的发生，但在手背烧伤、穿着弹力衣、关节或肌腱暴露时，关节深部疼痛及皮肤移植后 5~7 天内，行运动疗法要慎重。

患者肌力在 0~1 级时可进行推拿、被动运动、传递冲动等训练，以增强肌力，保持肌肉功能。

1. 增加关节活动度训练

可采用温水中的主动和被动运动。牵伸瘢痕组织的被动运动，包括徒手牵引、滑车训练、起立矫正台、足关节背伸训练、矫形器等。持续牵引可使瘢痕逐渐变软、伸长，使关节挛缩得到纠正。

温热治疗：在运动治疗前进行，如蜡疗、红外线、水疗等，可改善结缔组织的弹性，增加牵伸的效果。

夹板：可动式夹板用于纠正关节活动度低下，比固定式夹板优越。

关节松动术：在上述治疗的基础上可对僵硬、挛缩关节做关节不同方向的松动术，可改善关节活动度及止痛。

2. 增强肌力的训练

在早期训练基础上进一步增强肌力。肌力在 2~3 级时可进行肌力运动和主动运动。肌力 4 级以上的患者予以抗阻运动。

3. 增强体力训练

可进行步行、慢跑、太极拳、五禽戏、八段锦等。

（五）作业疗法

1. 日常生活活动能力训练

大面积烧伤、长期卧床的患者在创

面愈合后，要学习自己翻身、挺胸、抬臂、向床边移动。当手部创伤愈合、肘能伸屈时，可自己洗漱、持碗及匙进食，学会穿衣及个人自理。长期卧床患者先练习将下肢下垂床边，每日3次，每次15~30分钟，使下肢血液循环适应站立，几天后原地站立，然后步行，自行上厕所等。对下肢、膝、踝关节烧伤者，上厕所要专门训练，先从高座椅开始，再逐渐改为低座椅及下蹲。

2. 功能性作业治疗

简单操作如手持锤子敲打、手持钳子操作，简单的木工劳动，切菜、劈柴等家务劳动。反复操作，直至熟练掌握。

3. 职业训练

选择更复杂的、接近实际的劳动，逐步过渡到与职业近似的操作训练。可以根据原职业选择训练项目。

（六）心理、社会康复

住院治疗期对烧伤患者、家属和工作人员都是压力很大的阶段，患者必须面对隔离、不能自理、长期痛苦、单调和个性受到威胁。家属面临着一个家庭成员有死亡的可能或痛苦地生存下来，患者处于瞻望和痛苦之中。

烧伤后患者会出现心理及情感反应，医护人员应避免刺激性语言，必要时采用行为矫正疗法和暗示疗法，以增强患者的自我控制能力。并注意环境因素对治疗的影响；毁容、畸形和丧失生活信心，如治疗不积极，凡事均依赖他人。应了解患者的背景和个性、受伤当时的情景，通过和患者的谈话及观察，了解患者如何对待疼痛、自己及别人。可以应用松弛疗法、催眠疗法、生物反馈疗法及集体疗法，以减轻患者疼痛，改善其睡眠，增加社会交流；由于毁容、生活工作能力受限、心理障碍使患者不愿意进入家庭及社会，社区及家庭的态度会影响患者的心理，应接纳烧伤致残的患者，解决他们面临的困难，恢复他们的正常生活，进而恢复工作。

五、预防调护

（一）预防

加强工厂，特别是高温作业区的安全生产教育。加强对化学物品的严格管理与安全用电宣传。严禁小孩玩火，家庭炊具或取暖用具应放在适当之处，谨防小孩弄翻引起烧烫伤。

（二）调护

1. 一般护理

四肢部的烧伤患者应适当抬高患肢；躯干、下肢烧伤者，宜卧床休息；病情较重者，应绝对卧床，并定时翻身，以免创面受压。

保持病室环境安静、清洁与空气流通，重伤员应安置在特殊烧伤病室。

做好头、颈、面部及会阴部等特殊部位的烧伤护理，不使用刺激性药物。保护双眼；观察有无呼吸道烧伤。会阴部烧伤者应防止敷料被二便污染，一旦有污染应及时更换，防止创面感染。

2. 饮食调养

（1）重度烧伤72小时内，患者因大量体液丢失，口渴明显，此时要限制患者的饮水量，以免大量饮水造成胃扩张，影响胃功能。如果患者有饥饿感，且有食欲，可以给少量米汤、豆汁，以满足患者对饮食的需要，同时中和胃酸，并通过饮食调节患者的情绪。

（2）在确定患者胃肠功能正常的情况下，可以鼓励其多进食高蛋白、高维生素、易消化、少刺激的食物，多食水果、蔬菜汁等。尊重患者的饮食习惯，在不影响食物多样化的基础上，不强求按比例饮食。少量多餐，一次进食不宜过饱，以免影响消化与吸收。

（3）多食含丰富维生素A、C、D族的食物，利尿清热、易消化吸收的食物。新鲜瓜果汁，如西瓜汁、梨汁等，以及大枣、小米粥、蜂蜜水、菜汤、番茄汁、红豆汤、牛奶、豆制品、绿豆汤等。

（4）烧伤患者不宜的食物：疑有胃肠出血、休克未纠正、胃肠反应重者禁食水。忌助火辛辣、油腻、热性、长纤维、易胀气的食物，以及烟酒。韭菜、蒜苗、芹菜、菠菜、竹笋、橘子、樱桃、荔枝、羊肉、猪头肉、辣椒、辣油、芥末、茴香、洋葱、浓茶等。

3. 锻炼

烧伤患者适合做一些运动量较小、节奏可控、较为放松、可以循序渐进的运动，例如散步、慢跑、瑜伽、太极拳、气功等。这些运动对肢体、内脏均有好处，对心理的放松和舒展也有很大帮助，经常练习可以强健筋骨，舒筋活血，愉悦身心，调和气血。

此外，还可以做一些局部锻炼：

（1）肩部运动

①做外展、内收、前屈、后伸、旋前、旋后、上举及环转运动。

②取仰卧位，双手交叉于脑后，尽量使双肘触及床上。

③正面或侧面对墙站立，患侧手做爬墙运动，患侧手达最高点时，缓慢下蹲，或身体靠墙上压，以牵引肩关节。

（2）肘部动作

①伸180°，屈30°，旋前、旋后90°。掌心向上，弯曲肘部，尽量使手指触摸同侧肩部，如出现疼痛或无法完成正常范围的动作，可以在到达最后范围时，停留5~10秒后，再慢慢加重。

②模拟手握门柄的动作，做旋转开关动作。

③掌心向下，将手尽量放在平胸高的桌子上，手指接触桌面。

（3）腕部运动

①背屈75°，掌屈70°，外展、内收25°。健侧肢压患肢侧或手臂伸直，手掌压墙，使手腕部背伸。

②双手合掌，五指打开并对掌，反手手背对压。

③术后2周开始，绑沙包做屈伸、抬举动作，以练习手腕部力量。或利用健手被动活动患手。

（4）手部动作

①屈指、伸指、对指、分指、握拳、夹物，大拇指内收、外展。

②术后2周开始恢复期，此时可让患者练习捏软球、握笔写字、拾物、剪纸、绘画、编织等锻炼手的灵活性和协调性。

（三）随访

烧伤的治疗不能仅以患者治疗后近期恢复即告结束，如果出现复发或转移也需积极治疗。因此治疗后还应定期对患者进行随访和复查。随访的目的：

（1）早期发现有无转移病灶。

（2）研究、评价、比较各种烧伤治疗方法的疗效，提供改进综合治疗的依据，以进一步提高疗效。

（3）随访对烧伤患者有心理治疗和支持的作用。

（4）测定机体免疫功能，以了解患者的免疫状况。

主要参考文献

［1］吴军. 烧伤康复指南［M］. 北京：科学出版社，2020.

［2］吴宗耀. 烧伤康复学［M］. 北京：人民卫生出版社，2014.

［3］恽晓平. 康复疗法评定学［M］. 2版. 北京：华夏出版社，2014.

［4］燕铁斌. 物理治疗学［M］. 3版. 北京：人民卫生出版社，2018.

［5］纪树荣. 运动疗法技术学［M］. 2版. 北京：华夏出版社，2011.

［6］余瑾. 中西医结合康复医学［M］. 北京：科学出版社，2017.

附 录

临床常用检查参考值

一、血液学检查

指标			标本类型	参考区间
红细胞（RBC）	男			$(4.0 \sim 5.5) \times 10^{12}/L$
	女			$(3.5 \sim 5.0) \times 10^{12}/L$
血红蛋白（Hb）	新生儿			170~200g/L
	成人	男		120~160g/L
		女		110~150g/L
平均红细胞血红蛋白（MCV）				80~100fl
平均红细胞血红蛋白（MCH）				27~34pg
平均红细胞血红蛋白浓度（MCHC）				320~360g/L
红细胞比容（Hct）（温氏法）	男			0.40~0.50L/L
	女			0.37~0.48L/L
红细胞沉降率（ESR）（Westergren 法）	男		全血	0~15mm/h
	女			0~20mm/h
网织红细胞百分数（Ret%）	新生儿			3%~6%
	儿童及成人			0.5%~1.5%
白细胞（WBC）	新生儿			$(15.0 \sim 20.0) \times 10^{9}/L$
	6 个月至 2 岁时			$(11.0 \sim 12.0) \times 10^{9}/L$
	成人			$(4.0 \sim 10.0) \times 10^{9}/L$
白细胞分类计数百分率	嗜中性粒细胞			50%~70%
	嗜酸性粒细胞（EOS%）			0.5%~5%
	嗜碱性粒细胞（BASO%）			0~1%
	淋巴细胞（LYMPH%）			20%~40%
	单核细胞（MONO%）			3%~8%
血小板计数（PLT）				$(100 \sim 300) \times 10^{9}/L$

二、电解质

指标		标本类型	参考区间
二氧化碳结合力（CO_2–CP）	成人	血清	22~31mmol/L
钾（K）			3.5~5.5mmol/L
钠（Na）			135~145mmol/L
氯（Cl）			95~105mmol/L
钙（Ca）			2.25~2.58mmol/L
无机磷（P）			0.97~1.61mmol/L

三、血脂血糖

指标		标本类型	参考区间
血清总胆固醇（TC）	成人	血清	2.9~6.0mmol/L
低密度脂蛋白胆固醇（LDL–C）（沉淀法）			2.07~3.12mmol/L
血清三酰甘油（TG）			0.56~1.70mmol/L
高密度脂蛋白胆固醇（HDL–C）（沉淀法）			0.94~2.0mmol/L
血清磷脂			1.4~2.7mmol/L
α– 脂蛋白			男性（517±106）mg/L
			女性（547±125）mg/L
血清总脂			4~7g/L
血糖（空腹）（葡萄糖氧化酶法）			3.9~6.1mmol/L
口服葡萄糖耐量试验服糖后 2 小时血糖			＜ 7.8mmol/L

四、肝功能检查

指标		标本类型	参考区间
总脂酸		血清	1.9~4.2g/L
胆碱酯酶测定（ChE）（比色法）	乙酰胆碱酯酶（AChE）		80000~120000U/L
	假性胆碱酯酶（PChE）		30000~80000U/L
铜蓝蛋白（成人）			0.2~0.6g/L
丙酮酸（成人）			0.06~0.1mmol/L
酸性磷酸酶（ACP）			0.9~1.90U/L
γ– 谷氨酰转移酶（γ-GGT）	男		11~50U/L
	女		7~32U/L

指标			标本类型	参考区间
蛋白质类	蛋白组分	清蛋白（A）	血清	40~55g/L
		球蛋白（G）		20~30g/L
		清蛋白/球蛋白比值		（1.5~2.5）:1
	总蛋白（TP）	新生儿		46.0~70.0g/L
		>3岁		62.0~76.0g/L
		成人		60.0~80.0g/L
	蛋白电泳（醋酸纤维膜法）	α_1 球蛋白		3%~4%
		α_2 球蛋白		6%~10%
		β 球蛋白		7%~11%
		γ 球蛋白		9%~18%
乳酸脱氢酶同工酶（LDiso）（圆盘电泳法）		LD_1		（32.7±4.60）%
		LD_2		（45.1±3.53）%
		LD_3		（18.5±2.96）%
		LD_4		（2.90±0.89）%
		LD_5		（0.85±0.55）%
肌酸激酶（CK）（速率法）		男		50~310U/L
		女		40~200U/L
肌酸激酶同工酶		CK-BB		阴性或微量
		CK-MB		<0.05（5%）
		CK-MM		0.94~0.96（94%~96%）
		CK-MT		阴性或微量

五、血清学检查

指标	标本类型	参考区间
甲胎蛋白（AFP，αFP）	血清	<25ng/ml（25μg/L）
小儿（3周~6个月）		<39ng/ml（39μg/L）
包囊虫病补体结合试验		阴性
嗜异性凝集反应		（0~1）:7
布鲁斯凝集试验		（0~1）:40
冷凝集素试验		（0~1）:10
梅毒补体结合反应		阴性

指标		标本类型	参考区间
补体	总补体活性（CH50）（试管法）	血浆	50~100kU/L
补体经典途径成分	C1q（ELISA 法）	血清	0.18~0.19g/L
	C3（成人）		0.8~1.5g/L
	C4（成人）		0.2~0.6g/L
免疫球蛋白	成人		700~3500mg/L
IgD（ELISA 法）	成人		0.6~1.2mg/L
IgE（ELISA 法）			0.1~0.9mg/L
IgG	成人		7~16.6g/L
IgG/ 白蛋白比值			0.3~0.7
IgG/ 合成率			−9.9~3.3mg/24h
IgM	成人		500~2600mg/L
E- 玫瑰花环形成率		淋巴细胞	0.40~0.70
EAC- 玫瑰花环形成率			0.15~0.30
红斑狼疮细胞（LEC）		全血	阴性
类风湿因子（RF）（乳胶凝集法或浊度分析法）		血清	< 20U/ml
外斐反应	OX19		低于 1∶160
Widal 反应（直接凝集法）	O		低于 1∶80
	H		低于 1∶160
	A		低于 1∶80
	B		低于 1∶80
	C		低于 1∶80
结核抗体（TB-G）			阴性
抗酸性核蛋白抗体和抗核糖核蛋白抗体			阴性
抗干燥综合征 A 抗体和抗干燥综合征 B 抗体			阴性
甲状腺胶体和微粒体胶原自身抗体			阴性
骨骼肌自身抗体（ASA）			阴性
乙型肝炎病毒表面抗原（HBsAg）			阴性
乙型肝炎病毒表面抗体（HBsAb）			阴性
乙型肝炎病毒核心抗原（HBcAg）			阴性

指标	标本类型	参考区间
乙型肝炎病毒 e 抗原（HBeAg）		阴性
乙型肝炎病毒 e 抗体（HBeAb）		阴性
免疫扩散法	血清	阴性
植物血凝素皮内试验（PHA）		阴性
平滑肌自身抗体（SMA）		阴性
结核菌素皮内试验（PPD）		阴性

六、骨髓细胞的正常值

指标		标本类型	参考区间
增生程度			增生活跃（即成熟红细胞与有核细胞之比约为 20：1）
粒系细胞分类	原始粒细胞		0~1.8%
	早幼粒细胞		0.4%~3.9%
	中性中幼粒细胞		2.2%~12.2%
	中性晚幼粒细胞		3.5%~13.2%
	中性杆状核粒细胞		16.4%~32.1%
	中性分叶核粒细胞		4.2%~21.2%
	嗜酸性中幼粒细胞	骨髓	0~1.4%
	嗜酸性晚幼粒细胞		0~1.8%
	嗜酸性杆状核粒细胞		0.2%~3.9%
	嗜酸性分叶核粒细胞		0~4.2%
	嗜碱性中幼粒细胞		0~0.2%
	嗜碱性晚幼粒细胞		0~0.3%
	嗜碱性杆状核粒细胞		0~0.4%
	嗜碱性分叶核粒细胞		0~0.2%
红细胞分类	原始红细胞		0~1.9%
	早幼红细胞		0.2%~2.6%
	中幼红细胞		2.6%~10.7%
	晚幼红细胞		5.2%~17.5%

指标		标本类型	参考区间
淋巴细胞分类	原始淋巴细胞	骨髓	0~0.4%
	幼稚淋巴细胞		0~2.1%
	淋巴细胞		10.7%~43.1%
单核细胞分类	原始单核细胞		0~0.3%
	幼稚单核细胞		0~0.6%
	单核细胞		0~6.2%
浆细胞分类	原始浆细胞		0~0.1%
	幼稚浆细胞		0~0.7%
	浆细胞		0~2.1%
其他细胞	巨核细胞		0~0.3%
	网状细胞		0~1.0%
	内皮细胞		0~0.4%
	吞噬细胞		0~0.4%
	组织嗜碱细胞		0~0.5%
	组织嗜酸细胞		0~0.2%
	脂肪细胞		0~0.1%
分类不明细胞			0~0.1%

七、血小板功能检查

指标		标本类型	参考区间
血小板聚集试验（PAgT）	连续稀释法	血浆	第五管及以上凝聚
	简易法		10~15s 内出现大聚集颗粒
血小板黏附试验（PAdT）	转动法	全血	58%~75%
	玻璃珠法		53.9%~71.1%
血小板第 3 因子		血浆	33~57s

八、凝血机制检查

指标	标本类型	参考区间
凝血活酶生成试验	全血	9~14s
简易凝血活酶生成试验（STGT）		10~14s

指标		标本类型	参考区间
凝血酶时间延长的纠正试验		血浆	加甲苯胺蓝后，延长的凝血时间恢复正常或缩短 5s 以上
凝血酶原时间（PT）		全血	30~42s
凝血酶原消耗时间（PCT）	儿童		> 35s
	成人		> 20s
出血时间（BT）		刺皮血	（6.9±2.1）min，超过 9min 为异常
凝血时间（CT）	毛细管法（室温）	全血	3~7min
	玻璃试管法（室温）		4~12min
	塑料管法		10~19min
	硅试管法（37℃）		15~32min
纤维蛋白原（FIB）		血浆	2~4g/L
纤维蛋白原降解产物（PDP）（乳胶凝聚法）			0~5mg/L
活化部分凝血活酶时间（APTT）			30~42s

九、溶血性贫血的检查

指标		标本类型	参考区间
酸化溶血试验（Ham 试验）		全血	阴性
蔗糖水试验			阴性
抗人球蛋白试验（Coombs 试验）	直接法	血清	阴性
	间接法		阴性
游离血红蛋白			< 0.05g/L
红细胞脆性试验	开始溶血	全血	4.2~4.6g/L NaCl 溶液
	完全溶血		2.8~3.4g/L NaCl 溶液
热变性试验（HIT）		Hb 液	< 0.005
异丙醇沉淀试验		全血	30min 内不沉淀
自身溶血试验			阴性
高铁血红蛋白（MetHb）			0.3~1.3g/L
血红蛋白溶解度试验			0.88~1.02

十、其他检查

指标		标本类型	参考区间
溶菌酶（lysozyme）		血清	0~2mg/L
铁（Fe）	男（成人）		10.6~36.7μmol/L
	女（成人）		7.8~32.2μmol/L
铁蛋白（FER）	男（成人）		15~200μg/L
	女（成人）		12~150μg/L
淀粉酶（AMY）（麦芽七糖法）			35~135U/L
		尿	80~300U/L
尿卟啉		24h 尿	0~36nmol/24h
维生素 B_{12}（VitB_{12}）		血清	180~914pmol/L
叶酸（FOL）			5.21~20ng/ml

十一、尿液检查

指标			标本类型	参考区间
比重（SG）			尿	1.015~1.025
蛋白定性	磺基水杨酸			阴性
	加热乙酸法			阴性
蛋白定量（PRO）	儿童		24h 尿	＜ 40mg/24h
	成人			0~80mg/24h
尿沉渣检查	白细胞（LEU）		尿	＜ 5 个 /HP
	红细胞（RBC）			0~3 个 /HP
	扁平或大圆上皮细胞（EC）			少量 /HP
	透明管型（CAST）			偶见 /HP
尿沉渣 3h 计数	白细胞（WBC）	男	3h 尿	＜ 7 万 /h
		女		＜ 14 万 /h
	红细胞（RBC）	男		＜ 3 万 /h
		女		＜ 4 万 /h
	管型			0/h

指标			标本类型	参考区间
尿沉渣 12h 计数	白细胞及上皮细胞		12h 尿	< 100 万
	红细胞（RBC）			< 50 万
	透明管型（CAST）			< 5 千
	酸度（pH）			4.5~8.0
中段尿细菌培养计数			尿	< 10^6 菌落 /L
尿胆红素定性				阴性
尿胆素定性				阴性
尿胆原定性（UBG）				阴性或弱阳性
尿胆原定量			24h 尿	0.84~4.2μmol/（L·24h）
肌酐（CREA）	成人	男		7~18mmol/24h
		女		5.3~16mmol/24h
肌酸（creatine）	成人	男		0~304μmol/24h
		女		0~456μmol/24h
尿素氮（BUN）				357~535mmol/24h
尿酸（UA）				2.4~5.9 mmol/24h
氯化物（Cl）	成人	以 Cl⁻ 计		170~255mmol/24h
		以 NaCl 计		170~255mmol/24h
钾（K）	成人			51~102mmol/24h
钠（Na）	成人			130~260mmol/24h
钙（Ca）	成人			2.5~7.5mmol/24h
磷（P）	成人			22~48mmol/24h
氨氮				20~70mmol/24h
淀粉酶（Somogyi 法）			尿	< 1000U/L

十二、肾功能检查

指标			标本类型	参考区间
尿素（UREA）			血清	1.7~8.3mmol/L
尿酸（UA）（成人酶法）	成人	男	血清	150~416μmol/L
		女		89~357μmol/L
肌酐（CREA）	成人	男	血清	53~106μmol/L
		女		44~97μmol/L

指标		标本类型	参考区间
浓缩试验	成人	尿	禁止饮水 12h 内每次尿量 20~25ml，尿比重迅速增至 1.026~1.035
	儿童		至少有一次比重在 1.018 或以上
稀释试验			4h 排出所饮水量的 0.8~1.0，而尿的比重降至 1.003 或以下
尿比重 3 小时试验		尿	最高尿比重应达 1.025 或以上，最低比重达 1.003，白天尿量占 24 小时总尿量的 2/3~3/4
昼夜尿比重试验			最高比重＞ 1.018，最高与最低比重差≥ 0.009，夜尿量＜ 750ml，日尿量与夜尿量之比为（3~4）∶1
酚磺肽（酚红）试验（FH 试验）	静脉滴注法		15min 排出量＞ 0.25
			120min 排出量＞ 0.55
	肌内注射法		15min 排出量＞ 0.25
			120min 排出量＞ 0.05
内生肌酐清除率（Ccr）	成人	24h 尿	80~120ml/min
	新生儿		40~65ml/min

十三、妇产科妊娠检查

指标			标本类型	参考区间
绒毛膜促性腺激素（hCG）			尿或血清	阴性
绒毛膜促性腺激素（HCG STAT）（快速法）	男（成人）		血清，血浆	无发现
	女（成人）	妊娠 3 周		5.4~7.2IU/L
		妊娠 4 周		10.2~708IU/L
		妊娠 7 周		4059~153767IU/L
		妊娠 10 周		44186~170409IU/L
		妊娠 12 周		27107~201615IU/L
		妊娠 14 月		24302~93646IU/L
		妊娠 15 周		12540~69747IU/L
		妊娠 16 周		8904~55332IU/L
		妊娠 17 周		8240~51793IU/L
		妊娠 18 周		9649~55271IU/L

十四、粪便检查

指标	标本类型	参考区间
胆红素（IBL）	粪便	阴性
氮总量		< 1.7g/24h
蛋白质定量（PRO）		极少
粪胆素		阴性
粪胆原定量	粪便	68~473μmol/24h
粪重量		100~300g/24h
细胞		上皮细胞或白细胞偶见 /HP
潜血		阴性

十五、胃液分析

指标		标本类型	参考区间
胃液分泌总量（空腹）		胃液	1.5~2.5L/24h
胃液酸度（pH）			0.9~1.8
五肽胃泌素胃液分析	空腹胃液量		0.01~0.10L
	空腹排酸量		0~5mmol/h
	最大排酸量		3~23mmol/L
细胞			白细胞和上皮细胞少量
细菌			阴性
性状			清晰无色，有轻度酸味含少量黏液
潜血			阴性
乳酸（LACT）			阴性

十六、脑脊液检查

指标		标本类型	参考区间
压力（卧位）	成人	脑脊液	80~180mmH$_2$O
	儿童		40~100mmH$_2$O
性状			无色或淡黄色
细胞计数			（0~8）× 10^6/L（成人）
葡萄糖（GLU）			2.5~4.4mmol/L
蛋白定性（PRO）			阴性

指标		标本类型	参考区间
蛋白定量（腰椎穿刺）		脑脊液	0.2~0.4g/L
氯化物（以氯化钠计）	成人		120~130mmol/L
	儿童		111~123mmol/L
细菌			阴性

十七、内分泌腺体功能检查

指标			标本类型	参考区间
血促甲状腺激素（TSH）（放免法）			血清	2~10mU/L
促甲状腺激素释放激素（TRH）				14~168pmol/L
促卵泡成熟激素（FSH）	男		24h尿	3~25mU/L
	女	卵泡期		5~20IU/24h
		排卵期		15~16IU/24h
		黄体期		5~15IU/24h
		月经期		50~100IU/24h
促卵泡成熟激素（FSH）	男		血清	1.27~19.26IU/L
	女	卵泡期		3.85~8.78IU/L
		排卵期		4.54~22.51IU/L
		黄体期		1.79~5.12IU/L
		绝经期		16.74~113.59IU/L
促肾上腺皮质激素（ACTH）	上午 8:00		血浆	25~100ng/L
	下午 18:00			10~80ng/L
催乳激素（PRL）	男		血清	2.64~13.13μg/L
	女	绝经前（＜50岁）		3.34~26.72μg/L
		黄体期（＞50岁）		2.74~19.64μg/L
黄体生成素（LH）	男		血清	1.24~8.62IU/L
	女	卵泡期		2.12~10.89IU/L
		排卵期		19.18~103.03IU/L
		黄体期		1.2~12.86IU/L
		绝经期		10.87~58.64IU/L

指标			标本类型	参考区间
抗利尿激素（ADH）（放免）			血浆	1.4~5.6pmol/L
生长激素（GH）（放免法）	成人	男	血清	< 2.0μg/L
		女		< 10.0μg/L
	儿童			< 20.0μg/L
反三碘甲腺原氨酸（rT$_3$）（放免法）				0.2~0.8nmol/L
基础代谢率（BMR）			—	−0.10~+0.10（−10%~+10%）
甲状旁腺激素（PTH）（免疫化学发光法）			血浆	12~88ng/L
甲状腺 ^{131}I 吸收率	3h ^{131}I 吸收率		—	5.7%~24.5%
	24h ^{131}I 吸收率		—	15.1%~47.1%
总三碘甲腺原氨酸（TT$_3$）			血清	1.6~3.0nmol/L
血游离三碘甲腺原氨酸（FT$_3$）				6.0~11.4pmol/L
总甲状腺素（TT$_4$）				65~155nmol/L
游离甲状腺素（FT$_4$）（放免法）				10.3~25.7pmol/L
儿茶酚胺总量			24h 尿	71.0~229.5nmol/24h
香草扁桃酸	成人			5~45μmol/24h
游离儿茶酚胺	多巴胺		血浆	血浆中很少被检测到
	去甲肾上腺素（NE）			0.177~2.36pmol/L
	肾上腺素（AD）			0.164~0.546pmol/L
血皮质醇总量	上午 8:00			140~630nmol/L
	下午 16:00			80~410nmol/L
5- 羟吲哚乙酸（5-HIAA）	定性		新鲜尿	阴性
	定量		24h 尿	10.5~42μmol/24h
尿醛固酮（ALD）				普通饮食：9.4~35.2nmol/24h
血醛固酮（ALD）	普通饮食（早6时）	卧位	血浆	（238.6 ± 104.0）pmol/L
		立位		（418.9 ± 245.0）pmol/L
	低钠饮食	卧位		（646.6 ± 333.4）pmol/L
		立位		（945.6 ± 491.0）pmol/L
肾小管磷重吸收率			血清 / 尿	0.84~0.96
肾素	普通饮食	立位	血浆	0.30~1.90ng/（ml·h）
		卧位		0.05~0.79ng/（ml·h）
	低钠饮食	卧位		1.14~6.13ng/（ml·h）

指标			标本类型	参考区间
17-生酮类固醇	成人	男	24h 尿	34.7~69.4μmol/24h
		女		17.5~52.5μmol/24h
17-酮类固醇总量（17-KS）	成人	男		34.7~69.4μmol/24h
		女		17.5~52.5μmol/24h
血管紧张素Ⅱ（AT-Ⅱ）		立位	血浆	10~99ng/L
		卧位		9~39ng/L
血清素（5-羟色胺）（5-HT）			血清	0.22~2.06μmol/L
游离皮质醇			尿	36~137μg/24h
（肠）促胰液素			血清、血浆	（4.4±0.38）mg/L
胰高血糖素	空腹		血浆	空腹：17.2~31.6pmol/L
葡萄糖耐量试验（OGTT）	口服法	空腹	血清	3.9~6.1mmol/L
		60min		7.8~9.0mmol/L
		120min		< 7.8mmol/L
		180min		3.9~6.1mmol/L
C 肽（C-P）	空腹			1.1~5.0ng/ml
胃泌素			血浆空腹	15~105ng/L

十八、肺功能

指标		参考区间
潮气量（TC）	成人	500ml
深吸气量（IC）	男性	2600ml
	女性	1900ml
补呼气容积（ERV）	男性	910ml
	女性	560ml
肺活量（VC）	男性	3470ml
	女性	2440ml
功能残气量（FRC）	男性	（2270±809）ml
	女性	（1858±552）ml
残气容积（RV）	男性	（1380±631）ml
	女性	（1301±486）ml

指标		参考区间
静息通气量（VE）	男性	（6663 ± 200）ml/min
	女性	（4217 ± 160）ml/min
最大通气量（MVV）	男性	（104 ± 2.71）L/min
	女性	（82.5 ± 2.17）L/min
肺泡通气量（VA）		4L/min
肺血流量		5L/min
通气 / 血流（V/Q）比值		0.8
无效腔气 / 潮气容积（VD/VT）		0.3~0.4
弥散功能（CO 吸入法）		198.5~276.9ml/（kPa·min）
气道阻力		$1~3cmH_2O/（L·s）$

十九、前列腺液及前列腺素

指标			标本类型	参考区间
性状				淡乳白色，半透明，稀薄液状
细胞	白细胞（WBC）			＜ 10 个 /HP
	红细胞（RBC）		前列腺液	＜ 5 个 /HP
	上皮细胞			少量
淀粉样小体				老年人易见到，约为白细胞的 10 倍
卵磷脂小体				多量，或可布满视野
量				数滴至 1ml
前列腺素（PG）（放射免疫法）	PGA	男		13.3 ± 2.8nmol/L
		女		11.5 ± 2.1nmol/L
	PGE	男	血清	4.0 ± 0.77nmol/L
		女		3.3 ± 0.38nmol/L
	PGF	男		0.8 ± 0.16nmol/L
		女		1.6 ± 0.36nmol/L

二十、精液

指标	标本类型	参考区间
白细胞		< 5 个 /HP
活动精子百分率		射精后 30~60min 内精子活动率为 80%~90%，至少 > 60%
精子数		39×10^6/ 次
正常形态精子	精液	> 4%
量		每次 1.5~6.0ml
黏稠度		呈胶冻状，30min 后完全液化呈半透明状
色		灰白色或乳白色，久未排精液者可为淡黄色
酸碱度（pH）		7.2~8.0

《当代中医专科专病诊疗大系》
参 编 单 位

总主编单位

开封市中医院   广州中医药大学第一附属医院

海南省中医院   广东省中医院

河南中医药大学   四川省第二中医医院

执行总主编单位

首都医科大学附属北京中医医院   北京中医药大学深圳医院（龙岗）

中国中医科学院广安门医院   北京中医药大学

安阳职业技术学院   云南省中医医院

常务副总主编单位

中国中医科学院西苑医院   沈阳药科大学

吉林省辽源市中医院   中国中医科学院望京医院

江苏省中西医结合医院   河南中医药大学第一附属医院

中国中医科学院眼科医院   山东中医药大学第二附属医院

北京中医药大学东方医院   四川省中医药科学院中医研究所

山西省中医院   北京中医药大学厦门医院

副总主编单位

辽宁中医药大学附属第二医院   包头市蒙医中医医院

河南大学中医院   重庆中医药学院

浙江中医药大学附属第三医院   天水市中医医院

新疆哈密市中医院（维吾尔医医院）中国中医科学院西苑医院济宁医院

河南省中医糖尿病医院   黄冈市中医医院

贵州中医药大学

广西中医药大学第一附属医院

辽宁中医药大学第一附属医院

南京中医药大学

三亚市中医院

辽宁中医药大学

辽宁省中医药科学院

青海大学

黑龙江省中医药科学院

湖北中医药大学附属医院

湖北省中医院

安徽中医药大学第一附属医院

汝州市中西医结合医院

湖南中医药大学附属醴陵医院

湖南医药学院

湖南中医药大学

咸宁市中医医院

中国中医科学院

南阳理工学院张仲景国医国药学院

长垣中西医结合医院

成都中医药大学附属医院

成都中医药大学第二附属医院

兰州市中医医院

扬州市中医院

高安市中医医院

馆陶县中医医院

江西中医药大学

辽宁中医药大学附属第三医院

盐城市中医院

河南省人民医院

云南中医药大学

常务编委单位
（按首字拼音排序）

安钢职工总医院

安徽中医药大学第二附属医院

安阳市中西医结合医院

安阳市中医院

安阳市肿瘤医院

百色市中医医院

北海市中医医院

北京市昌平区中西医结合医院

北京市平谷区中医医院

北京中医药大学第三附属医院

澄迈县中医院

赤水市中医医院

重庆市北碚区中医院

重庆市中医院

重庆医科大学中医药学院

重庆医药高等专科学校

重庆中医药学院第一临床学院

德江县民族中医医院

防城港市中医医院

福建中医药大学附属康复医院

广西中医药大学

广西中医药大学第一附属医院（仙葫院区）

广元市中医医院

桂林市中医医院

海口市中医医院

河南省骨科医院
河南省洛阳正骨医院
河南省中西医结合儿童医院
河南省中医药研究院
河南省中医院
河南中医药大学第二附属医院
河南中医药大学第三附属医院
南昌市洪都中医院
南京市中医院
黑龙江省中医医院
湖北省妇幼保健院
湖北省中医院
湖南中医药大学第一附属医院
黄河科技学院附属医院
江苏省中西医结合医院
焦作市中医院
开封市第二中医院
开封市儿童医院
开封市光明医院
开封市中心医院
来宾市中医医院
兰州市西固区中医院
梨树县中医院
辽宁省肛肠医院
聊城市中医医院
洛阳市中医院
南京市溧水区中医院
南京中医药大学苏州附属医院
南阳市骨科医院
南阳张仲景健康养生研究院
南阳仲景书院
内蒙古医科大学

宁波市中医院
宁夏回族自治区中医医院暨中医研究院
宁夏医科大学附属银川市中医医院
平顶山市第二人民医院
平顶山市中医医院
钦州市中医医院
青海大学医学院
山西中医药大学
陕西省中医药研究院
陕西省中医医院
陕西中医药大学第二附属医院
上海市浦东新区光明中医医院
上海中医药大学附属岳阳中西医结合
医院
上海中医药大学附属上海市中西医结
合医院
上海中医药大学针灸推拿学院
深圳市中医院
沈阳市第二中医医院
苏州市中西医结合医院
天津市中医药研究院附属医院
天津武清泉达医院
天津医科大学总医院
田东县中医医院
温州市中西医结合医院
梧州市中医医院
武穴市中医院
徐州市中医院
义乌市中医医院
银川市中医医院
英山县人民医院
张家港市中医医院

长春中医药大学附属医院
浙江省中医药研究院基础研究所
镇江市中医院
郑州大学第二附属医院
郑州大学第三附属医院

郑州大学第一附属医院
郑州市中医院
中国疾病预防控制中心传染病预防控制所
中国中医科学院针灸研究所

编委单位
（按首字拼音排序）

安阳市人民医院
鞍山市中医院
白城中医院
北海市人民医院
北京市海淀区医疗资源统筹服务中心
重庆两江新区中医院
重庆市江津区中医院
东港市中医院
福建省立医院
福建中医药大学附属第三人民医院
福建中医药大学附属人民医院
福建中医药大学国医堂
福建中医药大学中医学院
广西中医药大学第一附属医院仁爱分院
广西中医药大学附属国际壮医医院
贵州省第二人民医院
合浦县中医医院
河南科技大学第一附属医院
河南省立眼科医院
河南省眼科研究所
河南省职业病医院
河南医药健康技师学院
鹤壁职业技术学院医学院
滑县中医院

滑县第三人民医院
焦作市儿童医院
焦作市妇女儿童医院
焦作市妇幼保健院
开封市妇幼保健院
开封市苹果园卫生服务中心
开封市中医肛肠病医院
林州市中医院
灵山县中医医院
隆安县中医医院
那坡县中医医院
南乐县中医院
南乐益民医院
南乐中医肛肠医院
南宁市武鸣区中医医院
南阳名仁中医院
南阳市中医院
宁夏回族自治区中医医院
平顶山市第一人民医院
平南县中医医院
濮阳市第五人民医院
濮阳市中医医院
日照市中医医院
融安县中医医院

三门峡市中医院　　　　　　　　邢台市中医院
厦门市中医院　　　　　　　　　兴安界首骨伤医院
陕西省中医药研究院　　　　　　兴化市人民医院
商水县中医院　　　　　　　　　沂源县中医医院
上海仁爱医院　　　　　　　　　长治市上党区中医院
石家庄市中医院　　　　　　　　昭通市中医医院
天门市中医医院　　　　　　　　郑州大学第五附属医院
尉氏县中医院　　　　　　　　　郑州市金水区总医院
温县中医院　　　　　　　　　　郑州澍青医学高等专科学校
温州市中医院　　　　　　　　　中国人民解放军陆军第83集团军医院
湘潭市中医医院　　　　　　　　中国中医科学院中医临床基础医学研究所
新乡市中医院　　　　　　　　　珠海市中西医结合医院
新乡医学院第三附属医院